Christiane Pröllochs

Sterbebegleitung bei Menschen mit Demenz

Christiane Pröllochs

Sterbebegleitung bei Menschen mit Demenz

Tectum Verlag

Christiane Pröllochs
Sterbebegleitung bei Menschen mit Demenz

© Tectum – ein Verlag in der Nomos Verlagsgesellschaft, Baden-Baden 2019
ISBN 978-3-8288-4343-1
E-PDF 978-3-8288-7292-9
E-Pub 978-3-8288-7293-6

Umschlaggestaltung: Tectum Verlag, unter Verwendung des Bildes
62272147 von Tyler Olson | www.shutterstock.com

Druck und Bindung: docupoint GmbH, Barleben
Printed in Germany

Alle Rechte vorbehalten

Besuchen Sie uns im Internet:
www.tectum-verlag.de

Bibliografische Informationen der Deutschen Nationalbibliothek
Die Deutsche Nationalbibliothek verzeichnet diese Publikation
in der Deutschen Nationalbibliografie; detaillierte bibliografische
Angaben sind im Internet über http://dnb.d-nb.de abrufbar.

Vorwort

Seit dem Erscheinen des Buchs »Sterbebegleitung bei Demenzkranken« im Jahr 2010 hat die Thematik in nichts an Relevanz verloren. Im Gegenteil, wie erwartet erkranken weiterhin jedes Jahr viele Menschen an Demenz, und sie werden begleitet auf ihrem letzten Lebensweg. Dies legt nahe, aktuelle Entwicklungen darzustellen und das Buch insgesamt um einen stärkeren Praxisbezug zu erweitern.

Das neue Buch trägt nun den Titel »Sterbebegleitung bei Menschen mit Demenz«. Darin soll zum Ausdruck kommen, dass ein Mensch, der an Demenz erkrankt, nicht auf seine Krankheit reduziert und ausschließlich als Patient betrachtet wird, sondern in erster Linie als Mensch, als Person. Sprache schafft Wirklichkeit, im Sprechenden, im Hörenden, im Lesenden. Sie ist ein feines Instrument, das Beziehungen beleben oder behindern, bereichern oder stören kann.

Kommunikation ist eines der Hauptthemen, wenn es um Demenz und um die Begleitung am Lebensende geht. Wie sprechen wir miteinander, wie sprechen wir mit Betroffenen? Ist eine offene Kommunikation möglich, so kann dies lösend, öffnend und verbindend wirken. Die Kommunikation mit Menschen mit Demenz und mit sterbenden Menschen kann uns hierfür sensibilisieren und uns Anstöße geben, unsere Kommunikation auch in anderen Beziehungen zu überdenken und ein wenig achtsamer und authentischer zu gestalten.

Dieses Buch will Grundlagenwissen vermitteln und damit Verständnis schaffen für Menschen mit Demenz in der letzten Lebensphase und ihre Angehörigen. Das konkrete Handeln, die Begegnung, der Kontakt findet immer in der augenblicklichen Situation statt, spontan, oft unvorhergesehen, »aus dem Bauch heraus«. Das ist wichtig und richtig. Dazu will das Buch ermutigen. Es geht nicht darum, alles richtig zu machen, sondern in der Begegnung wahrhaftig zu sein und in einer fragenden Haltung verstehen zu wollen. Das konkrete Handeln kann vor dem Hintergrund des Wissens, das Ihnen dieses Buch zur Verfügung stellt, reflektiert werden.

Die Forschung hat inzwischen weitere Ergebnisse von Studien zur bedürfnisgerechten Versorgung von Menschen mit schwerer Demenz in ihrer letzten Lebensphase veröffentlicht. Neben solchen Erkenntnissen wurden auch praxisnahe Konzepte wie »Letzte Hilfe-Kurse« und »Gesundheitliche Versorgungsplanung für die letzte Lebensphase« in dieses Buch aufgenommen, ebenso ein Kapitel über Vollmachten und Patientenverfügungen. Zur Veranschaulichung wurden an vielen Stellen Beispiele aus der Praxis eingefügt. Wo keine andere Quelle angegeben ist, handelt es sich um Situationen und Gespräche aus meiner täglichen Arbeit. Die Namen der Personen habe ich selbstverständlich geändert.

Wichtig ist mir, das Thema Demenz nicht als rein individuelle Problemlage zu sehen, sondern es im Kontext gesellschaftlicher Entwicklungen zu betrachten. In den letzten Jahren wurden neue Gesetze verabschiedet, die die Versorgung sterbender und von Demenz betroffener Menschen und ihrer Angehörigen verbessern sollen. Auch sie werden hier beschrieben und kritisch hinterfragt.

Die Begleitung sterbender Menschen liegt mir persönlich seit vielen Jahren sehr am Herzen. Nachdem ich in der eigenen Familie erleben durfte, wie bedeutsam die letzte Zeit im Leben eines Menschen für ihn selbst und die Angehörigen sein kann, engagierte ich mich in der Hospizbewegung. Zunächst selbst ehrenamtlich in der Sterbebegleitung aktiv, bildete ich später Ehrenamtliche aus und begleitete sie in Supervisionsgruppen. Bei meiner Arbeit in einer Beratungsstelle für ältere Menschen und deren Angehörige lernte ich in Gesprächen mit Betroffenen die Belastungen kennen, die eine Demenzerkrankung mit sich bringt – und gewann Verständnis für die Situation pflegender Angehöriger.

Seit 2010 leite ich den Sozialdienst in einer Altenpflegeeinrichtung. Auch hier sind etwa 70 % der Bewohnerinnen und Bewohner von einer Demenz betroffen. Die Menschen kommen mit immer höherem Pflegebedarf ins Heim. Die Verweildauer ist oft kurz, beträgt manchmal nur Tage. In Pflege und sozialer Betreuung, auch unter Einbeziehung von Ehrenamtlichen, ist unser Bestreben, möglichst individuell auf die Bewohnerinnen und Bewohner mit ihren Bedürfnissen einzugehen. Aus meiner alltäglichen Arbeit kenne ich die Anforderungen, unter denen Pflegende arbeiten. Sie bringen sich mit großartigem Engagement ein. Trotzdem führen Personalknappheit und Zeitmangel oft zu hohem Druck, unter dem sie arbeiten. Hier ist noch viel zu tun, damit sich ihre Arbeitsbedingungen verbessern und pflegebedürftige Menschen mit mehr Zeit und Ruhe versorgt werden können.

Bei allem, was noch vor uns liegt, damit Menschen mit Demenz ein Leben mit möglichst hoher Lebensqualität bis an ihr Ende führen können, ist es mir ein besonderes Anliegen, das zu beschreiben und zu würdigen, was an guten Bestrebungen, an Engagement und Weiterentwicklung bereits auf vielen Ebenen auf den Weg gebracht wurde und am Gelingen ist. Wir dürfen dabei nicht stehen bleiben, und die positiven Tendenzen können auch Stärkung erfahren, indem sie benannt und dadurch bewusst gemacht werden. Menschen, die sich einsetzen für andere, verdienen Würdigung und Ansehen. Mit diesem Buch möchte ich all jenen danken, die sich als Angehörige, als professionell und ehrenamtlich Unterstützende tagtäglich gemeinsam für ein gelingendes Miteinander und für Menschen mit Demenz in ihrer letzten Lebensphase einsetzen. Ihr Wirken strahlt aus und gibt unserer Gesellschaft insgesamt mehr fürsorgende und achtsame Mitmenschlichkeit.

Vorwort

Herzlich bedanke ich mich bei Ann-Kathrin Pütz, Christiane Schulten, Waltraud Wulff-Schwarz, Thilo Parg und Tilmann Pröllochs für Korrekturen, kritische Nachfragen und konstruktive Anregungen zum Manuskript und für die wertschätzenden Rückmeldungen, mit denen sie meine Arbeit an diesem Buch begleitet haben.

Christiane Pröllochs

Inhalt

Vorwort		V
1 Einleitung		1
2 Sterben		7
2.1	Sterben einst und heute	7
2.1.1	Sterben in der postmodernen Gesellschaft	10
2.1.2	Tod: Das Ende des Sterbeprozesses	11
2.1.3	Wann beginnt das Sterben?	13
2.2	**Das Hospiz-Konzept**	**19**
2.2.1	Die historische Entwicklung der modernen Hospizbewegung	19
2.2.2	Die Entwicklung der Hospizbewegung in Deutschland	22
2.2.3	Die Hospiz-Idee	23
2.2.4	Ehrenamtlichkeit	25
2.3	**Das Palliative Care-Konzept**	**27**
2.3.1	Konzept »Total Pain«: der ganzheitliche Blick	28
2.3.2	Maßnahmen von Palliative Care	29
2.4	**Hospiz und Palliative Care in Deutschland heute**	**36**
2.4.1	Die „hospizliche Haltung"	38
2.4.2	Hospizlich-palliative Unterstützungsformen	40
2.4.3	Letzte Hilfe-Kurse	43
2.5	**Umgang mit Todeswünschen**	**44**
3 Demenz		**47**
3.1	**Krankheitsbild**	**48**
3.1.1	Formen der Demenz	48
3.1.2	Krankheitsverlauf	50
3.1.3	Diagnostik und Behandlung	58
3.1.4	Malignität	59

3.2		**Theoretische Erklärungsansätze demenziellen Verhaltens**	**61**
	3.2.1	Theorie pathophysiologischer Veränderungen	61
	3.2.2	Umweltbezogene Modelle	61
	3.2.3	Modell der unerfüllten Bedürfnisse............................	62
	3.2.4	Theorie der Retrogenesis.......................................	62
	3.2.5	Phänomenologischer Zugang zum Erleben von Menschen mit Demenz	62
	3.2.6	Theorie mangelhafter Neuroplastizität	64
3.3		**Dementia Care – Ansätze der Betreuung von Menschen mit Demenz**................................	**65**
	3.3.1	Milieutherapeutischer Ansatz	65
	3.3.2	Personzentrierte Pflege	66
	3.3.3	Validation..	69
	3.3.4	Basale Stimulation	71
	3.3.5	Biografiearbeit...	73
	3.3.6	Mäeutisches Konzept	77
	3.3.7	Prä-Therapie	78
	3.3.8	Drei-Welten-Konzept nach Held................................	79
	3.3.9	Zusammenfassung...	82
3.4		**Kommunikation mit Menschen mit Demenz**.............	**83**
3.5		**Ernährung bei Menschen mit Demenz**	**85**
4		**Sterbebegleitung bei Menschen mit Demenz**.........	**87**
4.1		**Stand der Forschung**...	**87**
4.2		**Der Sterbeprozess bei Menschen mit Demenz**	**90**
	4.2.1	Problem der Prognostizierbarkeit	90
	4.2.2	Erleben des eigenen Sterbens..................................	92
	4.2.3	Bedürfnisse sterbender Menschen mit Demenz	93
	4.2.4	Besondere Herausforderungen für Pflegende	97
	4.2.5	Zentrale Themenbereiche......................................	107

4.3	Kommunikation mit sterbenden Menschen mit Demenz	108
4.4	Palliative Care bei Menschen mit Demenz	111
4.4.1	Palliative und Dementia Care im Vergleich	111
4.4.2	Palliative Care in der letzten Lebensphase	114
4.4.3	Palliative Care im Sterbeprozess	115
4.5	**Lebensqualität**	117
4.6	**Symptommanagement**	122
4.7	**Angehörige und Entscheidungen**	124
4.7.1	Künstliche Ernährung	126
4.7.2	Antibiotika-Behandlung	128
4.7.3	Klinikeinweisung	129
4.8	**Nicht-medikamentöse Interventionen**	130
4.9	**Spirituelle Pflege**	135
4.10	**Konzept »Pflegeoase«**	140

5 Rahmenbedingungen ... 143

5.1	**Versorgung zu Hause**	143
5.5.1	Situation der pflegenden Angehörigen	144
5.1.2	Über das Sterben sprechen	147
5.1.3	Bedarfe und Lücken in der Versorgung	148
5.1.4	Versorgung zu Hause – und ihre Grenzen	149
5.2	**Sterben und Demenz in Altenpflegeeinrichtungen**	150
5.2.1	Implementierung von Hospiz und Palliative Care in Einrichtungen der Altenpflege	152
5.2.2	Voraussetzungen für die Implementierung von Hospiz und Palliative Care	154
5.2.3	Unterschiedliche Ansätze der Implementierung	156
5.2.4	Qualitätssicherung und Standards	161
5.2.5	Expertenstandard Demenz	164
5.2.6	Qualifizierung von Mitarbeitenden	166
5.2.7	Schlussfolgerung	169

Inhalt

5.3	**Rechtliche Rahmenbedingungen**	**169**
5.3.1	Vollmachten und Verfügungen	170
5.3.2	Vollmacht	172
5.3.3	Vorsorgevollmacht	172
5.3.4	Betreuungsverfügung	172
5.3.5	Patientenverfügung	173
5.3.6	Hospiz- und Palliativgesetz	175
5.3.7	Pflegestärkungsgesetze	176
5.3.8	Pflegeunterstützungsgeld und Pflegezeitgesetz	176
5.3.9	Kurzzeit-, Verhinderungspflege und Entlastungsbetrag	177
5.4	**Ansätze zur Verbesserung der palliativen Versorgungssituation**	**177**
5.4.1	Ethische Fallbesprechungen und Ethikkomitees	178
5.4.2	Kriseninterventionsplanung	180
5.4.3	Gesundheitliche Versorgungsplanung für die letzte Lebensphase	181
5.4.4	Vernetzung der unterschiedlichen Berufsgruppen	183
5.5	**Ehrenamtliche in der Begleitung sterbender Menschen mit Demenz**	**184**
5.5.1	Voraussetzungen für den Einsatz Ehrenamtlicher	185
5.5.2	Begleitung der Ehrenamtlichen	187
5.5.3	Resümee	188
5.6	**Gesellschaftliches Bild von Demenz**	**189**

6 Zusammenfassung und Ausblick **195**

7 Persönliches Nachwort **209**

8 Literaturverzeichnis **211**

Anmerkungen **235**

Über die Autorin **252**

1 Einleitung

Jeder Mensch muss sterben. Dank der rasanten Fortschritte der Medizin dürfen wir heute mit einer wesentlich längeren Lebensspanne rechnen als die Menschen jemals zuvor in der Geschichte. Die Lebenserwartung beträgt heute für Frauen etwa 83 und für Männer 78 Jahre.[1] Noch vor 100 Jahren wurden Frauen nur circa 63 Jahre alt, Männer lebten durchschnittlich 58 Jahre.[2]

Die segensreiche Entwicklung der längeren Lebensspanne bringt mit sich, dass es einen immer höheren Anteil an Menschen gibt, die an einer Demenz erkranken, denn Alter ist der Hauptrisikofaktor für Demenzerkrankungen. Heute leben in Deutschland etwa 1,7 Mio. Menschen mit dieser Krankheit. Bis zum Jahr 2050 wird sich ihre Zahl auf etwa 3 Mio. erhöhen.[3]

In früheren Zeiten starben die Menschen zu Hause, in den Familien. Sterben war Teil des Lebens. Kinder kamen von klein auf damit in Berührung, es gab Rituale für Abschied und Trauer. In unserer heutigen Gesellschaft ist es nicht mehr selbstverständlich, direkt und persönlich mit dem Sterben konfrontiert zu werden. Menschen sterben in Kliniken und Pflegeheimen, der Tod ist ein »heimlicher Tod« (Ariès) geworden. Die moderne Hospizbewegung bemüht sich seit den späten 1960er Jahren, Sterben, Tod und Trauer wieder einen Platz zu geben und als zum Leben zugehörig zu vermitteln. Doch noch immer gehört Sterben zu den gemiedenen Themen in unserer Gesellschaft, die geprägt ist von Zielstrebigkeit, Leistungsorientierung und Effizienzdenken. Das Nachlassen von Kräften und Fähigkeiten will nicht so recht dazu passen, und dem Prozess des Sterbens

Einleitung

einen Wert zuzusprechen, widerspricht der Logik unserer anderen Teilsysteme immens. Sterben und Tod machen Angst und werden daher gern in die Hände von Experten[4] gelegt und hinter die Mauern von darauf spezialisierten Einrichtungen gedrängt.

Ein zweites stark angstbesetztes Thema ist in unserer Gesellschaft der geistige Abbau durch eine Demenz. »Vor dieser Krankheit haben die meisten Deutschen mehr Angst als vor dem Tod«[5]. An Demenz zu erkranken ist für viele Menschen gleichzusetzen mit würdelosem Dahinvegetieren. Die Angst führt zur Meidung des Kontakts mit Betroffenen und damit zu deren Isolation.

So ist offensichtlich, dass Menschen mit Demenz in besonderem Maße gefährdet sind, in ihrer letzten Lebensphase sozial isoliert zu werden, da sie die Umgebung mit zwei Angst auslösenden Tatsachen konfrontieren: dem Sterben und der Demenz. Sterbende Menschen mit Demenz geraten leicht in eine vierfache Isolation: (1) Isolation auf Grund der Demenz, die den Sterbenden in seiner eigenen Welt leben lässt, (2) Isolation durch die für die umgebenden Personen Angst auslösende Situation, dass der Mensch sterbend ist, wodurch sie sich von ihm zurückziehen, (3) Isolation durch das soziale Umfeld, das sich die Wesensveränderungen nicht erklären kann und das Unverständliche meidet, und schließlich (4) Isolation durch die Institution Altenpflegeheim, die an reibungslosen Abläufen interessiert ist, die der an Demenz erkrankte Mensch durchkreuzt.[6] Gerade Einsamkeit und Isolation aber fürchten Sterbende in der Regel am meisten.

Dieses Buch beschäftigt sich mit der Frage nach Konzepten der Begleitung sterbender Menschen mit Demenz. Was brauchen sie, um in Vertrauen und Geborgenheit ihr »Sterben leben«[7] zu können? Welche Themen und Problembereiche beinhaltet Sterbebegleitung bei demenzerkrankten Menschen? Unter welchen Rahmenbedingungen findet sie statt? Welche gesellschaftlichen, institutionellen und individuell-persönlichen Voraussetzungen sind für gelingende Sterbebegleitung bei Menschen mit Demenz notwendig?

Auf allen drei gesellschaftlichen Ebenen – Makro-, Meso-, und Mikroebene – gibt es in den letzten Jahren Fortentwicklungen, was die gesamtgesellschaftliche Relevanz der Thematik widerspiegelt. Die folgende Tabelle veranschaulicht dies.

Auf der Mikroebene geht es um die konkrete Situation der Betroffenen und ihrer Angehörigen und um die jeweiligen Bedarfe, für die es fallspezifische Lösungen braucht. Da diese individuellen Lebenssituationen aber keine Einzelfälle sind, wird auf der Mesoebene der Institutionen und Organisationen darauf mit strukturellen Weiterentwicklungen reagiert.

Makroebene gesamt gesellschaftlich	Gesellschaftliche Werte	Menschenwürde, Leistungsorientierung, Effizienz, Autonomie-Ideal
	Politische Stellungnahmen	Charta der Rechte hilfe- und pflegebedürftiger Menschen
	Gesetzgebung	Grundgesetz Gesetz zur Verbesserung der Hospiz- und Palliativversorgung in Deutschland (HPG) Pflegestärkungsgesetze § 39a SGB V, § 45b SGB XI u. a.
	Rechtsverordnungen	Rahmenvereinbarungen zwischen Krankenkassen und Hospizverbänden

Meso-ebene institutionell	Umsetzung und Konkretisierung der Makroebene Qualitätssicherung	Implementierungsansätze Erarbeitung von Standards Fort- und Weiterbildung von Mitarbeitenden Qualitätsstandards für Sterbe- und Trauerbegleitung Curricula für Ehrenamtliche (»Mit-Gefühl«, »Sterben begleiten« usw., mit Inhalten wie Validation, Basale Stimulation, Biographiearbeit usw.) Strukturierte Angehörigenarbeit Entlastungsangebote wie Betreuungsgruppen, Tagespflege, Kurzzeitpflege
Mikro-ebene individuell	Konkrete Situation der Sterbenden und der sie Begleitenden	Bedürfnisse sterbender Menschen mit Demenz krankheitsbedingte Erschwernisse der Begleitung Situation der Angehörigen

Dienstleistungsangebote werden geschaffen und ausgebaut, Altenpflegeeinrichtungen stellen sich auf die veränderten Bedürfnisse ihrer Bewohnerinnen ein, professionell Pflegende werden weitergebildet und speziell qualifiziert, Qualitätsrichtlinien werden erstellt und Profile geschärft, Ehrenamtliche werden geschult und in die Versorgungssysteme integriert. Auf der Makroebene wird auf die demographischen Veränderungen mit neuen Gesetzen reagiert, die die ambulante vor der stationären Pflege weiter stärken sollen. Gesetzgeber verhandeln mit Kranken- und Pflegekassen über Rahmenvereinbarungen zur Umsetzung der Gesetze. Eine »Charta der Rechte hilfe- und pflegebedürftiger Menschen« wird vom Bundesministerium für Familie, Senioren, Frauen und Jugend[8] herausgegeben. Und neben all dem treten die Themen Sterben und Demenz stärker ins öffentliche Bewusstsein, was unter anderem mit dem großen Engagement der Hospizbewegung und Demenz-Kampagnen durch verschiedene bundesweit aktive Demenzinitiativen zusammenhängt.

Die Vielschichtigkeit des Themas dürfte deutlich geworden sein. Dieses Buch bezieht sich auf die derzeitige Situation in Deutschland. Es wurden Studien und Metastudien der letzten Jahre herangezogen, um die aktuellen Entwicklungen und relevanten Fragestellungen im Bereich »Sterbebegleitung bei Menschen mit Demenz« nachzuvollziehen. Fachzeitschriftenartikel wurden ebenso berücksichtigt wie Handbuchartikel, Monographien und Grundlagenliteratur. So schafft die Publikation einen Überblick über Konzepte und aktuelle Entwicklungen.

Das Buch ist so aufgebaut, dass die Themen Sterben und Demenz zunächst einzeln erörtert werden. In Kapitel 2 »Sterben« wird der Umgang mit Tod und Sterben historisch und gesellschaftlich verortet. Sterben wird als Lebensphase zwischen Tod und Beginn des Sterbeprozesses eingegrenzt, wobei aufgezeigt wird, dass die genaue Bestimmung nicht eindeutig möglich ist und von der Perspektive abhängt. Hospiz und Palliative Care werden als Konzepte der Sterbebegleitung erläutert und der Begriff »Begleitung« in seiner Bedeutung für die so genannte »hospizliche Haltung« ausgeführt. Kapitel 3 befasst sich mit dem Thema »Demenz«, beginnend mit einer Beschreibung des Krankheitsbildes und theoretischer Grundannahmen über demenziell bedingtes Verhalten. Vor diesem Hintergrund werden Ansätze der Betreuung von Menschen mit Demenz vorgestellt. In Kapitel 4 »Sterbebegleitung bei Menschen mit Demenz« werden die beiden Themen zusammengeführt. Nach einer Übersicht über den Stand der Forschung wird der Sterbeprozess bei Demenz in seinen Besonderheiten gegenüber dem ausschließlich somatisch Erkrankter spezifiziert. Die sich daraus ergebenden Themenbereiche werden im Einzelnen abgehandelt. Kapitel 5 beschreibt die Rahmenbedingungen, unter denen Sterbebegleitung bei Menschen mit Demenz stattfindet. Die Situation häuslicher Pflege, Ansätze der Implementierung von Hospizkultur in Altenpflegeeinrichtungen sowie Weiterentwicklungen, die die Versorgung von Menschen mit Demenz am Lebensende verbessern sollen, werden erörtert. Eine Zusammenfassung mit Ausblick bündelt in Kapitel 6 die Antworten auf die in der Einleitung aufgeworfenen Fragen und schließt mit weiterführenden Gedanken das Buch ab.

2 Sterben

»Der Tod ist doch etwas so Seltsames, dass man ihn, unerachtet aller Erfahrung, bei einem uns teuren Gegenstande nicht für möglich hält und er immer als etwas Unglaubliches und Unerwartetes eintritt.«[9]

2.1 Sterben einst und heute

Sterben ist einerseits so individuell wie das Leben, andererseits unterliegt es gesellschaftlichen Bedingtheiten. Der Mensch weiß, dass er sterben muss, und er muss sich dazu in irgendeiner Weise verhalten. Wie Menschen dies individuell und auch kollektiv tun, ist und war sehr unterschiedlich in den verschiedenen Kulturen und Zeiten. Jede Gesellschaft hat ihre eigene Weise des Umgangs mit Tod und Sterben, und diese kann als Spiegelbild der jeweiligen Kultur betrachtet werden[10].

In früheren Jahrhunderten waren die Menschen wesentlich stärker mit dem Tod konfrontiert als heute. Er umgab sie in ihrem Leben augenscheinlich: die Menschen starben in jüngerem Lebensalter, sie starben oft plötzlich, der Tod war omnipräsent. Ein Viertel der Säuglinge überlebte nicht einmal das erste Lebensjahr[11]. Wer dann das junge Erwachsenenalter erreichte, konnte dennoch nicht sicher sein, »alt« zu werden. Pest, Hunger und Krieg bedrohten das Leben. Die Menschen mussten mit der Unsicherheit des eigenen Lebens umgehen und diese bewältigen. Eine Verdrängung des Todes war nicht möglich.[12]

Über das Sterben in der vormodernen Zeit herrscht heute oft die Vorstellung, es sei damals »besser« gewesen, weil die Menschen der Tatsache des Sterbens ins Auge sahen. Außerdem lebten sie in der Lebensform des »Ganzen Hauses« zusammen und die Menschen starben, wo sie gelebt hatten. Für viele Menschen heute ist es eine Art Idealvorstellung, zu Hause im Kreise der Familie zu sterben. Doch diese Vorstellungen eines Sterbens in Geborgenheit sind unrealistisch, wie Arthur Imhof belegt. Sie romantisieren und idealisieren das Sterben in vormodernen Gesellschaften. Dies wird verständlich, wenn man sich vor Augen führt, dass die Menschen früher am häufigsten an Infektionskrankheiten starben, an Pest, Typhus, Fleckfieber oder Tuberkulose. All diese Krankheiten führten stets dazu, dass unzählige Menschen gleichzeitig erkrankten und viele von ihnen starben.[13] Um sich selbst zu schützen, vermied man den Kontakt zu den Erkrankten, so weit dies möglich war. Das Zusammenleben im ›ganzen Haus‹ war Überlebenserwägungen geschuldet und wenn die Lebenssicherheit nicht mehr gewährleistet war, gab es keinen Grund die Gemeinschaft aufrecht zu erhalten. So war es auch damals nicht die Ausnahme allein zu sterben, sondern die Regel.[14]

Hinzu kommt, dass die Kirche die Definitionsmacht über die Sinngebung von Leben und Tod hatte. Das Wichtigste war, gottwohlgefällig zu sterben. In der Sterbestunde entschied sich alles: Entweder man kam ins ewige Fegefeuer, in die Hölle, oder man wurde in den Himmel aufgenommen. Was auch immer man im Leben getan hatte, man konnte sich nicht sicher sein, denn die eigentlichen schweren und gefährlichen Versuchungen hatte man erst auf dem Sterbelager zu erwarten. Hier, so die Vorstellung, feilschten und rangen die Mächte des Teufels um die Seele. So waren die Menschen darauf angewiesen, sich beizeiten auf diesen Kampf vorzubereiten. Sie taten dies, indem sie ein Büchlein, die »Ars moriendi« (Die Kunst des Sterbens), ihr ganzes Leben lang immer wieder betrachteten. Es enthielt Bilder, die alle verstehen konnten, Darstellungen der Versuchungen und des Widerstehens, die dem Menschen den Weg durch die Todesstunde wiesen.[15] Sterben war also keineswegs einfacher oder angenehmer für die Menschen früherer Zeiten.

Die Unsicherheit, die die Spanne des eigenen Lebens betraf, zog sich durch die Jahrhunderte hindurch bis in den Anfang des 20. Jahrhunderts.[16] Noch 1875 lag die Lebenserwartung für Männer bei 35, für Frauen bei 38 Jahren. Im weiteren Verlauf des 19. Jahrhunderts ging dann die Kindersterblichkeit zurück und in der 1. Hälfte des 20. Jahrhunderts sank durch die Verbesserung der Lebensbedingungen und die medizinischen Fortschritte in der Bekämpfung der Infektionskrankheiten auch die Erwachsenensterblichkeit. Seit dem Ende des 2. Weltkriegs reduzierte sich schließlich auch die Sterblichkeit im höheren Alter.[17] So vollzog sich der Wandel von der »unsicheren zur sicheren« Lebenszeit erst vor wenigen Jahrzehnten.

Das Leben ist sicherer geworden. Wir können heute davon ausgehen, zumindest ein Alter von 70 oder 80 Jahren zu erreichen. Die moderne Medizin hat dem Tod durch Krankheiten einiges entgegenzusetzen. Früher war Sterben oft eine Sache von wenigen Tagen. Heute gibt es Krankheiten, die lange andauern und ganze Lebensabschnitte betreffen können. Zwischen infauster Prognose und Tod dehnt sich oft eine erhebliche Zeitspanne aus. Wir sind im alltäglichen Leben nicht mehr zwangsläufig mit dem Tod konfrontiert, was zur Folge hat, dass die erste Begegnung mit dem Tod heute für viele Menschen der eigene ist. Und schließlich fürchten wir heute nicht mehr Fegefeuer und Höllenqualen.[18] Nicht generell zumindest, denn in unserer postmodernen Epoche der Pluralisierung der Lebensformen und der Individualisierung steht jedem frei, seine eigene Vorstellung von Lebensgestaltung und Sinndeutung zu wählen[19].

So sind wir heute weitgehend abgeschirmt von sterbenden Menschen und damit vom Tod und der Notwendigkeit der Auseinandersetzung mit der eigenen Endlichkeit. Sich der Begrenztheit des eigenen Lebens bewusst zu sein, könnte unserem Leben jedoch Sinn und Tiefe verleihen.

Der demographische Wandel und die damit steigende Zahl der Hochaltrigen, die oft an verschiedenen Krankheiten leiden, führt uns gesamtgesellschaftlich vor Augen, dass wir nicht darum herum kommen, uns mit dem Tod, vor allem aber mit der Lebensspanne davor, dem Sterben, auseinanderzusetzen. Denn die Sterbenden müssen versorgt werden und wo ihre Zahl immer größer wird, steigt der Bedarf an Versorgungsstrukturen.

2.1.1 Sterben in der postmodernen Gesellschaft

Der Umgang mit Tod und Sterben ist ambivalent. Auf eine Art ist das Sterben längst aus der Tabuzone heraus getreten: Durch die Medien werden wir täglich mit dem Tod konfrontiert. In Fernsehen, Internet und Computerspielen sehen schon Kinder Bilder von Sterbenden, Toten, von Mord und Ermordeten, selbst von zu Tode Gefolterten. Über Tod und Sterben werden Bücher geschrieben und Filme gedreht. Die Masse an Literatur in diesem Bereich ist in den vergangenen Jahren fast unermesslich angewachsen. Man spricht darüber, plaudert in Talk-Shows, hört Sendungen im Radio. Und doch haben heute viele Erwachsene noch nie einen Menschen leibhaftig sterben sehen, noch nie einen Toten berührt und viele haben auch in reiferem Alter noch keinen Nahestehenden durch den Tod verloren.[20] Ein Todesfall im persönlichen Umfeld führt oft zu Unsicherheit wie darauf zu reagieren ist, zu Hilflosigkeit im Kontakt mit den Hinterbliebenen und zu Sprachlosigkeit.

»Wir haben auch hier eine doppelläufige Entwicklung. Auf der einen Seite wird das Sterben thematisiert und nicht mehr umschwiegen (...). Auf der anderen Seite wird es oft dort nicht besprochen, wo es ansteht.«[21]

Reimer Gronemeyer, Soziologe und Experte für Sterbeforschung, Hospizarbeit und Palliative Care, sieht im Umgang mit Tod und Sterben ein Spiegelbild der Gesellschaft[22]. In unserer Gesellschaft werde dem

Tod mit modernen Mitteln der Schrecken entzogen: Er wird in die Hände von Experten gegeben. Um Sterbende kümmern sich Intensiv- und Palliativmediziner, Ethikkommissionen, spezialisiertes Pflegepersonal und geschulte Ehrenamtliche. Der technische Fortschritt ermöglicht es heute, Menschen am Leben zu erhalten, die noch vor wenigen Jahrzehnten an ihrer Krankheit gestorben wären. Der Preis ist hoch. Viele Menschen, die erleben, dass da »nur noch ein Körper« am Leben erhalten wird, hoffen, selbst nie so zu enden und versuchen, sich mit einer Patientenverfügung dagegen abzusichern.[23] Auf der anderen Seite sind die Kosten, die Menschen in ihren letzten Lebenswochen verursachen, gewaltig und steigen exponentiell auf das Lebensende hin an, sodass schon die Befürchtung nahe liegt, Hochaltrige könnten bald zum »sozialverträglichen Frühableben« aufgefordert werden[24]. Die Diskussion um die Legalisierung der Aktiven Sterbehilfe kann als Schritt dazu gesehen werden. Die seit dem Jahr 2009 verbindlich geltende Patientenverfügung gerät ebenfalls in Gefahr, hierfür instrumentalisiert zu werden. Ältere Menschen möchten niemandem zur Last fallen. Wie leicht könnten Sie unter Druck geraten, dies zu verhindern, indem sie entsprechende Verfügungen verfassen oder ihnen zumindest zustimmen.[25] Das Thema Sterben und Tod steht so in einem Spannungsfeld zwischen extremen Gegenpolen.

2.1.2 Tod: Das Ende des Sterbeprozesses

Das Sterben findet sein natürliches Ende im Tod. Der Tod tritt ein, wenn der Organismus seine Funktionen vollständig eingestellt hat und der Körper zerfällt. Diese Prozesse lassen sich klinisch messen und beschreiben. In der Endphase des Sterbeprozesses kann es zu Anzeichen kommen, die auf den Tod hinweisen. Solange die Funktionsausfälle noch reversibel sein könnten, spricht man von **unsicheren Todeszeichen**. Hierzu gehören das Fehlen von Atmung, Puls und Herzschlag. Diese können im Sterben so stark reduziert sein, dass sie nicht mehr wahrgenommen werden und dadurch als fehlend eingeschätzt werden. Lähmung der Muskulatur und Fehlen von Reflexen sind ebenfalls unsichere Todeszeichen, denn sie können andere Ursachen haben bzw. reversibel sein, ebenso Bewusstlosigkeit und Auskühlung.[26]

Sichere Todeszeichen entstehen durch länger andauernde Funktionsausfälle, die zu irreversiblen Veränderungen im Gewebe führen: Totenflecken, Totenstarre und eine im EEG feststellbare Nulllinie, die den Ausfall jeglicher Gehirnaktivität anzeigt. 1968 wurde erstmals der sogenannte Hirntod formuliert.[27] Er bezeichnet einen Zustand, in dem die Funktionen von Großhirn, Kleinhirn und Hirnstamm irreversibel erloschen sind, über kontrollierte Beatmung aber eine gewisse Zeit lang ein stabiler Kreislauf erhalten wird. Der Hirntod ist laut Transplantationsgesetz eine der Voraussetzungen für die Entnahme von Organen toter Spender. Er muss von zwei dafür qualifizierten Ärzten, die nicht dem Transplantationsteam angehören dürfen, unabhängig von einander festgestellt werden.[28]

Diese rein körperlichen Prozesse werden von der Medizin definiert. Was im Moment des Übergangs auf geistig-seelischer Ebene geschieht, lässt sich am ehesten durch einen verstehenden Zugang aus Schilderungen von sogenannten Nahtod-Erlebnissen ableiten. Im Tod scheint es zu einer Ablösung der Seele vom Körper zu kommen. Die Seele verlässt ihre »leibliche Hülle«.[29]

Religionen und Philosophie deuten den Tod auf ihre Weise. In der christlichen Tradition wird von »Heimkehr« gesprochen, von »Aufnahme in den Himmel«, was darauf hinweist, dass mit dem Tod nicht alles zu Ende ist.

Platon und Aristoteles sahen den Tod dann als gegeben, wenn die Seele den Körper verlassen hat. Nach der Lehre des Tibetischen Buddhismus geschieht dies über einen gewissen Zeitraum hinweg, sodass empfohlen wird, den Körper des Verstorbenen »so lang wie möglich ungestört«[30] zu lassen.

Auch in der Sterbebegleitung wird der Eintritt des Todes eher als Verlauf denn als Zeitpunkt erlebt. Angehörige und Begleitende neh-

men oft wahr, dass sich der Verstorbene in seinem Gesichtsausdruck in den ersten Stunden und Tagen noch verändert. Für viele ist spürbar, wenn er »endgültig« gegangen ist.
Dem Tod geht eine mehr oder weniger lange Zeitspanne des Sterbens voraus.

2.1.3 Wann beginnt das Sterben?

Woran erkennt man, dass ein Mensch in naher Zukunft sterben wird? Auch bei dieser Frage gibt es unterschiedliche Betrachtungsweisen, je nach dem aus welchem Interesse heraus nach dem Beginn des Sterbeprozesses gefragt wird.

Medizinische Definition
Medizinisch gesehen lassen im Sterben die einzelnen Organe in ihrer Funktion in unterschiedlicher Geschwindigkeit nach und stellen sie schließlich vollständig ein.[31] Die eigentliche Sterbephase wird als »Finalphase« bezeichnet. Sie umfasst die letzten Tage oder Stunden. Ihr geht die »Terminalphase« voraus. Diese ist gekennzeichnet von zunehmender Einschränkung der Aktivität und erstreckt sich über die letzten Tage und Wochen des Lebens. Der Mensch hat immer weniger Interesse an seiner Umwelt, an anderen Menschen, an dem was ihm früher wichtig war oder Freude bereitet hat. Er zieht sich zurück, scheint mit sich beschäftigt. Der Appetit lässt nach, es wird immer weniger gegessen und getrunken. Die Übergänge zwischen den Phasen sind meist fließend, was es erschwert, den Eintritt in die eigentliche Sterbephase konkret zu erkennen. Häufige Anzeichen dafür, dass das Sterben begonnen hat, sind extreme Schwäche und zunehmende Schläfrigkeit bis hin zur Bewusstlosigkeit. Die Phasen von Wachheit und Aufmerksamkeit werden kürzer. Der sterbende Mensch hört nun ganz auf zu essen und zu trinken.[32] In der Sterbephase kommt es zu einer Zentralisierung des Kreislaufs. Um die Funktionen der inneren Organe und des Gehirns möglichst lang aufrechtzuerhalten, werden die entfernteren Körperteile weniger durchblutet. So haben

Sterbende häufig kalte Hände und Füße, die auch leicht bläulich aussehen können. Auch kann oft eine spitze, blasse Nase beobachtet werden. Am Ende kommt es bei vielen Sterbenden zu einer geräuschvollen Atmung, der sogenannten »Rasselatmung«[33]. Weiter typische Symptome der Sterbephase und ihre palliative Behandlung werden in Kapitel 2.3.2 vorgestellt.

Ein hochaltriger Mann, Herr Bruckner, hatte bis zu seinem Sturz noch selbständig in seiner Wohnung gelebt, sich versorgt, Kontakte gepflegt. Jeden Tag war er eine Kleinigkeit einkaufen gegangen und oft spazierte er auch zum Briefkasten, um Post an seine Brieffreunde zu versenden. Nach seinem Krankenhausaufenthalt soll er nun in der Kurzzeitpflege wieder so weit auf die Beine kommen, dass er in seine Wohnung zurückkehren kann. Der Sohn kümmert sich um alles, schildert detailliert die Biografie, vor allem die Interessen seines Vaters und was ihn wohl motivieren könnte, an seiner Rehabilitation mitzuwirken. Doch Herr Bruckner wird innerhalb kurzer Zeit zunehmend bettlägerig. Er isst kaum noch, hat keinen Appetit. Die Diagnostik bringt keine medizinische Erklärung. Weil Herr Bruckner für sein Leben gern Schach gespielt hatte, wird ihm ein Schachpartner vorgestellt, sehr zur Freude des Sohns. Doch Herr Bruckner winkt ab. Er braucht nichts mehr. Möchte nur seine Ruhe haben. Auf Besuche reagiert er immer weniger. Zwei Wochen später verstirbt er. Der Sohn sagt: »Als mein Vater das Schachspielen abgelehnt hat, wusste ich, er hat aufgegeben. Schach war immer sein Lebenselixier gewesen.«

Gesellschaftliche Statusbestimmung
Sterben kann auch definiert werden über die gesellschaftliche Statusbestimmung. Dann ist zu fragen, wem die Definitionsmacht zugesprochen wird, einen Menschen als Sterbenden zu bezeichnen.

Als sterbend kann danach jemand bezeichnet werden,

- wenn der Arzt durch Kenntnis der Fakten dem Sterbenden diesen Status zuspricht, ohne dass die Person selbst es schon weiß. Der Arzt wird damit zum Türsteher, der den Eintritt in die Rolle des Sterbenden regelt.
- wenn die Angehörigen über die tödliche Erkrankung informiert sind und sich gegenüber dem Kranken in entsprechender Form verhalten. Hier ist der Sterbende als solcher sozial definiert.
- wenn der Patient selbst sich der Fakten bewusst wird oder sie akzeptiert.
- wenn nichts mehr für den Patienten getan werden kann, um sein Leben zu erhalten.
- wenn der Patient beginnt, sich zu verabschieden.[34]

Definition: formale Aufnahmekriterien für ein Hospiz
Da stationäre Hospize »sich als Orte des Sterbens verstehen«[35] können Menschen, die hier aufgenommen werden, als sterbend bezeichnet werden. Die Aufnahmekriterien bilden dann die Definitionsgrundlage. Dazu gehören folgende:

- Der betroffene Patient leidet an einer zum Tod führenden Krankheit (z. B. einer Krebserkrankung oder dem Vollbild von AIDS).
- Bei der Person ist bereits die konkrete, individuelle Todesursache vorhersehbar.
- Betroffene Person, Angehörige und möglichst auch der behandelnde Arzt kennen und billigen die Prinzipien der palliativen (auf Linderung, nicht mehr Heilung abzielenden) Versorgung und wünschen weder weitere Therapieversuche noch invasive Untersuchungen.[36]

Eine ähnliche Definition findet sich bei Buchmann, der sich auf Anschütz bezieht. Demnach ist ein Patient sterbend,

> »bei dem die wegen der Grunderkrankung eingesetzte Therapie nicht zum Erfolg führt, sondern eine schnelle Verschlechterung mit Zusammenbruch der Grundfunktionen offenbar wird. Die Diagnose ist hochwahrscheinlich, weitere ( ) Maßnahmen nicht mehr zumutbar, ein operativer Eingriff ist nicht mehr möglich, der sich verschlechternde Verlauf lässt vermuten, dass der Tod innerhalb von Tagen oder wenigen Wochen eintreten wird«[37].

Soziales Sterben
Sterben ist also nicht eine rein medizinisch zu fassende Zeitspanne. Die gesellschaftliche Definition, wer als sterbend gelten soll, spielt eine wesentliche Rolle. Dieser Zusammenhang wird im Begriff des »Sozialen Sterbens« auf den Punkt gebracht. Er wurde erstmals von Goffman-Schüler David Sudnow geprägt, der ihn definiert als Zeitpunkt, ab dem »der – klinisch und biologisch noch lebende – Patient im Wesentlichen als Leiche behandelt wird«[38]. In den 1960er Jahren, den Anfängen des institutionalisierten Sterbens, führte Sudnow in den USA eine Studie zum Umgang mit Sterbenden im Krankenhaus durch. Es war die Zeit, in der Sterben als Scheitern der Medizin betrachtet wurde und daher in Kliniken nicht vorkommen sollte. Wo es doch passierte, wurden die Sterbenden in Badezimmer und Abstellkammern geschoben. Sudnow beschreibt Szenen, in denen den Sterbenden schon einmal im Voraus die Augenlider zugedrückt wurden, da dies bei Toten schwieriger sei, die Zahnprothesen wieder eingesetzt wurden oder wo die Sterbenden vorsorglich schon »hergerichtet« wurden, so lang sie noch lebten. Von den 200 durch Sudnow beobachteten Todesfällen kam es nur noch bei etwa 12 zu Interaktionen zwischen Sterbenden und Ärzten bzw. Pflegepersonal.[39]

Sterben basiert hier auf Kommunikationsabbruch und geht von der Umwelt aus, die sich zurückzieht und den Sterbenden isoliert, weshalb auch von »sozialer Euthanasie« gesprochen wird. Der soziale Tod geht dem physischen Tod häufig voraus. Diese Form »sozialen Sterbens« widerfährt gerade Menschen mit Demenz besonders oft.[40] Bereits Glaser und Strauss[41] haben in den 1990er Jahren beschrieben, wie es im Sterbeprozess zu Isolation und Kommunikationslosigkeit kommen kann. Sie unterscheiden Bewusstseinskontexte, die dies deutlich machen:

- **Geschlossene Bewusstheit** (closed awareness context): dem Sterbenden wird das Wissen um seinen Zustand aktiv vorenthalten. Das Krankenhauspersonal muss sich in Acht nehmen, um die Wahrheit nicht versehentlich preiszugeben.
- **Argwohn**: der Patient weiß nichts Genaues, ahnt aber, wie es um ihn steht. Die ihn umgebenden Personen weichen seinen Fragen aus und lassen ihn im Ungewissen. Miteinander ringen sie um die Beherrschung der Situation.
- **Wechselseitige Täuschung**: sowohl der Patient als auch die anderen wissen, dass er sterben muss. Alle verhalten sich aber übereinstimmend so, als wäre dies nicht der Fall. Niemand lässt sich etwas anmerken.
- **Offenheit**: alle Beteiligten sprechen offen über den Zustand des Patienten und seinen bevorstehenden Tod.[42]

Wo nicht über das Sterben gesprochen wird, bleiben sowohl die Sterbenden als auch die Angehörigen allein mit ihren Sorgen und Ängsten. Das Sehnen des Erkrankten geht in Richtung Gewissheit, er will seine Prognose, seinen Status verifizieren.[43] Dennoch ist das Erfassen der Situation oft ein langer Prozess, der keineswegs linear verläuft, sondern bei dem sich der Sterbende und seine Angehörigen der Wahrheit des Todes langsam und schrittweise annähern, und bei dem es immer wieder auch ein Wegdrängen dieser Wahrheit geben kann[44].

Das Sterben von Herrn Walther zog sich über einen längeren Zeitraum hin. Die Ehefrau und die Kinder waren jeden Tag bei ihm in der Altenpflegeeinrichtung. Alle versuchten, eine Atmosphäre der Hoffnung und Heiterkeit zu verbreiten. Doch wenn die Familie gegangen war, sank Herr Walther ermattet in seine Kissen zurück. Dem Pflegepersonal schärfte er ein, den Angehörigen, insbesondere der Ehefrau, nicht zu sagen, wie es um ihn steht. Sie könne das auf keinen Fall verkraften. Die Ehefrau ihrerseits brach in Tränen aus, wenn sie das Zimmer verließ. Sie flehte die Pflegenden an, ihrem Mann nichts über seinen Zustand zu sagen. Sie befürchtete, er könne sich aufgeben und dadurch sein Ende beschleunigen. Erst als unter Hinzuziehung des Pastors einfühlsame Gespräche die Kommunikation öffneten, entspannte sich die Situation und der bevorstehende Abschied konnte gemeinsam betrauert werden.

Bei schwerer Krankheit steht die Frage nach dem Tod irgendwann immer im Raum. Auch wenn die Betroffenen nicht darüber sprechen, kann davon ausgegangen werden, dass sie sich innerlich damit beschäftigen, darüber nachdenken, sich sorgen oder ängstigen. Das Thema anzusprechen bedarf einer einfühlsamen Kommunikation. Dass die Krankheit (möglicherweise) zum Tode führt, bedeutet nicht, dass er direkt bevorsteht. Doch wenn den Fragen und Gedanken kein Raum gegeben wird, bleiben die Menschen allein damit. Den richtigen Zeitpunkt dafür gibt es nicht. Eine offene Frage, die mitfühlendes Interesse zeigt und die Bereitschaft zuzuhören, kann das Gespräch eröffnen, in dem der schwerkranke Mensch sich anvertraut.[45]

Die Frage nach dem Beginn des Sterbeprozesses hat mitunter weit reichende Konsequenzen, insbesondere wenn es um die Beurteilung geht, welche Maßnahmen am Lebensende noch sinnvoll sind.[46]

»Ein natürlicher Tod ist angesichts der medizinisch-technischen Möglichkeiten in unserer Gesellschaft nahezu unmöglich geworden, fast immer ist das Sterben von einem Tun und Lassen abhängig, also von der Entscheidung, dass gestorben werden »darf«[47].

Im Folgenden wird das Hospiz-Konzept als anerkanntes Konzept der Sterbebegleitung vorgestellt.

2.2 Das Hospiz-Konzept

Die Hospizbewegung ist eine Antwort auf Fragen, die sich in modernen Gesellschaften, im Hinblick auf die letzte Lebensphase stellen. Sie sieht im Sterben keine Krankheit, sondern eine Lebensphase, die die menschliche Existenz charakterisiert. Übergänge sind im menschlichen Leben immer krisenhafte Zeiten. Es sind aber auch Zeiten, in denen Wachstum, Entwicklung und innere Reifung möglich ist. In der Postmoderne sind viele alte Rituale, die diese Übergänge zu bewältigen halfen, verloren gegangen, sodass vermehrt neue Formen der Unterstützung notwendig werden. Auch die soziale Einbindung in Familie, Nachbarschaft und Freundeskreis ist nicht mehr selbstverständlich. Die Hospizbewegung will mit ihrer ganzheitlichen Orientierung und durch mitmenschliche Umgangsformen dazu beitragen, die letzte Lebensphase zu bewältigen.[48]

2.2.1 Die historische Entwicklung der modernen Hospizbewegung

Der Begriff »Hospiz« kommt von (lat.) »hospitium«, was Herberge oder Gastfreundschaft bedeutet. Hospize gab es schon im Mittelalter. Dies waren an Pilgerwegen gelegene Klöster, in denen Ordensleute Wanderern und Pilgern Übernachtungsmöglichkeiten boten und Menschen aufnahmen, die unterwegs krank wurden oder starben. Hier wurden sie versorgt und auf ihrem letzten Weg begleitet.

Heute steht der Begriff »Hospiz« nicht mehr nur für Orte der Sterbebegleitung, sondern beinhaltet viel mehr das dahinter stehende Konzept.

Die moderne Hospizbewegung ist eng mit den Namen Elisabeth Kübler-Ross und Cicely Saunders verknüpft. Zur gleichen Zeit – Ende der 1960er Jahre – trugen die beiden Frauen[49] entscheidend dazu bei, die Lebensbedingungen sterbender Menschen zu verbessern, indem sie Sterben und Tod öffentlich thematisierten, einen neuen Umgang mit diesen Themen anregten und konkrete Schritte zur Verbesserung der Situation der Sterbenden und ihrer Angehörigen einleiteten und umsetzten.

Elisabeth Kübler-Ross veröffentlichte 1969 in den USA ihr weltweit bekannt gewordenes Buch »Interviews mit Sterbenden«. Sie gilt als Pionierin auf dem Gebiet der Sterbe- und Trauerbegleitung, das bis dahin die Domäne der Geistlichkeit war. In ihren Gesprächen mit Patienten, die an einer unheilbaren Krankheit – meist waren es Krebserkrankungen – litten, wurde deutlich, dass die Menschen in ihrer letzten Lebensphase noch wichtige Prozesse und unterschiedliche Gefühlslagen durchleben. Kübler-Ross konnte überzeugend vermitteln, dass Menschen darin nicht allein gelassen werden sollten und dass sowohl die Sterbenden selbst als auch ihre Angehörigen in der letzten Phase des Lebens Begleitung und Gespräche brauchen. Ihre Einteilung des Sterbeprozess in sogenannte »Sterbephasen« ist heute eine umstrittene Theorie, da die Phasen leicht als normative Zustände missverstanden werden können, die vorgeben, wie der Sterbeprozess »richtig« zu durchlaufen ist. Dadurch besteht eine gewisse Gefahr, persönliches individuelles Erleben zu kategorisieren und zu bewerten. Auch beschränken sich die Erkenntnisse auf den Personenkreis der onkologisch Erkrankten im Endstadium. Trotz aller Kritik verdankt die Hospizbewegung Elisabeth Kübler-Ross viel, da durch sie weltweit eine kritische Auseinandersetzung mit der Thematik begann und Sterben und Tod zu Themen wurden, die öffentlich diskutiert werden konnten. Das Modell der Sterbephasen ist nach wie vor sehr verbreitet und wird häufig zitiert. Allerdings wird es heute nicht mehr als Abfolge von Stadien betrachtet und auch nicht ausschließlich auf sterbende Menschen bezogen. Es gilt vielmehr als Modell für die Reaktion von Menschen auf Verluste in einem umfassenderen Sinne.

Anfang des 20. Jahrhunderts gab es bereits einen eher unbekannten[50] Vorläufer der heutigen Hospizbewegung, der von fünf irischen Schwestern ausging. Sie nahmen sich in einem Londoner Reihenhaus sterbender Menschen an und befassten sich mit der Erforschung der Schmerzbegrenzung am Ende einer Krankheit. Menschen sollten hier »wirklich leben, bis sie sterben«[51]. Daraus ging das St. Joseph's Hospice hervor.

Durch Cicely Saunders breitete sich die Hospizbewegung in England weiter aus. Sie war gelernte Krankenschwester und Sozialarbeiterin und hatte intensiv und nachhaltig bei den Sisters of Charity im St. Joseph's Hospice gelernt. Später arbeitete sie im Londoner St. Luke's Hospital, wo sie David Tasma kennen lernte, einen Juden, der den Holocaust überlebt hatte und 40-jährig an Krebs starb. Von ihm erfuhr sie, wie quälend die Angst vor Schmerzen und Einsamkeit im Sterben sein kann. Daraus erwuchs ihr Wunsch, ein Haus zu schaffen, in dem Menschen in Ruhe, ohne Schmerzen und ohne allein gelassen zu werden, sterben können. Um die notwendige Anerkennung für dieses Projekt zu erhalten und sich für die wissenschaftliche Weiterentwicklung der Behandlungsmethoden zu qualifizieren, studierte sie Medizin und eröffnete schließlich 1967 das St. Christopher's Hospice. Ihre Vision war, Schmerzen wirkungsvoll zu bekämpfen. Sie ging davon aus, dass Schmerz nicht nur körperliche sondern auch psychische, soziale und spirituelle Komponenten hat und Menschen im Sterben daher auf all diesen Ebenen versorgt und begleitet werden sollten. Dieses ganzheitliche Verständnis von Schmerz bezeichnete sie als das Konzept »total pain«. Von Anfang an arbeitete sie mit einer großen Schar freiwilliger, meist junger Menschen zusammen, die – einer angelsächsischen Tradition folgend – zwischen Schulabschluss und Ausbildungsbeginn eine Art freiwilliges soziales Jahr absolvierten. Sie saßen an den Betten der Sterbenden, lasen ihnen vor, hielten die Hand und übernahmen eine Unzahl von Handreichungen, mit denen sie die Pflegenden entlasteten, sodass diese Zeit hatten, in aller Ruhe die Sterbenden pflegerisch zu versorgen. Auch die Angehörigen wurden in die Betreuung einbezogen und ihre Bedürfnisse zum Wohle der Sterbenden mit berücksichtigt. Auf diese Weise waren psychosoziale ehrenamtliche Begleitung, fürsorgliche Pflege und ärztlich-medizinische Schmerz- und Symptomlinderung samt deren wissenschaftlicher Weiterentwicklung aufs Engste miteinander verzahnt. Die Begriffe haben sich im Laufe der Entwicklung der Hospizbewegung gewandelt. Zunächst sprach Cicely Saunders noch von »Terminal Care«, später dann von »Hospice Care«. Heute hat sich weltweit der Begriff »Palliative Care« durchgesetzt.

2.2.2 Die Entwicklung der Hospizbewegung in Deutschland

Ein erster Impuls wurde gesetzt durch den Film »Noch 16 Tage«, den der Münchner Jesuit Reinhold Iblacker 1971 über das St. Christopher's Hospice in London gedreht hatte. Dieser Film löste eine Welle negativer Kritik aus. Der Begriff »Sterbeklinik«, den Iblacker verwendet hatte, provozierte viele negative Assoziationen. Eine Kommerzialisierung des Sterbens und Ghettoisierung Sterbender wurde befürchtet, und man vermutete gefährliche Schritte in Richtung Euthanasie. Insbesondere die großen Kirchen sprachen sich vehement gegen die Hospizarbeit aus und machten ihren Einfluss geltend.[52]

Nach dieser zunächst erfolglosen »ersten Rezeption der Hospizidee in Deutschland«[53] kam die Entwicklung in den 1980er Jahren langsam in Gang. Eine erste Palliativstation eröffnete 1983 an der Kölner Chirurgischen Universitätsklinik. 1985 wurden der erste überregionale Verein »OMEGA – Mit dem Sterben leben« und der »Christopherus Hospiz Verein« in München gegründet. 1986 war die Eröffnung des ersten stationären Hospizes »Haus Hörn« in Aachen. Zögerlich entstanden weitere Hospizinitiativen. Die ersten Hospizgründungen verstanden sich vor allem als stationäre Einrichtungen, erst allmählich entwickelte sich die Erkenntnis, dass Hospiz vor allem ein Konzept der Begleitung bedeutet. Mit der Zeit entwickelten sich zunehmend ambulante und ehrenamtlich tätige Hospizvereine. Ende der 80er, Anfang der 90er Jahre sprachen sich dann auch die Kirchen für die Hospizarbeit aus, worauf hin sich diese rasant ausbreitete. Viele der Initiativen waren an die Kirchen angegliedert.

Neben den konkreten Umsetzungen der Hospizidee spielte anfänglich auch die theoretische Auseinandersetzung eine große Rolle. Kontrovers wurde diskutiert, ob Ehrenamtliche einer gründlichen Ausbildung bedürfen, oder Sterbebegleitung eine Alltagsbefähigung ist, die jeder Mensch mitbringt.[54] Johann-Christoph Student war maßgeblich daran beteiligt, dass die Hospizidee in Deutschland Fuß fassen konnte. Er verband mit Hospiz das Konzept einer Begleitung sterbender Menschen, das einen anderen Umgang mit Sterben und Tod deutlich werden ließ.

2.2.3 Die Hospiz-Idee

Der Kern des Hospizgedankens ist, dem Sterben einen Platz im Leben zu geben und es aus der Abgeschiedenheit in den Alltag zurück zu holen. Ziel der Hospizarbeit ist es, schwerkranken und sterbenden Menschen zu ermöglichen, ihre letzte Lebenszeit so beschwerdearm wie möglich zu verbringen und sie nach den eigenen Wünschen sinnvoll gestalten zu können. So ist Sterbebegleitung Lebensbegleitung in der letzten Lebensphase.[55]

»Sie sind wichtig, weil Sie eben Sie sind. Sie sind bis zum letzten Augenblick Ihres Lebens wichtig. Wir werden alles tun, damit Sie nicht nur in Frieden sterben, sondern auch bis zuletzt leben können«[56].

Johann-Christoph Student hat die Hospizidee konkretisiert, indem er Kennzeichen aufgestellt hat, die allen Hospizangeboten gemeinsam sind und die als Qualitätskriterien einer guten Kultur der Sterbebegleitung gelten können:

1. **Kennzeichen:** Der sterbende Mensch und seine Angehörigen stehen im Zentrum der Aufmerksamkeit des Hospizdienstes. Die Betroffenen fällen die Entscheidungen, die Angehörigen werden mit betreut. Oft leiden sie mehr als der Sterbende unter der Situation.

2. **Kennzeichen:** Ein interdisziplinäres Team arbeitet im Sinne des Sterbenden zusammen. Dazu gehört nicht nur medizinisches Personal wie Ärzte und Pflegende, sondern auch andere Berufsgruppen, wie Sozialarbeiterinnen, Seelsorgerinnen und Therapeuten. Nur so kann den Bedürfnissen sterbender Menschen Rechnung getragen werden, denn die Sterbenden werden nicht nur als »Kranke« wahrgenommen, sondern ganzheitlich als Menschen mit ihren unterschiedlichen Bedürfnissen. Die verschiedenen Teammitglieder sollen sich untereinander stützen und so dem Burnout-Syndrom entgegenwirken.

3. **Kennzeichen:** Die Einbeziehung Ehrenamtlicher. Sie werden nicht als Lückenbüßer oder billiges Personal gesehen, sondern haben spezifische Aufgaben. Sie bringen Zeit für die Sterbenden mit, sind für sie da, schenken ihnen Nähe, ein offenes Ohr, reden mit ihnen oder stehen einfach zur Verfügung. Sie bringen das Alltägliche in die Begleitung. Und sie tun dies im Angesicht von Tod und Trauer. Die Ehrenamtlichen sind darin geübt, dies auszuhalten. Das erfordert Schulung und Begleitung.

4. **Kennzeichen:** Gute Kenntnisse und Fertigkeiten der Symptomkontrolle. Neben wirksamer Schmerztherapie betrifft dies auch die Linderung von anderen belastenden Beschwerden, die in der Endphase von Krankheiten häufig auftreten, wie Atemnot, Übelkeit, Erbrechen, Juckreiz usw. Hier kommt die Palliativmedizin zum Einsatz.

5. **Kennzeichen: Kontinuität der Fürsorge.** Da sich das Befinden im Sterbeprozess schnell ändern kann, ist eine Erreichbarkeit des Hospizdienstes rund um die Uhr unerlässlich, um belastende Klinikeinweisungen vermeiden zu können. Oft genügt Angehörigen schon die Sicherheit, die sie durch die Möglichkeit einer Rufbereitschaft bekommen. Kontinuität bedeutet auch, dass die Familie nach dem Tod ihres Angehörigen weiter begleitet wird. Gute Trauerbegleitung kann gesundheitliche Risiken vermeiden und helfen, die erste Zeit nach dem Tod eines nahestehenden Menschen zu überstehen.[57]

Neben diesen unmittelbaren Versorgungsaufgaben im Sinne psychosozialer Begleitung und lindernder Pflege und Therapie, die an erster Stelle stehen, hat die Hospizarbeit weitere Aufgaben, bei denen es eher um die gesellschaftliche Entwicklung einer Sterbekultur geht:

- Hospizarbeit ist in der Beratung von Betroffenen, Familien und Organisationen (z. B. Krankenhäusern und Pflegeheimen) tätig.
- Hospizarbeit hat einen Bildungsauftrag: dieser bezieht sich zunächst auf die Aus- und Weiterbildung der in der Sterbebegleitung Tätigen selbst, dann aber auch auf die Weiterbildung von Menschen in helfenden Berufen und in der Gemeindearbeit. In der Hospizarbeit tätig zu sein, setzt die Bereitschaft zu einem fortwährenden persönlichen Entwicklungsprozess voraus.
- Hospizarbeit hat einen Forschungsauftrag: Praxiserfahrungen sollen systematisiert werden und in Zusammenarbeit mit Forschungseinrichtungen zu Beschreibungen über Erkenntnisse führen, was das Leben sterbender Menschen erleichtern kann.[58]

2.2.4 Ehrenamtlichkeit

Von Anfang an war die Hospizarbeit von Ehrenamtlichen getragen. Ehrenamtlichkeit gerät leicht in den Verdacht, Arbeit zum Nulltarif anzubieten und bezahlte Arbeitskräfte vom Markt zu verdrängen bzw. Menschen auszunutzen. Doch Ehrenamtlichkeit bringt etwas Spezifisches in die Begleitung, das sich von bezahlter Tätigkeit abhebt. Ehrenamtliche kommen mit eigenständigem Auftrag, mit eigenem Profil[59]. Sie haben weder zu pflegen, noch zu untersuchen oder zu organisieren. Sie bieten sich als Gesprächspartner an, hören zu, sie sind einfach da für die Betroffenen, als Menschen, die aus ihrem eigenen Lebenszusammenhang in den des Sterbenden und seiner Familie kommen, deren Alltag und Sorgen eine Weile teilen und dann wieder zurückgehen in ihr eigenes Leben. Sie stellen ihre Zeit, ihre Lebenserfahrung und ihre Begabung zur Verfügung. Sie repräsentieren Normalität und Alltag für die Sterbenden und ihre Angehörigen. Dies kann überaus wohltuend für die Betroffenen sein und ihnen die Gewissheit geben, in ihrer speziellen Situation eingebunden zu bleiben in das gesellschaftliche Leben und nicht an dessen Rand zu stehen. Zudem haben die Ehrenamtlichen als Nicht-Professionelle den Blick der Bürger, der potenziell Betroffenen und können aus ihrer Sicht den Professionellen Rückmeldungen geben.

In der Hospizarbeit engagieren sich in Deutschland fast 120.000 Ehrenamtliche[60]. Viele Hospizvereine haben mehr Ehrenamtliche als Anfragen nach Sterbebegleitung. Vor allem Frauen sind es, die sich hier engagieren. Nach Gronemeyer scheint die Hospizarbeit für viele eine Art Zufluchtsort für Nächstenliebe zu sein, die es sonst in unserer Gesellschaft nicht oft gibt.[61] Auch wenn die Motive, sich hier zu engagieren sehr breit gefächert sind und sich nicht allein darauf reduzieren lassen, ist Hospiz doch ein Feld der unentgeltlichen freundschaftlichen Begegnung, die für alle Beteiligten eine Bereicherung darstellt. Hier engagieren sich besonders häufig Menschen, die einen bewussteren Umgang mit ihrem eigenen Leben und dessen Begrenztheit entwickeln wollen.[62]

Ehrenamtliche tragen wesentlich dazu bei, dass Erfahrungen aus der Sterbebegleitung in die Gesellschaft zurück getragen werden und dadurch langfristig ein neues gesellschaftliches Verständnis im Umgang mit Sterben und Tod erwachsen kann.

2.3 Das Palliative Care-Konzept

Das Palliative Care-Konzept entwickelte sich parallel zur Hospizbewegung. Der Begriff wird oft mit »Palliativmedizin« – oder »Palliativpflege« – ins Deutsche übertragen. Doch diese Übersetzungen greifen zu kurz, denn »Care« hat eine umfassendere Bedeutung. »Care« bedeutet Fürsorge und reicht somit weit über die medizinisch-pflegerische Versorgung hinaus. »Palliative« leitet sich aus dem Lateinischen ab: Das Wort »pallium« (der Mantel) bzw. »palliare« = »bedecken, ummänteln, schützen« zeigt, worum es in der palliativen Versorgung geht, nämlich um eine lindernde, Symptome mindernde, bergend-umhüllende Versorgung, die den ganzen Menschen und sein soziales Umfeld im Blick hat.

Der Palliative Care stehen die kurativen Behandlungsmöglichkeiten gegenüber, die auf Heilung abzielen. Ziel einer palliativen Behandlung ist nicht die Genesung, sondern die Erhaltung oder Verbesserung der Lebensqualität. Der Ansatz wurde ursprünglich für Menschen mit onkologischen Erkrankungen entwickelt. Inzwischen erhalten aber auch Patienten mit anderen Erkrankungen palliative Behandlung.

Die Weltgesundheitsorganisation hat 2002 eine überarbeitete Definition von Palliative Care herausgegeben:

»Palliative Care ist ein Ansatz zur Verbesserung der Lebensqualität von Patienten und Familien, die mit den Problemen konfrontiert sind, die mit einer lebensbedrohlichen Erkrankung einhergehen, und zwar durch Vorbeugen und Lindern von Leiden, durch frühzeitiges Erkennen, untadelige Einschätzung und Behandlung von Schmerzen sowie anderen belastenden Beschwerden, körperlicher, psychosozialer und spiritueller Art« (WHO 2002).

Die Lebensqualität steht im Zentrum der Aufmerksamkeit. Was Lebensqualität in ihrer konkreten Situation bedeutet, können nur die Betroffenen selbst entscheiden. Sie ist subjektiv, individuell und wird bestimmt von den persönlichen Wertvorstellungen eines Menschen. Fähigkeiten und Beziehungen tragen zum Gefühl von Lebensqualität bei. Die Patienten werden in ihrem sozialen Umfeld betrachtet mit Betonung auf dem ganzheitlichen Ansatz, der die körperliche, psychosoziale und spirituelle Dimension einschließt. Palliative Care bejaht das Leben und akzeptiert den Tod. In der Definition ist eine starke Entsprechung der Ziele zu denen der Hospizidee erkennbar.

2.3.1 Konzept »Total Pain«: der ganzheitliche Blick

Sterbende Menschen zu begleiten heißt, sie in all ihren Bedürfnissen ernst zu nehmen und sich von ihnen leiten zu lassen. Dies setzt voraus, ihre Bedürfnisse wahrzunehmen. Worauf beziehen sich diese?

Die Bedürfnisse sterbender Menschen sind so vielfältig und individuell wie menschliche Bedürfnisse überhaupt, und es sind in mancher Hinsicht keine grundsätzlich anderen. In Befragungen konnte aber festgestellt werden, dass es bei Sterbenden bestimmte Bedürfnisse gibt, die immer wieder genannt werden und somit vorhersehbar sind. Sie lassen sich auf vier verschiedenen Dimensionen abbilden:

- **Soziale Bedürfnisse:** Der vordringlichste Wunsch, der geäußert wird, ist der, nicht allein gelassen zu werden im Sterben, sondern von den Menschen, die einem nahe stehen, umgeben zu sein. Oft ist dies verbunden mit dem Wunsch, zu Hause zu sterben.
- **Körperliche Bedürfnisse:** Am zweithäufigsten wird der Wunsch geäußert, ohne Schmerzen, andere belastende Symptome, Entstellungen und ohne geistige Störungen zu sterben.
- **Psychische Bedürfnisse:** Menschen möchten Dinge zu Ende bringen, letzte Angelegenheiten regeln, Beziehungen klären, um schließlich loslassen zu können. Und sie wünschen sich auch, selbst losgelassen zu werden. Die Wichtigkeit dieser Klärun-

gen zeigt sich immer dann, wenn Menschen nicht sterben können, bevor eine bestimmte Person gekommen ist, mit der noch etwas offen war.
- **Spirituelle Bedürfnisse:** Sie beziehen sich auf die Frage nach dem Sinn des eigenen Lebens und des Sterbens und auf die Frage nach dem, was danach kommt. Sterbende brauchen Menschen, bei denen sie alles in Frage stellen können, die dies aushalten, ohne Antworten zu geben oder sich zurück zu ziehen.[63]

Diese Kernbedürfnisse stehen im Mittelpunkt von Palliative Care und hospizlichen Begleitung. »Total Pain« drückt aus, dass Schmerz nicht nur oder in erster Linie ein körperliches Geschehen ist. Der Begriff »pain« umfasst im Englischen sowohl Schmerz als auch Leiden. Leiden aber kann ein Mensch in allen Dimensionen seines Menschseins. Diese beeinflussen sich wechselseitig und werden alle in der palliativen Begleitung berücksichtigt.

Das Konzept »Total Pain« kann als Herzstück von Hospiz und Palliative Care betrachtet werden.

2.3.2 Maßnahmen von Palliative Care

Alle Maßnahmen in der palliativen Versorgung orientieren sich wie in der WHO-Definition beschrieben an der Lebensqualität der Betroffenen und ihrer Angehörigen. Die Linderung von Leiden bezieht die genannten unterschiedlichen Dimensionen ein.

Im Folgenden werden beispielhaft einige besonders wichtige Maßnahmen von Palliative Care beschrieben. Weitere Ausführungen finden sich im Kapitel 4, wo sie konkret auf die Begleitung sterbender Menschen mit Demenz bezogen dargestellt sind.

Kommunikation

Sterbende Menschen brauchen in erster Linie den Menschen an ihrer Seite. Ein wesentliches Moment jeder palliativen Begleitung ist daher Kommunikation. Die Menschen befinden sich in einer sehr verletzlichen Lebenssituation. Jedes Gespräch kann an existenzielle Fragen rühren. Einfühlsame Gesprächsführung ist hier besonders von Bedeutung. Sie ist gekennzeichnet durch das Interesse am Menschen und vermittelt ihm, dass er nicht alleingelassen wird in seiner Situation. In der Kommunikation zeigt sich die hospizliche Haltung. Respektvolle Anteilnahme bedeutet, da zu sein für den anderen, ihm Beistand zu leisten. Sie weiß um die Grenzen in Beziehungen und in der Kommunikation. Begleitende können sterbenden Menschen ihre Situation nicht abnehmen – und sie dürfen es auch nicht. Dies gebietet der Respekt vor der Person, ihrem Leben, ihrer Autonomie. Aber das solidarische Da-sein kann dem Menschen helfen, sein Schicksal, sein Leiden, seine Situation auszuhalten, vielleicht anzunehmen und zu gestalten. Palliative Care wahrt stets die Würde des sterbenden Menschen und seiner Angehörigen. Das beinhaltet auch die Akzeptanz von Entscheidungen, die der Mensch für sich und sein Lebensende trifft, wie z. B. den Verzicht auf eine weitere Operation oder Krankenhauseinweisung.

Im Kontext von Palliative Care können verschiedene Gesprächsformen unterschieden werden, z. B. Beratungs- und Informationsgespräche, seelsorgerliche Gespräche, Entlastungsgespräche, Gespräche zwischen Tür und Angel. Sie haben jeweils unterschiedliche Schwerpunkte, inhaltlich und in der Art der Strukturiertheit.

Nicht nur Ärzte sind damit konfrontiert, mit Patienten über ihre Krankheit, schwerwiegende Diagnosen, eine schlechte Prognose oder das absehbare Lebensende zu sprechen. Ihnen obliegt zwar die Aufgabe der ärztlichen Information, doch im Nachgang werden auch Pflegende, Sozialarbeiter, Seelsorgerinnen oder Therapeutinnen darauf angesprochen. Oft besteht zu ihnen ein vertrauteres, weniger hierarchisch empfundenes Verhältnis als zum behandelnden Arzt und der Mut, die »eigentlichen« Fragen zu stellen, wird dann an dieser Stelle gefasst. Solche Gespräche erfordern ein besonderes Maß an Reflexion der eigenen Rolle und Verständnis für den Umgang von Menschen mit schwerwiegenden Informationen, die sie betreffen. Eine fragende Haltung ist hier besonders hilfreich. Dem Patienten wird Raum gegeben, seine Fragen im Beisein eines anderen Menschen für sich zu durchdenken. Darüber zu sprechen kann helfen, für sich selbst mehr Klarheit zu entwickeln. Ein Gesprächspartner kann hier wie eine Art Geburtshelfer dazu dienen, die eigene Wahrheit zu finden. Wenn Menschen eine schwerwiegende Diagnose erhalten, können sie diese in der Regel nicht sofort voll umfänglich erfassen. Es braucht eine Zeit, zu begreifen was geschehen ist und welche Bedeutung dies für das weitere Leben haben wird. Stückweise wird die unausweichliche Tatsache an sich herangelassen. Sie zu verleugnen gehört in diesen Prozess der Auseinandersetzung genauso wie das dagegen Ankämpfen oder Beschwichtigen.

Gespräche können für Menschen in Krisensituationen eine große Entlastung darstellen. Im Aussprechen lösen sich festgehaltene Emotionen, sortieren sich Gedanken und neue Perspektiven werden eröffnet. Solche Gespräche von vornherein und auch immer wieder anzubieten, kann äußerst hilfreich sein, für die schwerkranken Menschen ebenso wie für ihre Angehörigen.

Professionelle Gesprächsführung ist eine zentrale Kompetenz im Bereich Palliative Care. Professionell bedeutet nicht, routiniert, emotionslos oder distanziert zu sein oder auf jede Frage die passende Antwort zu haben. Gerade die direkte authentische und empathische Begegnung von Mensch zu Mensch ist es, die Sterbende und ihre Angehörigen brauchen.

Professionelle Gesprächsführung beinhaltet:

- sich der eigenen Rolle bewusst zu sein
- eigenes Gesprächsverhalten auch kritisch reflektieren zu können
- Nähe und Distanz auszubalancieren
- Gespräche nicht (nur) dem Zufall zu überlassen
- Gespräche initiieren, strukturieren und leiten zu können
- Aussagen des Gegenübers mit unterschiedlichen »Ohren«[64] hören zu können.

Cicley Saunders, die Begründerin von Palliative Care, leitete Gespräche mit Patienten ein mit den Worten: »Erzählen Sie etwas über Ihren Schmerz!«[65]. Diese offene Frage ist eine Einladung, nicht nur über die körperliche Dimension des Schmerzes zu sprechen. Sie sieht den Menschen in seiner Individualität und fragt nach seinem subjektiven Erleben.

Medizinische Maßnahmen

Die medikamentöse Behandlung von Symptomen ist ein wichtiger Bestandteil von Palliative Care. Wesentlich zur Lebensqualität gehört, dass Schmerzen und andere belastende Symptome soweit wie möglich reduziert werden. Neben Schmerzen sind Atemnot, Übelkeit und Erbrechen sowie Unruhe und Verwirrtheit häufige Beschwerden in der palliativen Behandlung. Die Palliativmedizin hat heute sehr weitreichende medikamentöse Möglichkeiten, Symptome am Lebensende so gut zu lindern, dass ein qualvolles Sterben nicht mehr befürchtet werden muss.[66] Bei der Behandlung von Schmerzen ist zwischen den verschiedenen Ursachen der Schmerzentstehung zu unterscheiden. Danach richtet sich die medikamentöse Therapie. So sprechen unterschiedliche Schmerzen auf unterschiedliche Medikamente an. Eine zentrale Rolle in der medikamentösen Behandlung von Schmerzen und Atemnot am Lebensende kommt dem Morphin (Morphium) zu. Es besteht noch immer verbreitet die Sorge, Morphin könnte die Patienten abhängig machen oder den Tod beschleunigen. Wissenschaftlich konnte dies widerlegt werden. Eine psychische Abhängigkeit von Opioiden ist bei palliativmedizinischer Verwendung nicht zu befürchten[67]. Die WHO hat erstmals 1986 ein Stufenschema zur Schmerzbehandlung herausgegeben, das bis heute gelehrt wird. Auch in der Behandlung von Atemnot ist Morphin am Lebensende unverzichtbar und die wirksamste Methode der Linderung.[68]

»Die einzig zielführende Therapie der terminalen Atemnot ist die kontinuierliche parenterale Gabe von Morphinen, die das Gefühl der Luftnot lindern.«[69]

Hier gilt es zu unterscheiden zwischen Atemnot, einem subjektiv qualvollen Gefühl, und der atemsynchronen Rasselatmung, die oft am Lebensende auftritt. Letztere entsteht durch Schleimansammlungen im Kehlkopf, die durch den Atemstrom bewegt werden, und durch fehlende Kraft nicht abgehustet werden können. Die brodelnden Geräusche stellen für die Sterbenden selbst in der Regel keine größere Beeinträchtigung dar, sind aber für Angehörige oft schwer auszuhalten. Dies führt häufig dazu, dass der Schleim abgesaugt wird. Diese Maßnahme wiederum ist für die Betroffenen äußerst unangenehm und kann das Symptom auch nur für kurze Zeit abmildern. So muss immer häufiger dazu gegriffen werden. Auch die Gabe von Sauerstoff ist hier kontraindiziert. Sauerstoffgaben über eine Nasenbrille gelangen nicht mehr in die Lunge, sie werden durch den Mund direkt ausgeatmet und haben dadurch keinen Nutzen. Sie führen aber zu einer zusätzlichen Austrocknung der Mundschleimhäute, was Durstgefühl und Mundtrockenheit verstärkt. Manchmal kann eine Änderung der Lagerung die Rasselgeräusche etwas abschwächen. Am wichtigsten ist hier die Aufklärung der Angehörigen über die Ursache des Symptoms und vor allem darüber, dass es für den Sterbenden keine Belastung darstellt.[70]

Ein weiteres weit verbreitetes Missverständnis betrifft die Flüssigkeitszufuhr am Lebensende. In der Sterbephase essen und trinken Menschen nichts mehr. Dies führt häufig zur Sorge, sie könnten verhungern und insbesondere verdursten. Doch das Ablehnen von Nahrung und Flüssigkeit ist eine natürliche physiologische Reaktion im Sterbeprozess. Der Körper benötigt diese Form von Energie nicht mehr. Im Gegenteil. Er könnte Nahrung nicht mehr verdauen.

»Menschen sterben nicht, weil sie nicht essen und trinken. Sie essen und trinken nicht, weil sie sterben.«[71]

Bei Angehörigen besteht häufig der Wunsch, zumindest Flüssigkeit über eine Infusion zuzuführen. Auch diese Maßnahme ist jedoch am Lebensende nicht angezeigt. Die inneren Organe, gerade auch die Nieren, stellen in dieser Phase ihre Aktivität ein. So kann Wasser nicht mehr ausgeschieden werden. Es sammelt sich im Körpergewebe an, was zu Ödemen und Atemnot führt, ohne jedoch Durstgefühle zu lindern.[72] Diese können einzig und allein durch Befeuchten der Mundschleimhäute gestillt werden. Hinzu kommt ein weiterer Effekt: Der Organismus produziert körpereigenes Morphin, die sogenannten Endorphine.[73] Sie reduzieren Schmerzen und führen zu einer entspannten gelösten Stimmung. Der Körper schüttet Endorphine in Stresssituationen, aber auch in der Sterbephase aus. Hier insbesondere in einem Zustand leichter Austrocknung.

Neben den beschriebenen Maßnahmen können mit Eintreten in die Sterbephase alle Medikamente abgesetzt werden, die nicht dem reinen Erhalt der Lebensqualität dienen.

Nicht-medikamentöse Behandlung

Körperliche Beschwerden können zusätzlich zur medikamentösen Therapie durch zahlreiche nicht-medikamentöse Maßnahmen gelindert werden. Auch hier gilt es, herauszufinden, was der betroffenen Person gut tut. Pflegerische Maßnahmen, naturheilkundliche oder alternative Heilmethoden kommen hier zum Einsatz. Aromatherapie, basale Stimulation, leichte Massagen und entlastende Lagerung verschaffen Linderung und Wohlbefinden. Eine der wichtigsten Maßnahmen am Lebensende ist die Mundpflege. Sie lindert Durstgefühle, Mundtrockenheit und verhindert Schmerzen durch Schrunden, Risse und Entzündungen im Mundbereich.

Palliative Care umfasst zwar eine große Bandbreite an Möglichkeiten der Linderung, gleichzeitig geht es nicht um eine wahllose

Aufsummierung von möglichst vielen verschiedenen Maßnahmen. Reduktion auf das Hilfreiche ist ein wesentlicher Bestandteil von Palliative Care. Weniger ist hier oft mehr. »Liebevolles Unterlassen«[74], nennt das der Palliativmediziner Gian Domenico Borasio. Es geht darum, das genau Passende für die Betroffenen und ihre Angehörigen zu finden. Dazu ein Beispiel:

Frau Lieb war für ihre letzten Lebenstage aus dem Krankenhaus in die Kurzzeitpflege verlegt worden. Sie aß und trank nichts mehr, alle Medikamente außer Morphin bei Bedarf waren abgesetzt worden, und der Arzt hatte den Angehörigen erklärt, dass Flüssigkeitsinfusionen in dieser Situation nicht mehr angebracht wären. Die Töchter begleiteten Frau Lieb intensiv. Sie baten um Unterstützung durch den ambulanten Hospizdienst, damit immer jemand bei ihrer Mutter war und sie selbst zwischendurch nach Hause konnten. Eine Ehrenamtliche übernahm noch am selben Tag diese Aufgabe. Da Frau Lieb eine religiöse Frau war und der Glaube an Gott ihr immer viel Halt gegeben hatte, wurde auch die Pastorin einbezogen, die sie alle paar Tage besuchte. Für die Angehörigen wurde ein zusätzliches Bett ins Zimmer gestellt. Jeweils eine der Töchter schlief nachts bei Frau Lieb.

Frau Lieb mochte gern Mundpflege mit Marmelade oder Honig, und mit Roibusch-Tee Geschmacksnote Vanille. Sie saugte genüsslich am Mundpflegestäbchen. Sie bewegte sich nicht mehr selbständig im Bett und wurde daher sanft gelagert.

Die nächsten Tage war sie sehr ruhig und schlief viel. In wachen Momenten äußerte sie stets Dankbarkeit für ihre Familie. Auch wenn sie zwischendurch nicht klar orientiert war zu Zeit und Situation, war sie doch meist fröhlich und hatte für alle ein liebes Wort.

Inzwischen hatten sich alle aus der Familie von ihr verabschiedet. Eine Woche nach Einzug hatte sich ihr Zustand so stabilisiert, dass die Tochter darum bat, ihre Mutter in die Langzeitpflege zu übernehmen, wenn sie nun doch noch länger als erwartet leben sollte. Dies wurde ihr zugesagt. Zwei Tage später verstarb Frau Lieb im Beisein ihrer Tochter. Die Angehörigen waren sehr dankbar für die letzte Zeit mit ihrer Mutter und den friedlichen Abschied.

2.4 Hospiz und Palliative Care in Deutschland heute

In Deutschland als »Bürgerinnenbewegung gegen die Medikalisierung und Hospitalisierung des Sterbens«[75] gestartet, ist die Hospizbewegung mittlerweile mit gesetzlicher Regelfinanzierung und breiter gesellschaftlicher Anerkennung längst zu einem Teil der Gesundheitsversorgung geworden. Inhaltlich wird die Arbeit durch Qualitätsentwicklung und Curricula theoretisch fundiert, strukturell arbeiten die Bundes- und Landesarbeitsgemeinschaften der Hospize mit Trägern, Krankenkassen und Ministerien zusammen. Heute gibt es in Deutschland 1.500 ambulante Hospizdienste, 240 stationäre Hospize und 300 Palliativstationen[76].

Reimer Gronemeyer beschreibt die Hospizbewegung als Menschenrechtsbewegung, die sich für eine bedingungslose Solidarisierung mit sterbenden Menschen und ihren Angehörigen einsetzt. Sie erachtet das Sterben nicht als Krankheit sondern als einen Teil des Lebens.[77] Gronemeyer sieht die Gefahr, dass die Hospizbewegung sich von ihren Wurzeln entfremdet und eine Entwicklung nimmt, die sie nie gewollt hat. Er warnt die Hospizbewegung davor, sich einspannen zu lassen für die Ökonomisierung des letzten Lebensabschnitts, indem sie sich einfügt in das Gefüge bezahlter Dienstleistungen. Statt über Qualifikation und Professionalisierung ihren Platz zu behaupten, empfiehlt er der Hospizbewegung, sich auf ihre eigentlichen Stärken zurückzubesinnen und offensiv das als Beitrag zu bieten, was ihr ursprünglich zu eigen ist und was nicht gekauft und bezahlt werden kann, nämlich menschliche Wärme, Nähe und liebevoll-freundschaftliche Zuwendung.[78] Auch Verena Bergemann, Professorin für Ethik an der Hochschule Hannover, spricht sich gegen eine Professionalisierung des Todes aus. Sterbende Menschen brauchen ihr zufolge vor allem anderen »den Mitmenschen an ihrer Seite«.[79] So verstanden ist Sterbebegleitung eine Fähigkeit, die grundsätzlich jedem Menschen innewohnt, und die keiner Ausbildung bedarf. Dass Ehrenamtliche in der Hospiz-Arbeit dennoch Qualifizierungskurse durchlaufen und ihre Tätigkeit in Supervisionsgruppen reflektieren, stellt nur scheinbar einen Widerspruch dar. Beide Positionen sind richtig und ergänzen einander mit ihrer je eigenen Perspektive.[80]

Die Begriffe Hospiz und Palliative Care werden oft synonym verwendet[81]. Allerdings haben beide ihren je unterschiedlichen Schwerpunkt. Dieser liegt beim Hospizkonzept auf der psychosozialen Begleitung und dem Einsatz von geschulten Ehrenamtlichen, beim Palliative Care-Konzept auf Symptomlinderung und Professionalität. Auch sind beide Konzepte durch ihre unterschiedliche Entwicklung geprägt. Die Hospizbewegung war eine bürgerschaftliche Antwort auf die gesellschaftliche Verdrängung des Todes und das »Abschieben« der Sterbenden in Institutionen. Sie war von jeher getragen von ehrenamtlichem Engagement. Die Palliativmedizin dagegen wurde von Seiten der Mediziner entwickelt und von den Ärzten als ihr Zuständigkeitsbereich gesehen. Sie wollten das Sterben in ihren professionellen Händen behalten. So blieben auch die großen Verbände, die Deutsche Gesellschaft für Palliativmedizin (DGP) und der Deutsche Hospiz- und Palliativverband (DHPV), getrennt für sich. Das »teilweise und tendenzielle Gegeneinander und Aneinander-Vorbei ist international kaum verständlich«[82] und nur durch die historische Entwicklung nachvollziehbar. Allerdings bewegen sich die beiden Bereiche in den letzten Jahren auf einander zu und bemühen sich um Kooperation. So entstehen zunehmend hospizlich-palliative Netzwerke.[83]

2.4.1 Die »hospizliche Haltung«

In der Hospizbewegung wird von der »Begleitung« sterbender Menschen gesprochen. In diesem Begriff drückt sich eine bestimmte Haltung aus, in der Menschen einander begegnen. Da sie Grundlage der bewussten, von Respekt und Achtsamkeit getragenen Beziehungsgestaltung ist, wird sie als »hospizliche Haltung« bezeichnet. Laut Deutschem Hospiz und Palliativ-Verband ist dies eine Haltung,

> »die die schwerstkranken und sterbenden Menschen mit all ihren Bedürfnissen und Möglichkeiten im Leben und über den Tod hinaus radikal ernst nimmt,

> die die Würde der schwerstkranken und sterbenden Menschen achtet und sie in seiner Selbstbestimmung respektiert und unterstützt,

> die die ihnen Nahestehenden als ihre wichtigsten Bezugspersonen anerkennt und ihr soziales Umfeld stärkt,

> die im Respekt vor dem Anderssein des Gegenübers Möglichkeiten wahrnimmt und eigene Grenzen anerkennt«[84].

Diese Haltung teilt auch Palliative Care. Von Derek Doyel, einem englischen Palliativmediziner stammt der Satz: »Palliative Care besteht zu 90 % aus Haltung und nur zu 10 % aus Wissen und Technik«. Expertenwissen und professionelle Handlungskompetenz sollen damit nicht in Abrede gestellt werden. Sie sind eine wichtige Voraussetzung, um palliativ behandeln und pflegen zu können. Wenn in diesem Zusammenhang aber immer wieder so großer Wert auf die Haltung gelegt wird, liegt die Betonung darauf, dass es um mehr geht als um einen »additiven Sozialtechnizismus«[85], mit dem Schmerzen und Bedürfnisse gehandhabt und verwaltet werden. Eine Kultur mitmenschlicher Solidarität und einfühlsamen füreinander Daseins bedarf einer

Haltung, die im Begleitenden wurzelt, die er in sich ausbildet und mit der er sich als mitfühlende Person in die jeweilige Begegnung einbringt. Diese Haltung ist im Wort »Begleitung« auf den Begriff gebracht. Es ist dies eine fragende Haltung, eine Haltung des Erzählens, in der der Mensch mit allem, was ihn bewegt und ausmacht, gehört und wahrgenommen wird[86]. Sie sieht im sterbenden Menschen einen Dialogpartner auf gleicher Augenhöhe. Begleiten unterscheidet sich darin deutlich von »helfen«, denn Hilfe beinhaltet konstitutiv ein Gefälle zwischen Helfendem und Hilfe Empfangendem. Der eine ist dem anderen überlegen. Entsprechendes gilt für den Begriff des Versorgens. Auch hier zeigt sie eine Tätigkeit, die ein Subjekt an einem Objekt vollzieht. Der Aspekt von Leistung bzw. Dienstleistung schwingt darin mit. Sprechen wir hingegen von einer »Sorgekultur«, so wird das füreinander Dasein betont. Das Wahrnehmen des Anderen im Augenblick, das Teilen einer Situation, das Teilen möglicherweise auch der Unsicherheit, woraus sich die Begegnung ergibt, aus der beide beschenkt hervorgehen können.[87]

Sterben wird in der hospizlichen Haltung nicht als passives Geschehen betrachtet, das der Sterbende »lediglich« durchleidet, sondern als aktiv durchlebte Lebensphase, die er, so weit es in seinen Möglichkeiten steht, nach seinen Wünschen und Bedürfnissen gestaltet. Er wird mit seinen Ressourcen, gesunden Anteilen und individuellen Möglichkeiten gesehen und unterstützt, diese zu nutzen. Wie jede krisenhafte Phase im Leben, enthält auch der Sterbeprozess Entwicklungspotenzial. »Sterben ist vielleicht der entscheidendste Entwicklungsprozess, der uns in unserem Leben abverlangt wird«[88]. Denn diese Entwicklung geht auf ein gänzlich ungewisses Ziel – den Tod – zu. Die Menschen greifen in dieser Situation auf Bewältigungsstrategien zurück, die sie in ihrem Leben früher entwickelt haben[89]. Wo Begleitende einen Sterbenden nicht nur in seiner augenblicklichen Hinfälligkeit und Bedürftigkeit sehen, sondern ihn vor dem Hintergrund seines gelebten Lebens wahrnehmen, treten sie mit ihm in eine respektvolle Beziehung, die eine ebenbürtige Begegnung von Mensch zu Mensch fördert.

Ein Bild aus der Musik verweist auf die gemeinte Bedeutung des Wortsinnes von »Begleitung«: ein Sinfonieorchester begleitet das Soloinstrument. In seiner zahlen- und lautstärkemäßigen Übermacht hat es doch seine ganze Konzentration auf der feinen Stimme des Solisten, der den Ton angibt und auf den alles abgestimmt ist.[90] Nicht umsonst wird inzwischen oft von einer »Orchestrierung des Lebensendes«[91] gesprochen. So verstandene Begleitung setzt voraus, dass es der Sterbende ist, der den Prozess »Sterben« bestimmt, der das Maß an Offenheit der Kommunikation vorgibt und der die Begleitenden wählt[92].

Begleitung zielt nicht auf Empowerment und Aktivierung, sondern bietet dem Menschen das Spezifische, das er benötigt, um sein »einmalig und einzigartig gestaltetes Leben«[93] fortzusetzen und zu seinem ihm entsprechenden Ende zu bringen.

»Die Einfachheit, die Gelassenheit und die Gegenwart freundlicher Menschen – das ist wahrscheinlich das Wichtigste am Lebensende, eine Umgebung, die es erlaubt zu gehen«[94].

2.4.2 Hospizlich-palliative Unterstützungsformen

Wie beschrieben bezeichnen die Begriffe »Hospiz« und »Palliative Care« Konzepte und eine bestimmte Haltung. Darüber hinaus stellen sie aber auch konkrete Unterstützungsformen für sterbende Menschen und deren Angehörige zur Verfügung, für die mittlerweile ein gesetzlicher Anspruch geregelt ist und die hochprofessionell organisiert sind.

Stationäre Hospize

Stationäre Hospize sind Häuser, in denen Menschen mit einer lebensbegrenzenden Erkrankung zum Sterben aufgenommen werden, wenn die Versorgung zuhause nicht möglich ist und eine komplexe oder schwer wiegende Symptomlage eine intensive palliative Betreuung nötig macht. Dies ist bei den wenigsten Sterbenden der Fall, weshalb es bei Weitem nicht nötig oder erstrebenswert ist, jedem Menschen am Lebensende einen Platz im Hospiz zur Verfügung zu stellen. In Deutschland gibt es 230 stationäre Erwachsenen-Hospize, in denen jährlich ca. 30.000 Menschen versorgt werden[95]. Die rechtlichen Regelungen zu den Hospizen sind in den Rahmenvereinbarungen zu § 39a Abs. 1 SGB V beschrieben.

Stationäre Hospize verfügen über acht bis sechzehn Betten. Sie werden zu 95 % über die Kranken- und Pflegekassen finanziert, 5 % ihres Bedarfs bringen die Träger über Spenden auf[96]. Für die »Gäste«, wie die Betroffenen hier genannt werden, ist die Aufnahme kostenfrei. Sie benötigen eine ärztliche Notwendigkeitsbescheinigung. Aufgenommen werden Menschen mit fortschreitenden lebensbedrohlichen Erkrankungen, wenn eine Heilung nicht mehr möglich und die Lebenserwartung auf Tage, Wochen oder Monate begrenzt ist. Als in Frage kommende Krankheiten werden onkologische und neurologische Erkrankungen, AIDS, sowie chronische Nieren-, Herz-, Verdauungstrakt- und Lungenerkrankungen genannt.[97]

In stationären Hospizen arbeiten multiprofessionelle Teams im Sinne des ganzheitlichen Palliative Care-Ansatzes zusammen, um die bestmögliche Lebensqualität der sterbenden Menschen und ihrer Angehörigen zu erzielen. Festangestellte Gesundheits- und Krankenpfleger mit umfassender Palliative Care-Weiterbildung gewährleisten eine Betreuung rund um die Uhr. Für die interdisziplinäre Zusammenarbeit pflegen die Hospize enge Kooperationen mit den regionalen Leistungserbringern. Niedergelassene Hausärzte mit palliativmedizinischer Qualifikation, Physiotherapeuten, Seelsorger und ambulante Hospizdienste werden einbezogen.

Ambulante Hospizdienste

Das Ziel der ambulanten Hospiz-Arbeit ist es, Menschen zu ermöglichen, in ihrer vertrauten Umgebung zu sterben. Ehrenamtliche übernehmen vielfältige Aufgaben in der psychosozialen Begleitung zuhause. Sie sind in ambulanten Hospizdiensten organisiert. Unter bestimmten Voraussetzungen erhaltenen diese Organisationen finanzielle Förderung der Krankenkassen nach § 39 a Abs. 2 SGB V. Hauptamtliche Koordinatorinnen, Ausbildung der Ehrenamtlichen sowie Materialkosten werden darüber finanziert. Ambulante Hospizdienste sind Teil der palliativen Versorgung. Auch ihre Leistungen sind für die Betroffenen kostenfrei.

AAPV – Allgemeine ambulante Palliativ-Versorgung
Alle Menschen haben einen Anspruch auf ein Sterben in Würde und Geborgenheit. Die allgemeine ambulante Palliativ-Versorgung soll dies flächendeckend sicherstellen. Zentrale Akteure sind hier die Hausärzte. Sie betreuen ihre Patienten oft über viele Jahre, kennen sie daher in ihrer Krankengeschichte, und genießen besonderes Vertrauen. Die palliative Versorgung am Lebensende fordert von ihnen ein besonderes Engagement und eine Qualifizierung in Palliative Care[98]. Sie kooperieren mit den ambulanten Pflegediensten und Hospizdiensten sowie mit Pflegeeinrichtungen. Für den weit überwiegenden Teil der sterbenden Menschen ist diese Versorgungsform die angemessene.

SAPV – Spezialisierte ambulante Palliativ-Versorgung
Um auch Menschen mit schwerwiegenden Symptomen wie ausgeprägter Schmerzsymptomatik, Atemnot oder anderen Belastungen den Verbleib in häuslicher Umgebung bzw. im Pflegeheim zu ermöglichen, wurde die spezialisierte ambulante Palliativ-Versorgung entwickelt. Multiprofessionelle Teams sorgen mit einer Bereitschaft rund um die Uhr für eine engmaschige Betreuung, die jederzeit medizinisch, pflegerisch und psychosozial auch auf Krisen reagieren kann. Palliativmediziner, Palliative Care-Pflegefachkräfte, Seelsorgerinnen, Sozialarbeiter, Therapeuten und ehrenamtliche Hospiz-Mitarbeitende stellen eine umfassende Begleitung der sterbenden Menschen und ihrer Angehörigen sicher. Hierzu gehört auch die Koordination der verschiedenen Leistungen. Seit dem Jahr 2007 besteht ein gesetzlicher Anspruch auf SAPV für alle, die ihrer bedürfen. Er ist in den §§ 37 b und 132 d SGB V geregelt. Die Verordnung für SAPV stellt der behandelnde Arzt aus.

Palliativstationen

Palliativstationen sind Einheiten in Krankenhäusern, die darauf spezialisiert sind, schwerstkranke und sterbende Menschen mit ausgeprägten Symptomen zu einer Verbesserung ihrer Krankheitssituation zu verhelfen. Auch hier arbeiten dem Palliative Care-Ansatz gemäß multiprofessionelle Teams zusammen, um die Menschen umfassend in allen Bereichen der Krankheitsbewältigung zu unterstützen. Ziel ist, die Patienten mit gut auf den Weg gebrachter Symptomkontrolle in die eigene Häuslichkeit, ein Pflegeheim oder in manchen Fällen auch in ein stationäres Hospiz zur Weiterversorgung zu entlassen.

2.4.3 Letzte Hilfe-Kurse

In Deutschland sterben jedes Jahr über 800.000 Menschen. Und obwohl allerorten über Sterben und Tod gesprochen wird und zu lesen ist, besteht doch bei vielen Menschen große Unsicherheit, wenn jemand im näheren Umfeld von schwerer Krankheit und Sterben betroffen ist.

Dies belegt auch eine Studie des Deutschen Hospiz- und PalliativVerbands aus dem Jahr 2017. Danach sehen 56 % der Befragten die gesellschaftliche Auseinandersetzung mit den Themen Sterben und Tod als unzureichend an. Es fällt auf, dass ein großer Teil der Bevölkerung den Begriff »palliativ« entweder nicht kennt oder aber nicht richtig zuordnen kann. Dass Angebote von ambulanten Hospizdiensten und der Aufenthalt in stationären Hospizen für die Betroffenen kostenfrei sind, wissen nur sehr wenige der Befragten (18 %)[99].

Um Wissen über das Sterben und die Möglichkeiten der palliativen Versorgung möglichst breit in der Bevölkerung zu verankern, wurden die sogenannten »Letzte Hilfe-Kurse« entwickelt. Ähnlich wie »Erste Hilfe-Kurse«, die notwendige Fertigkeiten für den akuten medizinischen Notfall schulen, wollen Letzte Hilfe-Kurse zur Begleitung am Lebensende befähigen. Sie tun dies im komprimierten Vermitteln von Grundlagenwissen rund um die Themen Sterben, Tod und Begleitung am Lebensende.

Entwickelt wurden diese Kurse für Bürgerinnen und Bürger 2014 von einer internationalen Arbeitsgemeinschaft um den Palliativmediziner Georg Bollig. Die Kurse enthalten 4 Module, in denen in jeweils 45 Minuten das Wichtigste zu folgenden Themen vermittelt wird: »Sterben ist ein Teil des Lebens«, »Vorsorgen und Entscheiden«, »körperliche, psychische, soziale und existenzielle Nöte lindern« und »Abschied nehmen«. Die Kurse wurden in einer Pilotphase erprobt und evaluiert. Es stellte sich heraus, dass die Teilnehmenden sehr davon profitierten. Mittlerweile halten in Deutschland 700 geschulte Kursleiterinnen Letzte Hilfe-Kurse ab. Die Kurse sollen flächendeckend angeboten werden, um das Wissen möglichst vielen Menschen zugänglich zu machen.

Letzte Hilfe-Kurse grenzen sich ausdrücklich ab von jeglicher Form der Sterbehilfe. Wie die Hospizbewegung setzen sie sich dafür ein, »dass Sterbende nicht *durch* die Hand sondern *an* der Hand von Mitmenschen sterben dürfen«[100].

2.5 Umgang mit Todeswünschen

Wenn im Zusammenhang mit Sterben das Wort »helfen« fällt, geht es in der Regel um »Sterbehilfe«. Viele Menschen sehen in aktiver Sterbehilfe oder assistiertem Selbstmord einen Ausweg aus einem für sie unerträglichen Leiden oder der Angst davor. Zu wissen, dass es jemanden gibt, der ihnen am Ende ein todbringendes Gift verabreicht, das ihnen ein würdeloses Dahinvegetieren erspart, wäre für sie eine trostreiche Aussicht.

»Wir könnten unendlich viel gelassener leben, wenn wir wüssten: ein Arzt oder eine Ärztin wird dir helfen, den kleinen Übergang erleichtern.«[101]

Studien zeigen, dass die Akzeptanz des assistierten Suizids und der Tötung auf Verlangen in den letzten Jahren kontinuierlich zunimmt. Ebenso die tatsächliche Praxis in Ländern, die dies gesetzlich erlauben, wie die Benelux-Länder und die Schweiz.[102]

Die Diskussion um die Legalisierung der Sterbehilfe wurde und wird immer wieder sehr kontrovers geführt. 2015 wurde mit dem Gesetz zum Verbot geschäftsmäßiger Förderung der Selbsttötung (§ 217 StGB) ein deutliches Signal gesetzt. Die Hospizbewegung sieht sich geradezu als Gegenbewegung zur Sterbehilfe und setzt sich seit jeher dafür ein, Menschen andere Perspektiven zu geben, als eine Erlösung von Leiden durch den frei gewählten Tod.

Eine noch relativ unbekannte Form des Suizids ist das sogenannte »Sterbefasten«, der freiwillige Verzicht auf Essen und Trinken (FVET) mit dem Ziel der Herbeiführung des Todes. Entschließt sich eine Person zu dieser Sterbeform, so ist es ihre persönliche Entscheidung, die rechtlich legitim ist. Ethisch und rechtlich geklärt ist hingegen nicht, inwiefern z. B. eine Palliativstation sich nach § 217 StGB strafbar macht, wenn sie diese Person aufnimmt, um sie bei ihrem Vorhaben zu begleiten. Hier besteht eine Grauzone.[103]

Tatsächlich werden auch Mitarbeitende in der palliativen Versorgung häufig mit Todeswünschen konfrontiert. Es besteht allgemein eine große Unsicherheit wie auf solche Äußerungen geantwortet werden sollte. Am Zentrum für Palliativmedizin der Uniklinik Köln wird diesen Fragen mit einer Studie unter dem Titel »Optimierung des Umgangs mit Todeswünschen in der Palliativversorgung«[104] nachgegangen. Etwa die Hälfte aller Patienten im Endstadium einer Erkrankung äußern demnach den Wunsch vorzeitig zu sterben. Diese Äußerungen variieren in Form und Intensität, und häufig besteht auch gleichzeitig der Wunsch zu leben. Die Unsicherheit wie darauf eingegangen werden kann, führt häufig dazu, dass die Äußerungen überhört oder übergangen werden und die Betroffenen nicht ausreichend Gelegenheit erhalten, darüber zu sprechen. Die Erfahrung zeigt jedoch, dass gerade das offene Gespräch über

Todessehnsucht für die Betroffenen Erleichterung bringt und Suizide sogar abwenden kann. In der Studie wurde ein semistrukturierter Gesprächsleitfaden entwickelt, mit Hilfe dessen Gespräche über Sterben und Tod, damit verbundene Sorgen und Ängste und auch über eventuell bestehende Todeswünsche proaktiv initiiert werden können. Der Gesprächsleitfaden wird nun weiterentwickelt und in der Praxis erprobt und evaluiert. Sein Einsatz soll die vertrauensvolle Beziehung zwischen dem sterbenden Menschen und den Versorgenden stärken.[105]

»Generell soll damit die Lebensqualität von Patienten mit einem Todeswunsch und die Kommunikations- und Handlungskompetenz von Versorgenden verbessert werden.«[106]

Auch hier zeigt sich die heilsame Wirkung von Kommunikation, selbst in unheilbarer Krankheit.

3 Demenz

Demenz ist in den letzten Jahrzehnten zu einem Schrecken der Menschen geworden. Keine andere Krankheit löst so viel Furcht aus wie Demenz. Demenz wird oft gleichgesetzt mit würdelosem Dahinvegetieren und Verlust jeglicher Persönlichkeit. Gesellschaftlich gilt Demenz als eine der größten Herausforderung der Gegenwart.[107] Was ist das für eine Krankheit, die Demenz?

»Demenz« leitet sich aus dem Lateinischen ab und heißt so viel wie »ohne Geist« oder »der Geist ist weg«. Weltweit sind ca. 47 Millionen[108] Menschen von dieser Krankheit betroffen, in Deutschland sind es gegenwärtig ca. 1,7 Millionen Männer und Frauen. Jährlich treten etwa 300.000 Neuerkrankungen auf. Bis zum Jahr 2050 wird sich ihre Zahl auf ca. 3 Millionen erhöhen. Alter ist der größte Risikofaktor für Demenzerkrankungen. Weniger als 2 % der Erkrankungen fallen auf Menschen unter 65 Jahren. Von den 65- bis 69-Jährigen leidet etwa jeder Hundertste daran. Die Zahl der Erkrankten verdoppelt sich nach jeweils 5 Jahren, sodass etwa 40 % der über 90-Jährigen eine Demenzerkrankung haben. Zwei Drittel der Erkrankten sind Frauen. Dies erklärt sich u. a. mit der höheren Lebenserwartung. In der Altersgruppe, in der Demenzerkrankungen auftreten, gibt es mehr Frauen als Männer.[109]

Mehrere Studien zeigen einen kontinuierlichen Rückgang der Neuerkrankungen in den letzten Jahren. Als Ursache werden bessere Bildung, gesündere Ernährung und Lebensführung sowie eine bessere Behandlung von kardiovaskulären Risikofaktoren vermutet.[110]

Demenzerkrankungen sind irreversibel und dauern bis zum Tode an. Die mittlere Krankheitsdauer beträgt 3–6 Jahre. Sie kann jedoch stark variieren. Es gibt durchaus Krankheitsverläufe von über 20 Jahren.[111]

Der größte Teil (75 %) der Demenzkrankten wird zu Hause von Angehörigen gepflegt. In Altenpflegeeinrichtungen leiden ca. 70 % der Bewohner an einer Demenz.[112]

3.1 Krankheitsbild

Demenz ist ein Oberbegriff für ein Muster von Symptomen, die durch unterschiedliche Ursachen bedingt sein können. Man unterscheidet primäre von sekundären Demenzen. Primäre Demenzen, wie die Alzheimer-Demenz oder die vaskuläre Demenz entstehen durch einen fortschreitenden irreversiblen Krankheitsprozess im Gehirn. Bei den sekundären Demenzen liegt eine andere Krankheit ursächlich zu Grunde. Wird diese erfolgreich behandelt, so verschwinden auch die demenziellen Symptome.

3.1.1 Formen der Demenz

Demenz vom Alzheimer-Typ
Die Alzheimer-Demenz ist die häufigste der Demenzerkrankungen (60 %). Sie tritt meist ab dem 70. Lebensjahr auf, kann aber auch schon früher beginnen. Mit dem Alter steigt die Häufigkeit der Erkrankungen, sodass hohes Alter den Hauptrisikofaktor darstellt. Beginnt die Erkrankung bereits in jüngeren Jahren, so verläuft sie meist rascher. Bei Demenzen vom Alzheimer-Typ finden sich im gesamten Kortex Ablagerungen von so genannten »senilen Plaques« sowie eine allgemeine Atrophie des Gehirns. Die Erkrankung beginnt meist schleichend und zeigt eine langsam aber stetig zunehmende Verschlechterung bis zum Tode. Am Anfang stehen

das Nachlassen der Merkfähigkeit und Wortfindungsstörungen im Vordergrund.[113]

Vaskuläre Demenz

Vaskuläre Demenzen entstehen durch arteriosklerotische Prozesse oder durch Schlaganfälle. Diese führen zu einer Unterversorgung der »dahinter liegenden« Gehirnteile, was zum Absterben von Zellen und damit zur Symptomatik führt. Die Demenz beginnt daher plötzlich und in zeitlichem Zusammenhang mit dem Gefäßverschluss. Der Verlauf ist dementsprechend stufenartig mit einer Stabilisierung des Zustands vor der nächsten Verschlechterung, z. B. durch einen erneuten Infarkt.

Die vaskuläre Demenz ist die zweithäufigste Art der Demenzerkrankungen (10 %). Häufig kommen Mischformen vor (15 %).[114]

Lewy-Körperchen-Demenz

Die Lewy-Körperchen-Demenz ist eine selten auftretende Form (weniger als 10 %). Hier kommt es im Gehirn zu ähnlichen Veränderungen wie bei der Alzheimer-Demenz, hinzu kommen jedoch Symptome wie bei der Parkinson-Erkrankung.[115] Auffallend sind deutliche Schwankungen der kognitiven Leistungen und der Wachheit innerhalb eines Tages oder über einen Zeitraum von mehreren Tagen hinweg. Man spricht von fluktuierendem Verlauf. Anders als bei der Demenz vom Alzheimer-Typ bleibt die Sprachfähigkeit hier lange Zeit erhalten. Typisch für diese Form der Demenz sind szenische optische Halluzinationen. Die Betroffenen sehen Menschen oder Tiere, die nicht real vorhanden sind. Zum Krankheitsbild gehört eine Überempfindlichkeit gegen Neuroleptika, die gegen die Halluzinationen eingesetzt werden. Auf sie wird mit ausgeprägter Parkinson-Symptomatik reagiert. Doch auch ohne diese Medikamente entwickeln die Betroffenen motorische Symptome wie bei Morbus Parkinson, z. B. Muskelsteifigkeit, Zittern der Hände, langsame Bewegungen und reduzierte Mimik. Häufige Stürze sind ebenfalls typisch.[116]

Frontotemporale Demenz
Die frontotemporale Demenz ist nach der betroffenen Hirnregion bezeichnet. Im vorderen Bereich des Gehirns kommt es durch verschiedene Ursachen, wie z. B. Durchblutungsstörungen oder einen Hirntumor zu Veränderungen, die die Symptome auslösen.[117] Etwa 3–9 % der Menschen mit Demenz sind von dieser Form betroffen. Sie beginnt häufig in jüngerem Alter, zwischen 50 und 60 Jahren. Im Gegensatz zur Alzheimer-Demenz sind Gedächtnisleistungen, zumindest im Frühstadium, weniger beeinträchtigt, jedoch kommt es zu deutlichen Auffälligkeiten im sozialen Verhalten. Die Betroffenen wirken sorglos, unkonzentriert und unbedacht, und vernachlässigen ihre Arbeit und Pflichten. Sie entwickeln Taktlosigkeit und Reizbarkeit bis hin zu Aggressivität. Eine zunehmende Enthemmung kann zu schamlosem Verhalten führen, das den sozialen Normen nicht entspricht. Sie entblößen sich z. B. vor den Blicken anderer Menschen, ohne etwas Anstößiges darin zu sehen. Manchmal entwickeln sie eigenartige Rituale. Die Sprachfähigkeit ist bei manchen Formen von Anfang an beeinträchtigt, bei anderen nimmt sie im Laufe der Zeit ab.[118]

3.1.2 Krankheitsverlauf
Bei den primären Demenzen kommt es wie beschrieben durch hirnorganische Faktoren zur allmählichen Verschlechterung der kognitiven, affektiven, motivationalen und motorischen Fähigkeiten. Betroffen sind z. B. die Fähigkeit zu sprechen (Aphasie), Gegenstände zu erkennen (Agnosie) oder motorische Aktivitäten auszuführen (Apraxie). Psychische Symptome wie Wahn oder depressive Verstimmungen können zusätzlich auftreten. Mit zunehmender Krankheit werden immer mehr Lebensbereiche beeinträchtigt. Die Menschen ziehen sich zurück, werden apathisch und schließlich bettlägerig.[119]

Demenzen werden nach Schweregraden eingeteilt, die sich am Grad der Selbständigkeit orientieren[120]:

- Bei leichter Demenz ist die Lebensführung geringgradig eingeschränkt, Unterstützungsbedarf besteht nur bei anspruchsvollen Tätigkeiten.
- Bei mittelschwerer Demenz ist die Selbständigkeit hochgradig eingeschränkt, Unterstützungsbedarf besteht schon bei einfachen Tätigkeiten und in der Alltagsbewältigung.
- Bei schwerer Demenz ist eine selbständige Lebensführung nicht mehr möglich, es besteht Unterstützungsbedarf bei allen Tätigkeiten.

Im Folgenden wird der typische Verlauf der Alzheimer-Erkrankung dargestellt. Die Übergänge zwischen den Stadien sind fließend.

Bei **leichter Demenz** im Frühstadium der Erkrankung sind die Veränderungen so subtil, dass sie von der Umwelt häufig nicht bemerkt werden. Verminderte Merkfähigkeit oder Wortfindungsstörungen lassen sich durch Alltagsroutinen und Merkhilfen – wie Kalender oder Zettel – sowie durch Gesprächsfloskeln überspielen. Nach außen hin können die Erkrankten mit Hilfe ihrer eigenen Strategien ihre nachlassenden Fähigkeiten eine Zeit lang ausgleichen. Ein Beispiel aus der Literatur verdeutlicht den Versuch, die Schwächen zu kompensieren und vor der Umwelt zu verbergen:

»Konrad Lang entwickelte Techniken, sein Problem zu kaschieren. Er skizzierte einen Lageplan des Hauses und der Geschäfte, in denen er normalerweise einkaufte. Er stellte eine Liste zusammen mit Namen, die er oft brauchte und die ihm eigentlich geläufig sein sollten. Er bewahrte in seinem Portemonnaie, seiner Brieftasche und seinem Schlüsseletui ihre gemeinsame Adresse auf. Und für den Fall, daß er sich im weiteren Umkreis verirrt, trug er einen Stadtplan bei sich, mit dessen Hilfe er sich als verirrter Tourist ausgeben konnte.«[121]

In diesem Stadium beginnt der Gedächtnisverlust, ein Hauptkennzeichen der Demenzerkrankungen. Betroffen ist zunächst das Kurzzeitgedächtnis, das Informationen über die aktuelle Situation aufnimmt, verarbeitet und – bei Relevanz – ins Langzeitgedächtnis überführt. Im Kurzzeitgedächtnis[122], auch »Arbeitsgedächtnis« genannt, bleiben Informationen nur für ca. 20 Sekunden.[123] Ist es in seiner Funktion beeinträchtigt, können Informationen nicht ins Langzeitgedächtnis überführt werden, d. h. sie prägen sich nicht ein. Man spricht daher auch von »Einprägungsstörung«. Was geschieht oder gesprochen wird, verankert sich nicht im Gedächtnis.[124] Dies führt dazu, dass die Betroffenen Gesprächen nicht mehr richtig folgen können. Sie stellen wiederholt die gleichen Fragen, erzählen Begebenheiten mehrfach. Sie verlieren den Faden, können sich nicht merken was sie sagen wollten, bis sie zu Wort kommen, und werden dadurch immer mehr zu schweigenden Zuhörern. Sozialer Rückzug ist die Folge. Verabredungen werden vergessen oder gar nicht erst angenommen. Die Menschen merken, dass etwas nicht stimmt. Sie nehmen ihre Defizite wahr. Das führt zu Niedergeschlagenheit, Sorge und Angst.

Hinzu kommt die nachlassende Fähigkeit, komplexere Aufgaben zu lösen, insbesondere solche, die Abstraktionsvermögen und Urteilsfähigkeit voraussetzen, wie z. B. das Planen einer Reise oder die Organisation eines Familienfestes.

Auch das zeitliche und räumliche Orientierungsvermögen lässt nach. Die Menschen geraten mit den Wochentagen durcheinander. Es kann passieren, dass sie in der Stadt ihr Auto nicht mehr finden. Alle Beeinträchtigungen zeigen sich in fremder Umgebung stärker als in vertrauter. Durch das Aufrechterhalten einer perfekten Fassade bemerken selbst Angehörige oft erst spät die Veränderung, wenn sie nicht mit der Person im selben Haushalt leben.

»Am Telefon erzählte mir meine Mutter immer, was sie alles gemacht hat im Haushalt, dass sie sich gekocht hat, wo sie gewesen war. Als ich sie dann besuchte und in ihre Wohnung kam, erschrak ich. Sie war immer sehr korrekt mit allem gewesen. Jetzt stand schmutziges Geschirr auf dem Herd und die ungeöffnete Post stapelte sich auf dem Küchentisch. Sie wollte sie später erledigen, sagte sie. Doch der Poststempel zeigte mir, dass die Rechnungen schon seit zwei Wochen dort liegen musste. Beim Anruf in der Gemeinde erfuhr ich, dass meine Mutter seit Wochen nicht in ihren Frauenkreis gekommen war und auf Nachfrage Besuche ihrer Tochter als Grund genannt habe. Dabei war ich doch gar nicht bei ihr gewesen.«

Partnerinnen und Partner, die mit einem an Demenz erkrankten Menschen zusammenleben, fühlen sich in dieser Situation oft allein gelassen. Nicht nur, weil ihr Gegenüber sich verändert, sondern auch, weil das soziale Umfeld kein Verständnis für ihre Situation hat.[125]

»Mein Mann ist mir keine Unterstützung mehr. Ich kann mich nicht mehr wie früher mit ihm beraten. Alles muss ich jetzt allein entscheiden. ›Du machst das schon richtig‹, sagt er zu mir. Kein Mensch weiß, was das bedeutet. Unsere Bekannten fragen, was ich denn habe, er sei doch so wie immer.«

Die Gedächtnisstörungen führen dazu, dass sich die Menschen nicht mehr merken, wo sie Dinge abgelegt haben. So entsteht häufig Misstrauen, weil sie andere Menschen verdächtigen, sie zu bestehlen. Durch die Projektion auf die Mitmenschen können sie ihre eigenen Defizite leichter verdrängen.

Im weiteren Verlauf fällt die Haushaltsführung schwerer. Die Menschen wissen noch so ungefähr wie die Dinge zu tun sind, aber es entsteht zunehmend Unsicherheit über die genaue Handhabung.

So wird beispielsweise, um Tee zu kochen, der elektrische Plastik-Wasserkocher mit Wasser gefüllt, dann aber nicht auf seine Halterung sondern auf den Herd gestellt, um das Wasser dort zu erhitzen.

Im 1. Stadium der Alzheimer-Demenz stehen also die kognitiven Beeinträchtigungen im Vordergrund. Die Betroffenen können noch selbständig leben, ziehen sich jedoch aus ihren sozialen Kontakten zurück.[126] Oft kommt es spätestens jetzt zur Übersiedelung in ein Altenpflegeheim.

Im **mittleren Stadium** führt der zunehmende Gedächtnisverlust dazu, dass die Person an alltägliche Verrichtungen wie sich waschen, anziehen und essen erinnert und dazu angeleitet werden muss. Motorische Koordinationsprobleme erschweren das eigenständige Durchführen dieser Tätigkeiten. Kognitive Fähigkeiten wie Konzentrations- und Denkvermögen, Aufmerksamkeitsspanne und Urteilskraft lassen weiter deutlich nach. Das Erlernen neuer Dinge ist nicht mehr möglich. Die Störung der örtliche Orientierung nimmt zu. Das Zeitgefühl geht verloren. So weiß die Person nicht, ob gerade der Tag anbricht oder sie vom Mittagsschlaf erwacht ist. Oft ändern sich auch die Schlafgewohnheiten. Die Menschen sind nachts wach und unruhig, dafür schlafen sie tagsüber. Auch die Orientierung zur Situation lässt nach.

Über Monate hinweg kam der an Demenz erkrankte Herr Müller fast jeden Abend ans Dienstzimmer seines Wohnbereichs im Altenpflegeheim. Er klopfte und fragte, ob eine Bestellung aufgegeben worden sei oder jemand angerufen habe, dass er morgen früh die Brötchen ausfahren muss. Wenn er hörte, dass dies nicht der Fall war, oder dass jemand anderes die Tour übernehmen würde, freute er sich unbändig darüber, am nächsten Morgen ausschlafen zu dürfen.

In diesem Stadium der Demenz zeigen sich oft verstärkt psychische Symptome wie Wahnvorstellungen sowie Veränderungen im Verhalten.[127] Durch die Desorientierung treten Verunsicherung und Ängste auf, die oft zu anklammerndem Verhalten führen. Die Menschen können nicht mehr allein sein. Sie brauchen die ständige Rückversicherung einer vertrauten Person. Oft laufen sie der Bezugsperson ohne Unterbrechung nach, was für Angehörige zu einer großen Belastung werden kann.

»Zuletzt konnte ich nicht einmal mehr zur Toilette gehen, ohne dass mein Mann mir folgte. Er setzte sich vor die Tür und ich musste laut mit ihm sprechen, sonst bekam er Panik, ich könnte weggegangen sein.«

Innere Unruhe äußert sich oft in beständigem Wandern. Häufig ist das ein zielloses Umhergehen. Die Menschen erkennen die Umgebung nicht mehr, erforschen sie immer wieder von Neuem.[128] Sie lassen sich von hier nach dort treiben, betreten im Pflegeheim wahllos die Zimmer anderer Bewohnerinnen, legen sich in fremde Betten, gehen nach draußen, wenn eine Tür offensteht. Manchmal erleben sich die Menschen in einer früheren Zeit ihres Lebens, als sie z. B. berufstätig waren oder Schulkinder hatten. Das kann zu einem starken inneren Antrieb führen, rechtzeitig zur Arbeit zu kommen oder aber nach Hause zu müssen, um für die Kinder da zu sein, wenn sie von der Schule kommen. Da das Laufen in diesem Fall ein Ziel hat, spricht man auch von »Hinlauftendenz«.

Die verbale Kommunikation wird zunehmend schwieriger, es entwickeln sich Sprechstörungen. Die Sprache reduziert sich auf kurze Sätze oder einzelne Worte. Die Menschen können nicht mehr zwischen Mein und Dein unterscheiden. So räumen sie die Schränke anderer Bewohner um oder sammeln deren Besitztümer ein.

Frau Schminke wurde seit ihrem ersten Tag in der Altenpflegeeinrichtung von einer starken Unruhe getrieben. Sie war beständig im Haus unterwegs. Wenn es gelang, für kurze Zeit ihr Interesse zu wecken, setzte sie sich einen Moment lang und ließ sich auf eine kleine Beschäftigung ein. Doch nach wenigen Minuten verabschiedete sie sich, meist mit Hinweis auf ihren Sohn, der gleich da sein müsste. Frau Schminke lief durch alle Zimmer, wobei sie stets ausgesprochen freundlich zu den anderen Bewohnerinnen war. Am Arm trug sie immer ihre Handtasche. Dort hinein sammelte sie alles Mögliche: die Zahnprothese der Zimmernachbarin, das halbvolle Marmeladenschälchen vom Frühstückstisch, Weihnachtsdekoration, Wäschestücke, was immer auch herum lag und ihre Aufmerksamkeit weckte. Oft räumte sie Schränke aus. Alles darin Befindliche verteilte sie im Zimmer.

Solche Verhaltensweisen erscheinen auf den ersten Blick unverständlich.[129] Aus Perspektive der an Demenz Erkrankten jedoch ergeben sie durchaus Sinn. Die Menschen haben nur noch ein vermindertes Repertoire an Verhaltensmöglichkeiten. Sie können sich nicht mehr erklären was um sie herum vor sich geht. So hat ihr Handeln etwas Symbolhaftes.[130] Die Tätigkeiten können als Bestreben betrachtet werden, das eigene Leben im Griff zu haben und es aktiv zu gestalten. Oder für sich zu sorgen und alles zu haben, was man braucht. Oder Ordnung herzustellen.

Im **fortgeschrittenen Stadium**, der schweren Demenz, brauchen die Erkrankten kontinuierliche Betreuung. Selbst einfache Handlungen wie Essen können mit der Zeit nicht mehr ausgeführt werden. Verbale Ansprache genügt in diesem Stadium nicht mehr, da das Sprachverständnis immer weiter abnimmt. Es wird zunehmend Anleitung und Unterstützung benötigt. Die Erkrankten sind auf emotionale und körperliche Unterstützung angewiesen und brauchen Hilfestellung bei allen persönlichen Aktivitäten. In diesem Stadium ist die Desorientierung nahezu konstant. Hinzu kommen körperliche Symptome wie Harn- und Stuhlinkontinenz, Gangstörungen mit Stürzen, bis hin zur Immobilität. Die Nahrungsaufnahme wird schwieriger. Sprachverständnis und Sprechfähigkeit lassen immer mehr nach.[131]

Als ich ins Zimmer komme, liegt Herr Weinert auf dem Bett, sein Blick geht ins Leere. Seine linke Hand schwebt über seinem Bauch, mit seiner rechten Hand hält er seinen Kopf und hebt ihn von der Matratze ab. Seine Arme zittern. Die Haltung sieht äußerst angestrengt aus. Als ich ihn anspreche, streckt er mir den Zeigefinger entgegen, und sieht mich mit aufgerissenen Augen an, als wolle er ein Kind tadeln. Den Kopf hält er weiterhin abgehoben von der Matratze. Ich lächle, spreche mit sanfter Stimme, biete ihm meine Hand. Er ergreift sie und lässt nun beide Hände auf seinen Körper sinken. Ich sage ihm, er sehe müde aus, ich würde ihm sein Kopfkissen zurechtrücken. Ich ziehe es unter seinen Kopf, bis er die Berührung des Kissens wahrnimmt. Nun lässt er seinen Kopf darauf niedersinken. »Ja,« sagt er. Viel mehr gibt sein Wortschatz nicht mehr her. Noch immer halten wir uns an den Händen. Er schaut auf mein Namensschild. Ich erzähle ihm, wer ich bin und plaudere leise noch ein bisschen, um ihn mit meiner Stimme zu streicheln. Er schaut mich an. Lächelt. Er sieht jetzt entspannt aus. Die Augen fallen ihm zu. Unsere Begegnung dauerte nur wenige Minuten.

Im finalen Stadium ist die an Demenz erkrankte Person schließlich bettlägerig und vollständig auf Hilfe angewiesen. Bewegen, sprechen und schlucken sind ihr nicht mehr möglich. Berührung, körperliche Nähe, liebevolle Zuwendung sind die nun notwendigen Formen der Kommunikation.[132]

Frau Berger war die letzten Wochen ihres Lebens bettlägerig gewesen. Sie hatte immer weniger gegessen, getrunken und gesprochen, dafür immer mehr geschlafen. Ihre Enkelin war ihr der wichtigste Mensch. Nun war Frau Berger anzusehen, dass sie bald sterben würde, und die Enkelin wurde darüber informiert. Sie kam sofort und blieb bei Frau Berger. Die letzte Nacht legte sie sich zu ihrer Großmutter ins Bett. Frau Berger verstarb in den Armen ihrer geliebten Enkelin.

Die Symptome variieren von Person zu Person. Auch hängen konkrete Symptome und der Erkrankungsverlauf von der Form der Demenz ab. Die Einteilung in Krankheitsstadien bzw. -schweregrade wird kritisch diskutiert, birgt sie doch die Gefahr, Defizite vorschnell als »stadiengemäß« zu akzeptieren und den Erhalt der Fähigkeiten nicht weiter zu fördern.[133]

Neben der Einteilung in Stadien der Demenz können die Symptome auch nach Primär- und Sekundärsymptomen unterschieden werden. Primärsymptome sind direkte Folgen der Erkrankung, z. B. Störungen von Gedächtnis oder Orientierung. Sekundäre Symptome entstehen als Reaktion auf die Krankheit, die Umgebung oder das Verhalten der Mitmenschen. Dazu gehören sozialer Rückzug, Reizbarkeit, Traurigkeit oder aggressives Verhalten.[134]

3.1.3 Diagnostik und Behandlung

Die primären Demenzen sind bis heute nicht heilbar. Dennoch wird eine gründliche Diagnostik aus verschiedenen Gründen empfohlen:

1. Die Diagnose gibt medizinische Erklärungen für das veränderte Verhalten des Erkrankten und verschafft Klarheit.
2. Den Symptomen können unterschiedliche Ursachen zugrunde liegen, von denen manche behandelbar sind.
3. Die Behandlung richtet sich nach der Art der Demenzerkrankung.
4. Der Zugang zu Unterstützungsmöglichkeiten wird erleichtert.
5. Die Betroffenen und ihre Angehörigen können sich mit der erwartbaren Zukunft auseinandersetzen und frühzeitig notwendige Entscheidungen treffen.[135]

Der letzte Punkt ist von Bedeutung, weil im Anfangsstadium durchaus noch Vollmachten gegeben und Patientenverfügungen erstellt werden können.

Für die Diagnose von Demenzerkrankungen stehen die so genannten Memory-Kliniken zur Verfügung. Neben ausführlicher Anamnese und körperlicher Untersuchung werden neurologische Untersuchungen, Laborwerte, kognitive und psychomotorische Tests sowie bildgebende Verfahren eingesetzt, um den Verdacht einer Demenz zu erhärten und andere Erkrankungen auszuschließen. Zur Behandlung von Demenzerkrankungen stehen medikamentöse und nicht-medikamentöse Therapien zur Verfügung. Heilbar sind primäre Demenzerkrankungen dadurch bis heute nicht, es lässt sich aber eine Linderung der Symptome und eine Verzögerung des Verlaufs erzielen.[136]

Die medikamentöse Behandlung von Demenzerkrankungen ist umstritten. Da eine Heilung nicht möglich ist, wird kritisch hinterfragt, ob eine Verlaufsverzögerung den Betroffenen im Sinne der Lebensqualität wirklich dient. Ab einem gewissen Zeitpunkt der Erkrankung nehmen die Menschen ihre Defizite nicht mehr als solche wahr. Eine Akzeptanz des Zustands kann unter guten, Halt gebenden Umständen gewonnen werden. Wenn nun durch medikamentöse Maßnahmen etwaige Verbesserungen der Kognition erzielt werden, die den Betroffenen ihre Lage wieder vor Augen führen, so werden sie unter Umständen in einen schwierigen Zustand zurückversetzt und müssen bereits bewältigte Situationen erneut durchleben.[137]

3.1.4 Malignität

Die Malignität von Demenzerkrankungen ist heute kaum noch umstritten. Demenz gilt als Krankheit, die zum Tode führt[138]. Auch die Deutsche Gesellschaft für Palliativmedizin hat Demenz als palliative Erkrankung im engeren Sinne deklariert[139]. Das Todesrisiko steigt in Folge einer demenziellen Erkrankung erheblich an: die durchschnittliche Lebenserwartung nach Diagnosestellung beträgt etwa 3,3 Jahre. Die altersspezifische Sterberate ist bei Demenzkranken um das Zwei- bis Fünffache erhöht[140].

Demenz kann demnach als eine dem Krebs vergleichbare terminale Krankheit gesehen werden. Marina Kojer bemängelt, dass Demenz noch immer viel zu selten als terminale Krankheit erkannt wird, weil dies verhindert, dass die Betroffenen eine entsprechende palliative Versorgung erhalten[141]. Dass Demenz nicht immer als maligne Krankheit betrachtet wird, mag damit zusammen hängen, dass die häufigste Todesursache bei Demenzkranken, die Pneumonie, nicht in einen Zusammenhang mit der Demenz gebracht wird. Die Demenz findet oft keine Erwähnung auf dem Totenschein, was zeigt, dass sie nicht als direkte Todesursache gesehen wird. Die häufigsten Todesursachen bei Menschen mit Demenz sind – neben Herz-Kreislauferkrankungen – Infektionen der Atem- und Harnwege. Diese treten als Folge der verminderten Mobilität, einer geschwächten Immunabwehr und durch Aspiration von Nahrung (bedingt durch die nachlassende Fähigkeit zu schlucken) auf.[142]

Obwohl das Krankheitsbild der Demenz eigentlich alle Voraussetzungen für eine Begleitung der letzten Lebensphase in einem stationären Hospiz erfüllt, da es sich um eine unheilbare Krankheit mit progredientem Verlauf handelt, zählt sie gemäß der Rahmenvereinbarung nach § 39a Satz 4 SGB V nicht zu den Indikationen, die zur Aufnahme in ein stationäres Hospiz berechtigen.[143] Allerdings sterben nicht alle Betroffenen an ihrer Demenz oder einer Folgeerkrankung. Häufig liegt eine multimorbide Krankheitssituation vor und nicht selten entwickelt sich eine Demenz erst, wenn schon andere Krankheiten vorhanden sind. So fällt die Sterbephase auch nicht zwangsläufig in das Endstadium der Demenzerkrankung.

3.2 Theoretische Erklärungsansätze demenziellen Verhaltens

Trotz aller Schwierigkeiten, denen die Forschung im Bereich Demenzerkrankungen gegenüber steht[144], wurden verschiedene theoretische Erklärungsansätze zu demenziellem Verhalten entwickelt, aus denen sich Konzepte zur Begleitung ableiten lassen.[145]

3.2.1 Theorie pathophysiologischer Veränderungen
Nach dieser Theorie werden krankheitsbedingte Veränderungen, die im Zusammenhang mit demenziellen Erkrankungen stehen, für das Verhalten der Erkrankten verantwortlich gemacht und so ein Ursache-Wirkungs-Zusammenhang zwischen hirnpathologischen Veränderungen und krankheitsspezifischen Verhaltensweisen des Erkrankten gesehen. Danach hat jedes demenzspezifische Verhalten (z. B. Fehlwahrnehmung oder Wahn) eine krankhafte Entsprechung im Gehirn.[146] Je nach dem, welche Hirnregionen betroffen sind, zeigen sich unterschiedliche Symptome.[147]

3.2.2 Umweltbezogene Modelle
Sie gehen davon aus, dass die Toleranzschwelle gegenüber umweltbezogenen Stressoren bei Menschen mit Demenz stark herabgesetzt ist. Die Betroffenen reagieren besonders auf akustische Reizüberflutung sensibel, weil sie zum einen Geräusche aufgrund ihrer kognitiven Einschränkungen nicht interpretieren können, und weil ihnen zum anderen die Filterfunktion fehlt, mit der das Gehirn normalerweise irrelevante Sinneseindrücke ausblendet oder in den Hintergrund treten lässt. In Versuchen wurde herausgefunden, dass Menschen mit Alzheimer-Erkrankung überflüssige Gehirnaktivitäten nicht abschalten können. Anders als bei Versuchspersonen, die nicht von Demenz betroffen waren, feuerten die Nervenzentren des Hörzentrums ungedrosselt. Je schwerer die Demenz, desto höher blieb die Aktivierung des Hörzentrums.[148]

3.2.3 Modell der unerfüllten Bedürfnisse

Dieses Modell nimmt die vorherigen Erklärungsansätze in sich auf, vollzieht aber zusätzlich einen grundlegenden Perspektivwechsel, indem es Verhalten als bedeutsamen Ausdruck unerfüllter Bedürfnisse interpretiert. Zeigt ein an Demenz erkrankter Mensch beispielsweise ein »Verweigerungsverhalten«, indem er nicht baden will oder sich einer bestimmten Aufforderung widersetzt, so tut er dies vielleicht, weil ihm die Aktion – z. B. auf Grund einer Arthrose – Schmerzen bereitet. Eine Person, die schreit, äußert damit möglicherweise Stress, der entsteht, weil sie durch umweltbedingte Reize überfordert ist.[149]

3.2.4 Theorie der Retrogenesis

Im theoretischen Konzept der Retrogenesis werden die schweren Demenzstadien den Entwicklungsstadien von zwei- bis fünfjährigen Kindern zugeordnet und die Bedürfnisse entsprechend übertragen. Auch fortgeschritten an Demenz erkrankte Menschen sind (wie Kinder) in ihrem Überleben auf Bezugspersonen angewiesen. Sie brauchen ständige Begleitung, Unterstützung, Liebe, Wertschätzung und Stimulation. Auch das Konzept der Bindung kann auf Menschen mit Demenz übertragen werden. Bindung ermöglicht Selbstentfaltung, Schutz und Entspannung. Sie fördert die Umweltaneignung und trägt zur seelischen Gesundheit bei. Bindungsaspekte, die in der Begleitung von Menschen mit Demenz eingesetzt werden können, sind z. B. Blickkontakt, Hautkontakt, Stimme, Geruch und Geschmack. Das Konzept der Basalen Stimulation enthält diese Elemente. Diesem Modell folgend sind Bindung und Zuwendung unverzichtbar in der Betreuung von Menschen in weit fortgeschrittenen Stadien einer Demenz.[150]

3.2.5 Phänomenologischer Zugang zum Erleben von Menschen mit Demenz

Neben den theoretischen Zugängen zum Verständnis demenziellen Verhaltens gibt es Versuche, auf andere Weise Zugänge zum Erleben von Menschen mit Demenz herzustellen. Sie sollen ermöglichen, sich in ihr Erleben hineinzuversetzen und ihr Verhalten nachzuvollziehen. Nach Tom Kitwood gibt es verschiedene Wege, sich der subjektiven Erlebenswelt von Menschen mit Demenz zu nähern. Dies sind z. B. Berichte von Betroffenen selbst, die diese in den Anfangsstadien ihrer Erkrankung geschrieben haben, Aussagen aus Interviews oder Gruppenarbeiten mit Menschen mit Demenz. Ein weiterer Weg ist die Beobachtung und Interpretation von Handlungen, hinter denen eine Intention oder ein Antrieb vermutet werden kann. Auch Berichte von Menschen, die Erkrankungen mit demenzähnlichen Symptomen erlebt haben, wie z. B. Meningitis, können einen Zugang schaffen. Künstlerische Darstellungen und Rollenspiele sind weitere Möglichkeiten.[151]

Die phänomenologische Betrachtung ermöglicht, aus eigenen Erfahrungen heraus ein tieferes, erlebbar gefühltes Verständnis zu entwickeln, das über die intellektuelle Auseinandersetzung mit der Krankheit hinausgeht.

Demenzerkrankungen führen bei den Betroffenen zu Einschränkungen in der Merkfähigkeit, in der Orientierung und in der Konzentration, was zu großer Verunsicherung führt. Sie können sich auf die Welt wie sie war nicht mehr verlassen. Auch bei Gesunden führen Situationen, in denen das bisher im Leben angeeignete Repertoire an Wissensbeständen nicht mehr ausreicht, zu Verunsicherung und Angst. Solche Situationen sind zwar nicht mit demenziellem Erleben gleichzusetzen, sie können aber eine Ahnung davon geben, dass es auch im eigenen Leben zu Ereignissen kommen kann, die verstören oder orientierungslos werden lassen. Dieser Zugang kann ermöglichen, die emotionalen Konsequenzen, die daraus folgen, nachzuempfinden. Erreicht wird dies durch Gedankenexperimente[152], Imaginationen oder Erinnerungen an Kindheitserlebnisse. Auf diese Weise können Verhaltens- und Erlebensweisen wie unruhiges Umherlaufen, Angst, ständiges Fragen oder lautes Rufen, aggressives Verhalten, anhängliches Nachlaufen oder sozialer Rückzug nachvollziehbar werden. So wird das Verhalten des an Demenz erkrankten Menschen nicht vorschnell als Krankheitssymptom gewertet, sondern als Verhaltensmöglichkeit, die der Person noch zur Verfügung steht.[153]

3.2.6 Theorie mangelhafter Neuroplastizität

Ob und wie einer Demenz vorgebeugt werden kann und welche Faktoren eine Demenz begünstigen, ist Gegenstand der Forschung.

Für Aufsehen sorgte Anfang dieses Jahrhunderts die sogenannte »Nonnenstudie«[154]. Sie belegte, dass eine Gruppe von Ordensfrauen, trotz gleicher hirnorganischer Veränderungen wie sie bei von Alzheimer Betroffenen zu finden sind, keine demenziellen Veränderungen zeigten. Der Hirnforscher Gerald Hüther begründet dies damit, dass sich im Gehirn neue, mikroskopisch kleine und somit kaum wahrnehmbare Strukturen gebildet hatten. Sie übernahmen die Aufgaben der durch Plaques und Schrumpfung geschädigten Hirnteile, wie man dies auch von Schlaganfallpatienten kennt. Das Gehirn hat, wie der menschliche Organismus insgesamt, die Fähigkeit zu regenerieren. Bis ins hohe Alter bildet es unter günstigen Bedingungen neue Nervenenden und Verknüpfungen aus.[155]

Doch wie sehen die günstigen Bedingungen aus, die dazu notwendig sind? Hier legt Hüther das Konzept Salutogenese zugrunde. Salutogenese befasst sich mit der Frage, was Menschen dazu befähigt, trotz widriger Bedingungen gesund zu bleiben oder schnell wieder gesund zu werden. Aaron Antonovsky fand in seinen Forschungen heraus, dass dafür nicht bestimmte Umstände verantwortlich sind, sondern die Haltung des Menschen dem Leben gegenüber. Diese Haltung nannte er Kohärenzgefühl. Sie zeigt sich in der Überzeugung, dass alles was dem Menschen geschieht, für ihn verstehbar ist, dass er es bewältigen kann und dass es einen Sinn hat. Menschen mit starkem Kohärenzgefühl haben Gestaltungswillen und Freude am Entdecken von Neuem. Eben diese geistig-seelische Aktivität bewirkt aber auch die Neubildung und Verknüpfung von Nervenzellenden im Gehirn.[156]

3.3 Dementia Care – Ansätze der Betreuung von Menschen mit Demenz

Aus den Theorien zu demenziellem Verhalten folgen Ansätze zur Betreuung. Hier fand in den letzten Jahren ein Wandel statt. Menschen mit Demenz werden nicht mehr vorrangig aus medizinischer Perspektive als behandlungsbedürftige Kranke betrachtet. Der Fokus liegt inzwischen stärker auf dem Erhalt des Personseins und der Lebensqualität der Betroffenen. Palliative Care und der personzentrierte Ansatz nach Tom Kitwood haben sich als tragfähige Konzepte für die Begleitung von Menschen mit Demenz in der letzten Lebensphase durchgesetzt.[157]

Die folgende Auswahl der Ansätze zur Betreuung orientiert sich an der Relevanz für die spezifische Zielgruppe der Menschen mit Demenz in der letzten Lebensphase. So bleiben Konzepte, die auf Training und dem möglichst langen Erhalt von Alltagsfähigkeiten beruhen – wie Realitätsorientierung und Gedächtnistraining – unberücksichtigt, da sie in der Endphase nicht mehr eingesetzt werden.

Unter Dementia Care werden alle Ansätze der Betreuung von Menschen mit Demenz gefasst, denen die personzentrierte Perspektive zugrunde liegt.[158]

Der Darstellung des personzentrierten Ansatzes wird der milieutherapeutische vorangestellt. Mit Hilfe dieses Konzepts sollen neben den psychosozialen auch die räumlichen Voraussetzungen förderlich gestaltet werden.

3.3.1 Milieutherapeutischer Ansatz

Bei Menschen mit Demenz in der letzten Lebensphase geht es nicht mehr um die Förderung des Erhalts von Fähigkeiten. Marina Kojer weist darauf hin, dass die Erkrankten keine Möglichkeit haben, sich der Umgebung anzupassen und dass die Umgebung deshalb auf ihre Bedürfnisse hin ausgerichtet sein soll. Mit dem milieutherapeutischen Ansatz versuchen Altenpflegeeinrichtungen die Nachteile eines institutionellen Settings zu minimieren und negative Institutionalisierungseffekte zu vermeiden. Bei der Etablierung eines so genannten demenzgerechten Milieus werden daher folgende Ziele in den Blick genommen: Der Wohnbereich soll in einer Weise gestaltet sein, dass er Sicherheit bietet und Geborgenheit ausstrahlt. Die Orientierung wird unterstützt. Soziale Interaktion aber auch Privatheit und Rückzug werden gleichermaßen ermöglicht. Die Räume wirken stimulierend und können an veränderte Erfordernisse angepasst werden. Dadurch werden krankheitsbedingte Einschränkungen kompensiert und begleitende psychische Symptome wie Angst oder Depressivität gelindert. Die Maßnahmen sollen helfen, Orientierung und Sicherheit zu gewähren und Sinn, Bestätigung und ein größtmögliches Erleben von Autonomie ermöglichen, bei gleichzeitigem Schutz vor Überforderung.

Beim milieutherapeutischen Ansatz wird dies nicht durch einzelne Maßnahmen, wie z. B. bauliche Veränderungen erzielt, sondern durch das Zusammenwirken aller Umgebungskomponenten, die den Pflegealltag beeinflussen. Dazu gehören neben der Raumgestaltung das psychosoziale Milieu genauso wie der Umgangsstil und das Pflegeverständnis bis hin zur Organisationsstruktur. Die Parallele zum Ansatz von Palliative Care wird deutlich im Zusammenwirken der unterschiedlichen Maßnahmen, die alle auf den Erhalt von möglichst hoher Lebensqualität der Betroffenen abzielen.[159]

3.3.2 Personzentrierte Pflege

»Wenn wir Demenz verstehen wollen, ist es meiner Ansicht nach entscheidend, Personsein im Sinne von Beziehung zu sehen.«[160]

Die personzentrierte Pflege nach Tom Kitwood beschreibt eine Grundorientierung als Basis für den Kontakt mit Menschen mit Demenz, die die Person als individuellen Menschen in den Mittelpunkt stellt. Kitwood geht davon aus, dass bei einer Demenzerkrankung das »Personsein« erhalten bleibt. Der Mensch wird demnach nicht über seine

Rolle als Patient definiert. Der Erhalt der Persönlichkeit ist diesem Ansatz zufolge das Wichtigste. Nicht die Defizite werden betont, sondern der Mensch an sich wird in seiner momentanen Lebenssituation, mit seinen Ressourcen, Kompetenzen und auch mit seinen Problemlagen gesehen. Kitwood betont, dass Menschen nur verstanden werden können, wenn sie im Kontext ihrer Biografie und ihrer sozialen Bezüge gesehen werden.[161]

Den Begriff »Personsein« leitet Kitwood aus seiner Verwendung in der Transzendenz, der Ethik und der Sozialpsychologie ab.[162] Personsein stellt eine Grundannahme dar: das Sein an sich, das Leben ist »heilig«, unantastbar, unverfügbar. Jeder Mensch besitzt demnach einen absoluten, nicht hinterfragbaren Wert, und er ist mit Respekt zu behandeln. »Die Würde des Menschen ist unantastbar.«[163] In dieser Aussage liegt die Würde, der Wert der Person in ihr selbst als Individuum verankert. Diese unumstößliche Setzung wird in der Sozialpsychologie erweitert um den Aspekt des in-Beziehung-Seins des Menschen. Personsein ist demnach nicht nur ein Status, der dem Menschen innewohnt, sondern es konstituiert und verwirklicht sich in der Beziehung, im Kontakt mit anderen Menschen. Personsein wie der Begriff von Kitwood verwendet wird

> »… ist ein Stand oder ein Status, der dem einzelnen Menschen im Kontext von Beziehung und sozialem Sein von anderen verliehen wird. Er impliziert Anerkennung, Respekt und Vertrauen. Ob jemandem Personsein zuerkannt wird oder nicht: Beides hat empirisch überprüfbare Folgen.«[164]

Demnach gibt es Verhalten, das Menschen in ihrem Personsein anerkennt, achtet, ihnen Personsein zuspricht. Und es gibt Verhalten, das das Gegenteil bewirkt – das Menschen nicht als Person würdigt, sie nicht in ihrer Selbstachtung stärkt, ihnen keine Würde gibt. Gerade in Hinblick auf den Kontakt mit Menschen mit Demenz ist dieser Aspekt von höchster Bedeutung. Denn sie sind durch ihre nachlassenden kognitiven Fähigkeiten, mit denen sich Menschen auch in sich selbst verorten und in ihrer Individualität stabilisieren, in besonderem Maße darauf angewiesen, dass ihnen das Personsein in der Begegnung verliehen wird.

Der soziale Aspekt im Verleihen oder Verweigern von Personsein lässt sich anhand der »Ich-Du-Beziehung«, wie Martin Buber sie beschreibt, darlegen. Auf seine philosophischen Ausführungen bezieht sich Kitwood. Buber unterscheidet zwei Arten und Weisen wie Menschen zur Welt und zueinander in Kontakt treten können, nämlich im Modus von »Ich-Es« oder von«Ich-Du«. Im Ich-Es-Kontakt wird das Gegenüber mit einer bestimmten Absicht, unter einer bestimmten Perspektive, als Gegenstand eines bestimmten Interesses oder einer durchzuführenden Handlung betrachtet bzw. angesprochen. Es findet keine wirkliche Begegnung von Mensch zu Mensch statt, sondern ein distanzierter funktionaler Kontakt. Der andere Mensch ist gewissermaßen Gegenstand einer zielgerichteten Absicht.[165]

In der Ich-Du-Begegnung lässt sich der Mensch auf die andere Person ein. Er sieht im Gegenüber den anderen Menschen in seiner Individualität, in seiner augenblicklichen Situation, seinem Befinden. Er sieht den Menschen an, lässt sich von ihm berühren. Begegnung in dieser Weise ist absichtslos. Sie verfolgt keinen Zweck. Sie ist offen für Unerwartetes und Unbekanntes. Offen für das, was sich in der gemeinsamen Gegenwart ereignet. Es findet eine unmittelbare Begegnung von Mensch zu Mensch statt.[166]

Martin Buber sieht den Menschen als soziales Wesen an. Jeder Mensch ist danach grundlegend darauf angewiesen, von anderen Menschen als »Du« angesprochen zu werden, um sich selbst als »Ich« zu erleben.[167]

Zentral im Ansatz der personzentrierten Pflege nach Kitwood ist die Erfüllung der elementaren Bedürfnisse von Menschen mit Demenz.

Folgende Bedürfnisse nennt er als die wichtigsten: Liebe – Bindung – Trost – Identität – Beschäftigung und Einbeziehung in das soziale Leben. Im Mittelpunkt dieser Bedürfnisse steht das nach Liebe.

Alle anderen gruppieren sich darum herum. Sie überschneiden sich und sind in ihren Abgrenzungen unscharf.[168] Diese Bedürfnisse haben dem Grunde nach alle Menschen. Bei von Demenz Betroffenen nehmen sie aber einen so zentralen Stellenwert ein, dass ihre Erfüllung vorrangig sein sollte. Nur dann können die Menschen Ruhe, Entspannung und Wohlbefinden erleben.

Inga Meyer-Kühling beschreibt, dass sich die Begegnung zwischen der Person mit Demenz und der Pflegenden schon im ersten einfühlsamen Reagieren auf die Bedürfnisäußerung ereignet. Wesentlich, damit sich die Person in ihrem Ich-sein erlebt, ist, dass sie in ihrem Bedürfnis wahrgenommen wird und sich damit angenommen fühlt.[169]

»Damit ist nicht erst die Befriedigung eines Bedürfnisses, sondern bereits die erste Reaktion auf eine Bedürfnisäußerung maßgeblich für die Bestätigung der Person.«[170]

Der personzentrierte Ansatz zeigt eine Haltung, die der akzeptierenden, wertschätzenden Grundhaltung, wie sie Carl Rogers in seiner personzentrierten Psychotherapie beschrieben hat, entspricht. Zentrales Anliegen ist für Kitwood, die Würde des Erkrankten zu erhalten, was sich in der Beziehung zwischen Pflegenden und Erkrankten zeigen muss. Dazu entwickelte er das Instrument des Dementia Care Mapping (DCM)[171].

Der personzentrierte Ansatz nach Tom Kitwood ist Grundlage des Expertenstandards »Beziehungsgestaltung in der Pflege von Menschen mit Demenz«[172].

3.3.3 Validation[173]

Das Konzept der Validation (von lat. valere = für gültig erklären) wurde von Naomi Feil, einer amerikanischen Sozialarbeiterin und Altersforscherin entwickelt, um sehr alte mangelhaft orientierte oder desorientierte Menschen in ihren Bedürfnissen, Bestrebungen und ihrem Verhalten besser zu verstehen und auf hilfreiche Weise darauf eingehen zu können.

Validation zielt nicht allein auf die inhaltliche Verständigung mit desorientierten Menschen. Sie ist eine Art der Kommunikation, mit der durch Einfühlungsvermögen eine Basis des Vertrauens und der Sicherheit geschaffen wird. »In den Schuhen des anderen gehen«, nennt es Naomi Feil[174]. Grundlage der Validation ist die Bestätigung der Gefühlswelt des Gegenübers. Ihr wird vollkommene Gültigkeit zugesprochen und Respekt entgegen gebracht. Damit ist Validation nicht allein eine Gesprächstechnik, sondern viel mehr eine Haltung. Sie entspricht, wie die Personzentrierte Pflege nach Kitwood, der von Carl Rogers beschriebenen Grundhaltung der Personzentrierten Gesprächsführung. Das Verbalisieren emotionaler Erlebnisinhalte, das dort als Element der Unterstützung zur Selbsthilfe betrachtet wird, kommt hier ebenfalls zum Tragen. In der Validation wird auf den gefühlsmäßigen Inhalt der Aussagen bzw. den emotionalen Beiklang der Äußerung eingegangen. Auf diese Weise kann Stress reduziert werden. Der Mensch gewinnt Vertrauen und wird ruhiger. Er fühlt sich anerkannt und wertgeschätzt, wodurch das Selbstwertgefühl gestärkt wird. Unter Umständen wird dadurch ein längerer Verbleib in der eigenen Häuslichkeit möglich. Mitunter werden auch weniger Psychopharmaka benötigt[175].

Naomi Feil beschreibt Prinzipien, die zum Verständnis der Handlungen alter desorientierter Menschen beitragen sollen und Grundlage der inneren Haltung von Betreuenden sind. Im Kern geht es darum, Menschen mit Demenz bedingungslos wertzuschätzen, und sie zu akzeptieren wie sie sind. Ihnen empathisch zuzuhören, kann ihre Ängste mindern. Gefühle, die ausgedrückt werden dürfen und vom Gegenüber wahr- und ernstgenommen werden, beruhigen sich und lassen nach. Naomi Feil sucht darüber hinaus Erklärungen für das oft unverständliche Verhalten von Menschen mit Demenz. Sie sieht in diesen Handlungen das Bestreben, unerfüllte Bedürfnisse zu stillen. Hier bezieht sie sich auf Maslows Bedürfnispyramide und Erik H. Eriksons Stufenmodell der psychosozialen Entwicklung. Danach hat jede Lebensphase ihre eigenen Aufgaben, die im Laufe des Lebens gelöst werden sollten. Naomi Feil geht davon aus, dass der Rückzug aus der Realität bei Menschen mit Demenz mit unerledigten Lebensaufgaben aus ihrer Biografie in Zusammenhang steht.[176] Der Rückzug aus der Realität erfolgt demnach in vier Phasen.

Phase I: Mangelhafte Orientierung
Phase II: Zeitverwirrtheit
Phase III: Sich wiederholende Bewegungen
Phase IV: Vegetieren

Das Handeln der Menschen in diesen Phasen wird symbolhaft gedeutet. So kann beispielsweise das Bemuttern einer Puppe einen unerfüllten Kinderwunsch, der nie verkraftet wurde, repräsentieren. Das wahllose Einsammeln herumliegender Gegenstände kann als Zusammenhalten der eigenen Identität gedeutet werden.

In jeder dieser Phasen der Desorientierung können Menschen mit Hilfe von Validation begleitet werden. Ziel ist, ihnen in der Situation zu begegnen, in der sie sich gerade befinden, sodass sie darin nicht allein sind.[177]

Ihre zu Grunde liegende Theorie vom hohen Alter und den Zusammenhängen von Desorientierung mit unverarbeiteten Lebenskrisen, wird heute nicht mehr als Voraussetzung für Validation gesehen. Weiterentwicklungen des Ansatzes, wie die Integrative Validation nach Nicole Richards, kommen ohne diesen gedanklichen Hintergrund aus.

3.3.4 Basale Stimulation

Das Konzept der Basalen Stimulation wurde 1975 von Andreas Fröhlich, einem Sonderpädagogen in Landstuhl entwickelt. Sein Ziel war die Förderung geistig und körperlich behinderter Kinder. Das Konzept beruht auf der Annahme, dass auch schwerst wahrnehmungsgestörte Menschen etwas wahrnehmen können, und dass sie gezielte und systematische Informationen über sich und ihre Umwelt brauchen. Die Stimulationen, die man ihnen gibt, sollten klar und eindeutig sein und an Bekanntes anknüpfen. Damit kompensiert die Basale Stimulation den Mangel an Eigenerfahrung, Eigenbewegung und eigener Auseinandersetzung mit der Umwelt.[178] Mit großem Gewinn wird Basale Stimulation auch bei der Pflege von Menschen mit Demenz angewendet.

Bei Basaler Stimulation geht es nicht so sehr um konkrete Pflegemaßnahmen, sondern (wie schon bei der Validation beschrieben) um die innere Haltung, die die Pflegenden den Menschen mit Demenz entgegenbringen. Basale Stimulation nutzt Berührung zur Herstellung von Kommunikation. Durch Berührung wird Nähe gewährt, Informationen übermittelt und eine vertrauensvolle Beziehung aufgebaut.

»Basale Stimulation bei Sterbenden hat nicht die Funktion der Vitalisierung und Reaktivierung des Sterbenden, sondern der Vertrauensbildung, der Unterstützung des Gefühls der Sicherheit und Begleitung«[179].

- Basale Stimulation kann als ein Baustein von Palliative Care betrachtet werden. Für den Kontakt mit Menschen mit Demenz stellt sie ein hilfreiches Konzept dar:
- Basale Stimulation spricht nicht den Intellekt an, sondern die direkte sinnliche Wahrnehmung und das Gefühl.
- Sie ist ein unmittelbares Geschehen, das im Augenblick erlebt wird.
- Die Stimulationen sind eindeutig, sie bedürfen keiner Interpretation.
- Vertrautes, Gewohntes kann verwendet werden (z. B. Berührungen). Das schafft Vertrauen.
- Durch regelmäßige Wiederholungen können Rituale geschaffen werden, die Sicherheit geben.
- Basale Stimulation stellt Kontakt auf einer Ebene her, auf der ein an Demenz erkrankter Mensch antworten kann.
- Grundkenntnisse Basaler Stimulation können schnell erlernt und so auch Angehörigen als Hilfsmittel an die Hand gegeben werden.

- Ängste und Schmerzen lassen sich durch Basale Stimulation reduzieren.
- Die Begleiter schulen ihre Wahrnehmung für nonverbale Zeichen in der Kommunikation mit Menschen mit Demenz.

Basale Stimulation geht von dem Grundsatz aus, das zu erhalten, was der Betroffene kennt und dieses Vertraute beizubehalten. Für die Begleitung sterbender Menschen mit Demenz ist gerade dies von zentraler Bedeutung. Um diesem Anspruch genügen zu können, ist es hilfreich, biographische Informationen über die Person zu haben. Für die Begleitung sterbender Menschen mit Demenz mit Hilfe der Basalen Stimulation sind einige Informationen aus der Biografiearbeit besonders wichtig:

- Welche Berührungen mag der Sterbende – und wo?
- Welche Musik, Geräusche, Gerüche, Düfte und Geschmacksrichtungen mag er?
- Was tastet er gern, was sieht er gern an?
- Welches sind seine bevorzugten Sinne?[180]

3.3.5 Biografiearbeit

Der Begriff »Biografiearbeit« wird in unterschiedlichen Zusammenhängen verwendet. Er bezeichnet einerseits eine Sammlung biographischer Informationen, die bei Einzug in eine Pflegeeinrichtung erhoben wird. Zum anderen steht Biografiearbeit für Einzel- oder Gruppengespräche über lebensgeschichtliche Themen. Andere Begriffe hierfür sind Reminiszieren, Erinnerungsarbeit oder Erinnerungspflege. Biografiearbeit ist keine Therapie. Ziel ist nicht der Erhalt kognitiver Fähigkeiten. Auch wird nicht das Reaktivieren und Verarbeiten traumatischer Erfahrungen angestrebt. Bei der Biografiearbeit geht es um das Wecken und Teilen von Erinnerungen, um das soziale Miteinander, um Kommunikation und Stärkung der Identität.[181]

Es gehört zu den Qualitätsmerkmalen von Pflegeeinrichtungen, individuell auf Bewohnerinnen und Bewohner einzugehen und dabei biografische Elemente in Pflege und Betreuung zu berücksichtigen. Pflegende erleben die Kenntnis von biografischen Informationen oft als hilfreich. Um Menschen zu verstehen und sich in sie einfühlen zu können, werden sie in ihrem Lebensganzen, in ihrem biographischen Gewordensein betrachtet. Menschliche Identität ist eng verwoben mit der Biografie. Je älter ein Mensch ist, desto mehr bestimmt sich seine Identität aus dem, was er erlebt hat und dadurch, wie er sich zu seinem Leben in Beziehung setzt.[182]

Zugleich ist die Biografie eines Menschen sein ureigenstes persönliches Gut. Der Respekt vor der Person gebietet hohe Achtsamkeit in Gesprächen darüber. Was im persönlichen Gespräch anvertraut wurde, ist nicht unbedingt für die Dokumentation gedacht.

Ein Instrument zur Erhebung der Biografie, das in manchen Einrichtungen der stationären Altenpflege verwendet wird, ist der Biografiebogen, in dem die Biografie von der Kindheit und Jugend, über die verschiedenen Stadien des Erwachsenenlebens bis zur aktuellen Situation abgefragt wird. Wenn es möglich ist, füllen die Bewohner ihn selbst aus. Ist eine Person dazu nicht in der Lage, werden Angehörige darum gebeten. Inhalte sind z. B. die Namen wichtiger Menschen, Wohnorte, bedeutende Lebensereignisse, Hobbys, Beschäftigungen, Vorlieben, Alltagsrituale usw. Statt Fragebögen zu nutzen, können relevante biografische Informationen auch im Gespräch erfasst werden. Dies ermöglicht einen direkteren Kontakt und ein Erleben der Person in ihrem aktuellen Befinden. Sinnvoll ist, das Gespräch mit offenen Fragen zu beginnen, sodass die Person die Themen, die für sie wichtig sind, ansprechen kann.

Bei Menschen mit Demenz kann das Wissen um die Biografie helfen, Reaktionen zu verstehen und sich in ihre Bedürfnisse einzufühlen. So ist es leichter, Zugänge zum Gegenüber zu finden und Ideen für Kontaktmöglichkeiten zu entwickeln.[183]

Die Angehörigen eines fortgeschritten an Demenz erkrankten Mannes, der nicht mehr in der Lage war, sich selbst zu beschäftigen, hatten bei Einzug in die Pflegeeinrichtung mitgeteilt, dass ihr Vater sein Leben lang Hunde um sich hatte. So wurde ein Hundebesuchsdienst vermittelt, der dem alten Herrn mit jedem Besuch große Freude bereitete. Es war sichtbar, wie sehr er es genoss, das Hündchen auf dem Schoß zu halten, es zu kosen und zu streicheln.

Andererseits darf nicht vorschnell davon ausgegangen werden, dass Tätigkeiten, die früher von Bedeutung waren, deshalb nun im Altenpflegeheim als Beschäftigungsangebote passen.

Frau Meyer war früher Hobbykünstlerin gewesen. Sie hatte bei Einzug ins Pflegeheim einige ihrer Gemälde mitgebracht und im Zimmer aufhängen lassen. So lag es nahe, ihr die Teilnahme an den »Freitagsmalern«, der hauseigenen Malgruppe, anzubieten. Dies lehnte sie vehement ab. »Sehen Sie sich diese Bilder an. Die habe ich früher gemalt. Sie glauben doch nicht, dass ich mich jetzt hinsetze und Mandalas ausmale? Es würde mir jedes Mal schmerzlich vor Augen führen, dass ich das nicht mehr kann, was ich am liebsten gemacht habe.«

Herr Pohlmann hatte viele Jahre im Domchor mitgesungen. Im Altenpflegeheim wurde er eingeladen, am wöchentlichen Singen teilzunehmen. Höflich bedankte er sich für das Angebot, kam aber nie. Auf Nachfrage gestand er etwas beschämt, dass die Qualität des Gesangs einer Singgruppe im Altenpflegeheim ihm keinen Genuss bereiten würde.

Einfacher drückte es eine gelernte Schneiderin aus, die in den Handarbeitskreis eingeladen wurde: »Ich hab mein Leben lang gearbeitet. Strickt ihr mal schön, ich hab da keine Lust mehr zu!«

Bei der Erhebung der Biografie spielen die Angehörigen eine wichtige Rolle. Oft sind sie der einzige Zugang dazu, wenn die an Demenz erkrankten Personen erst in einem Stadium in die Einrichtung kommen, in dem sie selbst keine Auskünfte mehr erteilen können. Es muss jedoch beachtet werden, dass Angehörige den Menschen und seine Biografie aus ihrer Perspektive beschreiben, die sich nicht unbedingt mit dem decken muss, wie die Person selbst sich beschreiben würde.[184]

Bei Menschen mit Demenz kann die Deutung von Gesten und Handlungen manchmal erleichtert werden, wenn Wissen über frühere Lebensstationen oder den Beruf vorhanden ist. Besonderes Augenmerk wird auf Informationen über Alltagsrituale, Gewohnheiten, Vorlieben und Abneigungen gelegt, die der Person in der jüngeren Vergangenheit wichtig waren. Stehen diese Informationen zur Verfügung, so können die Pflegenden gezielt darauf eingehen, was den Kontakt auf eine vertrauensvolle Basis stellen und die Zufriedenheit erhöhen kann.

Ein weiterer Aspekt, für den die Arbeit mit der Biografie hilfreich sein kann, ist die Frage nach Entscheidungen, die das Lebensende betreffen. Je mehr die Einstellungen, Wertvorstellungen und Wünsche diesbezüglich bekannt sind, desto besser kann darauf eingegangen werden. Es muss nicht unbedingt eine Patientenverfügung sein, die die Entscheidungen detailliert im Vorhinein festlegt. Schon allein Äußerungen und Wünsche, die sich auf das Lebensende beziehen, können Hinweise und Entscheidungssicherheit im Sinne des Betroffenen geben.[185]

Biografiearbeit ist als Konzept nicht unumstritten. Die Biografie eines Menschen ist das Persönlichste, was er mitbringt. Sie anhand eines Fragebogens »abzuarbeiten«, kann den Eindruck vermitteln, den Menschen mit seinem gelebten Leben auf bestimmte Lebenssituationen zu reduzieren. Das Aufsummieren von Daten und Informationen ergibt noch nicht die Biografie. Sie mittels Interview oder Fragebogen erfassen zu wollen wird der Person in ihrer Individualität und Identität nicht gerecht. Angehörige oder Bewohnerinnen sind manchmal bestürzt, wenn sie lesen, welche privaten oder intimen biografischen Informationen über sie oder ihre Familie in der Dokumentation auftauchen.[186] Inzwischen setzt der Datenschutz der Sammlung biografischer Daten enge Grenzen. Es dürfen nur noch Informationen erhoben werden, die eine tatsächliche pflegerische Relevanz haben.[187]

Kritisch zu hinterfragen ist das Ziel der Biografieerhebung. Sie birgt die Gefahr, Menschen vorschnell als »bekannt« einzuschätzen und sie anhand vorliegender dokumentierter Informationen zu versorgen, anstatt auf ihre momentanen Äußerungen zu achten und aktuelle Bedürfnisse wahrzunehmen.

»Die Identität eines Menschen mit Demenz lässt sich nicht nur aus der Biografiearbeit ableiten, sondern hat das Hier und Jetzt und damit die aktuell repräsentierte Identität mit zu berücksichtigen.«[188]

Menschen verändern sich im Laufe ihres Lebens hinsichtlich ihrer Vorlieben und Interessen, oft auch noch in einer dementiellen Entwicklung.

So kommt es vor, dass Menschen, die nie einen Bezug zu Religiosität hatten, oder die gar aus der Kirche ausgetreten waren, nun hingebungsvoll jede Woche den Gottesdienst besuchen. Auch hinsichtlich des Essens können sich die Vorlieben ändern. Eine an Demenz erkrankte Bewohnerin war von Jugend an Vegetarierin gewesen. Im Altenpflegeheim griff sie nun täglich zum fleischhaltigen Menü und aß es mit großem Genuss.

3.3.6 Mäeutisches Konzept

Der Begriff Mäeutik kommt aus dem Altgriechischen und bedeutet »Hebammenkunst« oder Geburtshilfe. Im übertragenen Sinne wird er für Gespräche verwendet, die den Menschen das bewusst machen, was sie innerlich schon wissen. So wird dieses Wissen der Reflexion zugänglich. Das Mäeutische Konzept wurde von Cora van der Koij, Krankenschwester, Historikerin und Dozentin als erlebensorientiertes Konzept für Pflegende von Menschen mit Demenz entwickelt. Der intuitive Erkenntnisgewinn ist insbesondere für diese Berufsgruppe eine wesentliche Alltagskompetenz, die in diesem Konzept eine hohe Wertschätzung erfährt. Die Pflegenden handeln in vielen Situationen »aus dem Bauch heraus«. Sie lassen sich in ihren Entscheidungen von ihren Gefühlen leiten.[189] Die Mäeutik bietet eine Möglichkeit, dieses intuitive Wissen bewusst zu machen, zu versprachlichen und zu kommunizieren. Die Gespräche helfen, das intuitive Wissen methodisch und bewusst umzusetzen. Durch das Kommunizieren im Team mit allen an der Betreuung beteiligten wird den Pflegenden ermöglicht, eigene Anteile, die die Kontaktgestaltung beeinflussen, wie z. B. die subjektive Stimmung, aktuelle Unpässlichkeiten oder eigene Bedürfnisse, zu erkennen und so die Verantwortung dafür zu übernehmen. Akzeptanz und Wertschätzung prägen auch in diesem Konzept die zugrunde liegende Haltung.[190] Die Mäeutik geht davon aus, dass sich die Erlebenswelt der Patienten grundsätzlich von der der Pflegenden unterscheidet und sie betont diese Unterschiede, um das Bemühen um eine gemeinsame Sprache herauszufordern und zu befördern.[191]

3.3.7 Prä-Therapie

Die Prä-Therapie wurde von Garry Prouty für die Arbeit mit schwer »kontaktgestörten« Menschen entwickelt, die nicht von vornherein ein Beziehungsangebot des Therapeuten wahrnehmen können. Eine explorative Studie, die nach den Prinzipien der qualitativen Evaluationsforschung durchgeführt wurde, belegt die Wirksamkeit dieses Ansatzes mit fortgeschritten an Demenz erkrankten Personen.[192] In diesem Ansatz wird das Erleben des Patienten durch verbale und nonverbale »Kontaktreflexionen« gespiegelt, wodurch der Patient mit seinem eigenen Erleben in Kontakt kommen kann. Die Bezeichnung »Therapie« klingt etwas irreführend, geht es doch nicht um das Erreichen funktionaler Zwecke oder therapeutische Ziele, sondern um

Wohlbefinden und Lebensqualität des Patienten. Ziel der Prä-Therapie ist, eine Brücke zu bauen zur Erlebenswelt von Menschen, die kaum oder nicht in der Lage sind, mit anderen Kontakt aufzubauen. Die Prä-Therapie gründet – wie die Validation und der Ansatz von Kitwood – im Personzentrierten Ansatz von Rogers, insbesondere was die Grundhaltung von Echtheit, einfühlendem Verstehen und Wertschätzung betrifft. Sie geht aber darüber hinaus von der Annahme aus, dass jedem Verhalten konkrete Erfahrungen zugrunde liegen, die in diesem Fall vom Patienten nicht gedeutet werden können. Über die Versprachlichung werden die Erfahrungen in ihrer Bedeutung erkannt und dem verbalen Ausdruck zugänglich.

In der so genannten »Kontaktarbeit« werden vorsprachliche Erfahrungen aufgegriffen. Grundlage ist die »existenzielle Einfühlung« oder das »Mit-Sein«. Der Helfer spiegelt verbal oder nonverbal das konkret Wahrnehmbare der Situation oder des Erlebens und beobachtet die Reaktion des Patienten darauf. Auch diese Reaktionen oder Nicht-Reaktionen werden dann reflektiert. Kontaktreflexionen können sich auf Unterschiedliches beziehen. So wird in der Situationsreflexion die äußere Situation angesprochen (»Wir sind im Garten«), in der Gesichtsreflexion wird der Gesichtsausdruck benannt (»Sie schauen mir in die Augen«), in der Verhaltensreflexion wird das Verhalten ausgedrückt (»Du seufzt«) usw. Die begleitende nonverbale Kommunikation, wie Mimik, Gestik, Stimme und Tonfall, aber auch Schweigen gehört untrennbar dazu. Der Begleiter lässt sich innerlich berühren. Die beobachtbaren Ergebnisse sind bemerkenswert.[193] Die positive Wirkung zeigte sich in der Studie sowohl bei den demenzkranken Bewohnern als auch bei den Pflegenden, für die sich die Arbeitszufriedenheit erhöhte. Die Bewohner konnten besser in Kontakt treten und sich entspannen.

3.3.8 Drei-Welten-Konzept nach Held[194]

Der Schweizer Gerontopsychiater und Heimarzt Dr. Christoph Held entwickelte das sogenannte »Drei-Welten-Konzept«. Es handelt sich um ein Konzept zur Betreuung von Menschen mit Alzheimer-Demenz in den unterschiedlichen Stadien der Erkrankung. Die Verläufe sind hier bei aller Individualität in der Ausprägung relativ vorhersehbar. Die Entwicklung wird akzeptiert, es wird nicht dagegen angearbeitet. Gleichzeitig werden die noch erhaltenen Fähigkeiten anerkannt und gefördert[195]. Für leichte, mittelschwere und schwere Demenz beschreibt er je eine »Welt«, die dem vornehmlichen Erleben im jeweiligen Stadium der Demenz entspricht. Um den Betroffenen die spezifische Umwelt, den Kontakt und die Unterstützung zu ermöglichen, die sie in ihrer gegenwärtigen Situation benötigen, werden die Menschen segregativ, d. h. dem jeweiligen Schweregrad der Demenzerkrankung entsprechend, auf speziellen Wohnbereichen versorgt. Bei Fortschreiten der Erkrankung zieht die Person in den Wohnbereich der nächsten »Welt«. Das Personal ist dementsprechend geschult, die Umgebungsgestaltung angepasst.

»Welt der kognitiven Erfolglosigkeit«
Im ersten Stadium der Erkrankung zeigen sich insbesondere Störungen der Aufmerksamkeit und Konzentration sowie des Kurzzeitgedächtnisses. Es fällt den Menschen damit immer schwerer, Gesprächen zu folgen und sich daran zu beteiligen. Sie bemühen sich, dies mit Hilfe von Allgemeinplätzen, Redewendungen und schweigender Zustimmung zu kaschieren. Innerlich geraten sie jedoch mehr und mehr unter Druck, weil sie ihre Defizite wahrnehmen, diese immer häufiger auftreten und das soziale Leben damit sehr anstrengend für sie wird. Sie reagieren darauf mit Traurigkeit, Angst, Ärger oder Wut. Rückzug aus Beziehungen und Kontakten sind die Folge. In dieser Situation benötigen die Betroffenen vor allem Entspannung und den Schutz vor Überforderung. Ihr Selbstwertgefühl kann gestärkt werden, wenn sie in familienähnlichen Wohngemeinschaften leben können, wo sie sanfte Unterstützung erhalten, die sie nicht bloß stellt, und wo ein geregeltes »einfaches« Alltagsleben ermöglicht wird.

»Welt der kognitiven Ziellosigkeit«

Im fortgeschrittenen Stadium der Alzheimer-Demenz lassen die kognitiven Fähigkeiten weiter nach. Die Betroffenen erkennen Gegenstände, Umgebung und Personen immer weniger. Sie sind nicht mehr fähig plan- und absichtsvoll zu handeln und folgen nur noch spontanen inneren und äußeren Impulsen. Dies mündet häufig in ziellosem Umherwandern. Die Menschen können ihr Verhalten nicht mehr aktiv steuern. Sie verlieren den Sinn für Höflichkeit, Umgangsformen und »Manieren«. Obwohl Denken, Orientierung und Erkenntnisfähigkeit immer stärker nachlassen, bleibt die emotionale Schwingungsfähigkeit erhalten. Die Menschen nehmen genau wahr, was von ihrem Gegenüber ausgeht. Sie reagieren mit Unruhe, Angst oder Abwehrverhalten auf Stress und Ungeduld ihrer Mitmenschen. Genauso beruhigen sie sich aber auch, wenn man ihnen sanft, einfühlsam und liebevoll begegnet. Den Bedürfnissen in dieser Phase der Demenz gerecht zu werden, bedeutet, Räume zu gestalten, in denen die Menschen ihren Bewegungsdrang geschützt und ungehindert leben können. Sie brauchen Kontakt mit Bezugspersonen, die ihnen einfühlsam und wertschätzend begegnen und sie in ihrem Personsein bestätigen.

»Welt der kognitiven Schutzlosigkeit«

In der schwersten Stufe der Demenz sind die Menschen in jeder Hinsicht auf Schutz und Hilfe angewiesen. Sie werden vollständig immobil und können auch basale Tätigkeiten nicht mehr selbst ausführen, wie z. B. Essen oder das Verändern ihrer Körperposition. Selbst schlucken ist ihnen dann nicht mehr möglich. Sie sind in diesem Stadium nicht mehr in der Lage, ihre Bedürfnisse auszudrücken, daher ist es Aufgabe der Umsorgenden, herauszufinden, was der Mensch für sein Wohlbefinden braucht und was ihm gut tut. Besonderes Augenmerk ist auf die Vermeidung von Schmerzen zu legen. Auch sollte jede Reizüberflutung vermieden werden. Die Menschen werden hier rein palliativ – schützend, bergend – versorgt. Der Erhalt von Lebensqualität hat oberste Priorität.[196]

Kontakt und Zuwendung spielen sich auch in dieser Phase rein auf der emotionalen, direkt erlebbaren Ebene ab. In der Ansprache kommt den verbalen Inhalten keinerlei Bedeutung mehr zu, es vermitteln sich aber durch non- und paraverbale Elemente Dasein und Fürsorge. Für Menschen in diesem Stadium der Demenz wurde die Wohn- und Betreuungsform »Pflegeoase« entwickelt[197].

3.3.9 Zusammenfassung

Die meisten der hier beschriebenen Ansätze zur Betreuung Demenzerkrankter werden inzwischen in vielen Einrichtungen der Altenpflege eingesetzt. Eine Ausnahme bildet die Prä-Therapie, die in der Literatur wenig Erwähnung findet, jedoch große Ähnlichkeiten mit der Validation aufweist. Biografiearbeit ist ein häufig eingesetztes Instrument. Auch in Validation werden immer mehr Altenpflegerinnen weitergebildet. Der milieutherapeutische Ansatz ist ein anerkanntes Konzept. Auffallend ist bei den verschiedenen Ansätzen, dass sie sich alle auf den personzentrierten Ansatz von Carl Rogers zurückführen lassen. Die ihm zugrunde liegende humanistische Grundhaltung geht davon aus, dass dem Menschen eine Selbstaktualisierungstendenz innewohnt, die ihn dazu drängt, auf jede Situation in einer lebensbejahenden, entwicklungsfördernden Art zu antworten. Sie betont damit, dass der Mensch unter allen Umständen ein Wesen bleibt, das sich ausdrücken und in seinem Leben verwirklichen will. Im personzentrierten Ansatz beschrieb Carl Rogers die dafür förderlichsten Rahmenbedingungen: nämlich ein Gegenüber, das der Person bedingungslose Wertschätzung entgegen bringt, ihr authentisch begegnet und sich in sie einfühlt. Diese Grundhaltung wird durch die verschiedenen Ansätze für den Umgang mit an Demenz erkrankten Menschen konkretisiert. Sie ergänzen sich daher wechselseitig.

3.4 Kommunikation mit Menschen mit Demenz

»Wo man zu Hause ist, leben Menschen, die einem vertraut sind und die in einer verständlichen Sprache sprechen.«[198]

Die Art der Kommunikation hat direkten Einfluss auf Wohlbefinden oder Unwohlsein von Menschen mit Demenz. Jede Kommunikation beinhaltet weit mehr als den Austausch von Informationen. Bei Menschen mit Demenz stehen in der Regel andere Ziele als der Informationsaustausch im Vordergrund. Kommunikation vermittelt ihnen Orientierung und Sicherheit, beruhigende Nähe und Zuwendung, Bestätigung der Person und Angenommensein.

Wie deutlich geworden sein dürfte, bringt eine Demenzerkrankung häufig schon zu Beginn, auf jeden Fall aber im weiteren Verlauf, besondere Anforderungen an die Kommunikation mit sich. Wortfindungsstörungen, Gedächtnisminderung, eingeschränktes Sprachverständnis und die nachlassende Fähigkeit, sich verbal auszudrücken erfordern eine Anpassung der Kommunikation der Mitmenschen an die Möglichkeiten der von Demenz betroffenen Person. Hier folgen nun einige Hinweise[199] auf Verhalten, das die Kommunikation erleichtern und entspannen kann. Auf die Aspekte der nonverbalen Kommunikation wird im Kapitel 4.3 ausführlicher eingegangen.

- Grundlegend in der Kommunikation ist die Haltung des Respekts und der Wertschätzung, der Empathie und Echtheit. Menschen mit Demenz haben ein feines Gespür dafür, ob ihnen ihr Gegenüber authentisch begegnet oder etwas vormacht.
- Blickkontakt erleichtert die Kommunikation, ebenso auch das Sprechen in einfachen konkreten Sätzen.
- Das Ansprechen mit dem Namen bringt eine besondere Wertschätzung zum Ausdruck. »Ich bin gemeint.« »Die Person kennt mich, auch wenn ich sie vielleicht nicht kenne.«

- Da die kognitiven Fähigkeiten nachlassen, überfordern Diskussionen, die sich im Alltag oft selbst über banale Sachverhalte ergeben können. »Aber Mutter, wer außer dir selbst sollte denn deine Hörgeräte in die Hausschuhe gesteckt haben?« Sie führen zu Verteidigung der eigenen Würde, zu Gegenbeschuldigungen und zu Stress durch Unterlegenheitsgefühle. Es ist für alle Beteiligten wohltuend, sie möglichst zu unterlassen. »Wie schön, die Hörgeräte sind wieder da! Es spielt doch keine Rolle wie sie in die Schuhe gekommen sind. Das Wichtigste ist, dass wir sie wiedergefunden haben.«
- Fragen erzeugen leicht Druck, da sie zur Bloßstellung von Wissenslücken führen. Die Person weiß wahrscheinlich nicht mehr, was es zum Mittagessen gab oder ob sie heute Vormittag an der Gymnastik teilgenommen hat. Statt Fragen bieten Aussagen, denen zugestimmt werden kann, eine entspannte Alternative. »Wie schön, dass jetzt draußen alles so grün wird.« »Der Blick aus deinem Fenster ist ja wunderbar.« »Jetzt freu ich mich aber auf eine schöne Tasse Kaffee mit dir.«
- Auch Menschen mit Demenz müssen nicht immer fröhlich sein. Gefühle wandeln sich am ehesten, wenn sie gesehen und ernst genommen werden, wie im Abschnitt über Validation beschrieben. Ein an Demenz erkrankter Mann ist zur Kurzzeitpflege eingezogen. Einen Tag später besuche ich ihn erneut, um zu hören wie es ihm nun geht. »Schlecht«, kommt die Antwort, »weil meine Frau nicht da ist.« Tränen stehen ihm in den Augen. »Die fehlt Ihnen sehr«, sage ich. »Ja«, er schaut mich an, »ich habe sie seit gestern nicht gesehen.« »Das kommt einem vor wie eine Ewigkeit.« Er nickt. »Sie sind sonst immer zusammen?«, frage ich. »Immer. Seit 60 Jahren.« »Heute Nachmittag kommt Ihre Frau«, sage ich, »sie hängt auch sehr an Ihnen.« Er lächelt und ist bereit, mit mir in den Gemeinschaftsraum zu gehen, wo es bald Mittagessen gibt.

- Gespräche haben immer auch eine emotionale Färbung. Um positive Emotionen zu stärken, ist es hilfreich über Angenehmes, Schönes, Wohltuendes zu sprechen.
»Es gibt Worte, bei denen sich die meisten Leute sofort wohlfühlen. *Flanellbettwäsche* ist eines davon. *Kätzchen* und *Käsekuchen* wären weitere Beispiele.«[200]
- Humor bringt Leichtigkeit. Gemeinsames Lachen schafft Verbindung und gelöste Atmosphäre. Zu vielen Alltagssituationen gibt es passende Sprichwörter und Redewendungen, die oft auch noch bei fortgeschrittener Demenz ergänzt werden können. Im entsprechenden Moment eingesetzt, geben sie einem einfachen Gespräch etwas Heiterkeit. »Was du heute kannst besorgen …«.

3.5 Ernährung bei Menschen mit Demenz

Im Laufe einer Demenzerkrankung kommt es häufig dazu, dass die Betroffenen immer weniger Nahrung zu sich nehmen. Speisen werden als solche nicht mehr erkannt, sie bleiben unberührt auf dem Teller liegen, weil die an Demenz erkrankten Menschen nicht mehr wissen, was sie damit anfangen sollen.

Hunger und Durst werden entweder nicht mehr empfunden oder aber nicht mit Nahrungsaufnahme in Verbindung gebracht. Mit Fortschreiten der Demenz können die Menschen auch immer weniger mitteilen, worauf sie Appetit hätten, da sie sich dies nicht vorstellen und es nicht benennen können.

Eine Alltagsbegleiterin berichtet über eine Dame, die fortgeschritten an Demenz erkrankt ist: »Frau Wolf verweigert das Essen nicht, sie rührt es einfach nicht an.«

Versuchen Pflegende in dieser Situation, die Person zum Essen zu motivieren, indem sie sie immer wieder dazu auffordern oder Nahrung und Getränke anreichen, kann dies zu ablehnendem Verhalten führen. Um einer Mangelernährung entgegenzutreten und die Menschen auf sanfte Weise zum Essen zu animieren, gibt es verschiedene Möglichkeiten. Am wichtigsten ist, dass die Nahrungsaufnahme in möglichst großer Ruhe stattfinden kann. Hektik und Eile übertragen sich und führen bei Menschen mit Demenz zu Unruhe. Gemeinsam am Tisch zu sitzen und in Ruhe zu essen hingegen, kann Geborgenheit vermitteln und an vertraute Gefühle anschließen. Das betrifft auch das Klappern von Geschirr. Gerüche von frisch gekochtem Essen oder gar die eigene Beteiligung am Zubereiten der Mahlzeit tun ihr übriges. Wenn Lieblingsgeschmäcker bekannt sind, sollte auf diese Vorlieben eingegangen werden. Viele Speisen können z. B. problemlos gesüßt werden. Um die geringen Mengen zu kompensieren, kann auf kalorienreiche Kost gesetzt werden, wie etwa Vollmilchprodukte.

Mit Fortschreiten der Erkrankung lassen viele Alltagsfertigkeiten nach. So auch die Fähigkeit, Besteck zu handhaben. Die Umstellung auf »Fingerfood« ist hier eine Alternative, die auch in dieser Situation ein gewisses Maß an Selbständigkeit ermöglicht. Mahlzeiten können so zubereitet sein, dass sie bequem mit den Fingern in den Mund geschoben werden können, z. B. kleine Kartoffeln, Gemüse- oder Fleischstücke. Auch Zwischenmahlzeiten, wie Teller mit geschnittenem Obst, Schalen mit Knabbereien oder kleine Häppchen mit der Lieblingsauflage möglichst appetitanregend dargeboten, animieren immer wieder zum Zugreifen. Menschen, die noch sehr aktiv und mobil sind, können so zwischendurch im Vorbeigehen immer wieder eine Kleinigkeit naschen. Die entspricht ihnen oft mehr, als sich bei den Hauptmahlzeiten »satt zu essen«. [201]

4 Sterbebegleitung bei Menschen mit Demenz

Die Themen Sterben und Demenz werden an Wichtigkeit immer mehr zunehmen. Die Menschen werden älter und sterben nur selten plötzlich und unerwartet. Oft erstrecken sich lange Zeitspannen zwischen infauster Prognose und Tod. Da hohes Alter der Hauptrisikofaktor ist, leiden viele Menschen in ihrer letzten Lebensphase an einer Demenz. Die Qualität ihrer Versorgung wird mit davon abhängen, ob es gelingt, Modelle zu entwickeln, wie sterbende Demenzerkrankte gut versorgt, betreut und begleitet werden können.[202] Der Dialog über eine menschenwürdige Gestaltung des letzten Lebensabschnitts sollte von Offenheit gegenüber allen Disziplinen und in Unabhängigkeit von institutionellen Interessen geführt werden.[203]

4.1 Stand der Forschung

In den letzten Jahren wurde sehr viel zum Thema Demenz publiziert[204]. Dies betrifft jedoch insbesondere die frühen Stadien. Zu den fortgeschrittenen Demenzstadien und zum Lebensende halten sich die Studien in Grenzen[205]. Forschung sieht sich in diesem Bereich stets großen methodischen und ethischen Herausforderungen gegenübergestellt. Was in der Versorgungspraxis geleistet wird, nährt sich vor allem aus Erfahrungswissen. Eine Forschergruppe um Klaus Maria Perrar befasste sich am Zentrum für Palliativmedizin der Uniklinik Köln in einer mehrjährigen Studie mit der Frage nach den Bedürfnissen von Menschen mit schwerer Demenz in der letzten Lebensphase. Aus den gewonnenen Erkenntnissen entwickelte sie die »Kölner Arbeitshilfe zur bedürfnisorientierten Versorgung von Menschen mit schwerer Demenz«, um die Forschungsergebnisse in die Praxis zurückzuführen.[206]

Muz, Weigl und Schmidt sehen Forschungsdefizite im Bereich der Versorgung sterbender Demenzerkrankter. Palliative Pflege sei bereits gut erforscht, nicht jedoch Dementia Care. In der Sterbebegleitung bei Menschen mit fortgeschrittener Demenz wird nach wie vor die Schmerzbehandlung als große Herausforderung gesehen. Die stark eingeschränkte verbale Äußerungsfähigkeit erfordert ein Erfassen nonverbaler Mitteilungen. Häufig werden Gestik, Mimik und andere Äußerungen jedoch fehlinterpretiert. Schmerzerfassungsinstrumente wiederum entsprechen nicht immer den Gütekriterien. So wird mehrfach vorgeschlagen, unterschiedliche Assessmentinstrumente zu kombinieren bzw. Schmerzen interdisziplinär einschätzen zu lassen.[207] Verschiedene Studien zeigen, dass der Einsatz von Assessmentinstrumenten nicht zufriedenstellend ist. Hinsichtlich der Sterbebegleitung wird betont, dass Bezugspflegende die bedeutendste Rolle spielen. Mit ihrer Einschätzung und der Einbeziehung von Angehörigen erreichen sie eine hohe Qualität der Sterbebegleitung.[208]

Zur Einschätzung der Lebensqualität von Menschen mit Demenz werden verschiedene Assessments verwendet. Eine vergleichende Studie stellt fest, dass es derzeit keinen Konsens hinsichtlich notwendiger Dimensionen bei Instrumenten zur Erfassung von Lebensqualität bei Menschen mit Demenz gibt. Hier wird auf weiteren Forschungsbedarf verwiesen.[209]

Qualitative und quantitative Studien belegen, dass der Beginn des Sterbens bei Menschen mit Demenz von Pflegenden oft nicht erkannt wird, und somit notwendige palliative Maßnahmen nicht eingeleitet werden.[210]

Sabine Pleschberger stellt in einer Studie aus dem Jahr 2014 anhand einer internationalen Literaturrecherche einen systematischen

Vergleich der Konzepte Hospiz und Palliative Care mit denen der Demenzversorgung auf. Hier weist sie zahlreiche Parallelen nach. Diese zeigen sich insbesondere in der Orientierung beider Konzepte an Würde und Autonomie, am Fokus auf Symptomlinderung und Wohlbefinden und am multiprofessionellen Zugang. Forschungsdefizite stellt Pleschberger im Bereich der Versorgung in der letzten Lebensphase bei Menschen mit Demenz in alternativen Wohnformen fest.[211]

Wissenschaftlich sehr engmaschig begleitet wurden in den vergangenen Jahren die sogenannten »Pflegeoasen«. Hierbei handelt es sich um eine Wohnform für Menschen in weit fortgeschrittenen Stadien der Demenz, die ihnen ein Leben in Gemeinschaft ermöglichen und Einsamkeit und Isolation vermeiden soll. Entstanden ist das Konzept aus der Praxis. 1998 wurde in Haus Sonnweid in der Schweiz die erste Pflegeoase eröffnet. Inzwischen gibt es in Deutschland 28 Pflegeoasen, die alle wissenschaftlich evaluiert wurden bzw. werden. Von den Ergebnissen dieser Studien wird abhängen, ob Pflegeoasen flächendeckend als Wohnform angeboten werden.[212]

Eine Schwierigkeit, Konzepte für die Begleitung zu entwickeln und zu evaluieren, ergibt sich aus der schwindenden Fähigkeit der an Demenz erkrankten Menschen, verbal zu kommunizieren. Sie äußern ihr Befinden und ihre Bedürfnisse auf andere Weise und es bedarf hoher Empathie und Kenntnis der individuellen Person, die Äußerungen zu verstehen. Angehörige und Pflegepersonen, die die Betroffenen gut kennen, »erspüren« oft, wenn sich ihr Zustand oder Befinden verändert. Sie erfassen intuitiv, was dem Menschen fehlt oder auf welche Weise sie ihn beruhigen und ihm Sicherheit geben können. So entstehen in der Praxis manch gute Strategien für den Umgang mit Menschen mit Demenz, auch jenseits der Grenzen der verbalen Kommunikationsmöglichkeiten. Diese sind jedoch wissenschaftlich nicht überprüft.

Auffällig ist, dass es kaum Forschungen zu psychosozialen Aspekten der Begleitung sterbender an Demenz erkrankter Menschen gibt, die sich etwa mit der Veränderung von Beziehungen im Familiengefüge befassen, mit dem Einfluss der sozialen Stellung auf die gelingende Sorge für sterbende Demenzerkrankte oder mit der Frage, wie die Gesellschaft sich insgesamt zum Thema Demenz stellt. Hier wäre noch ein weites Feld für lohnende Erhebungen.[213]

Die Pflegewissenschaftliche Fakultät der Philosophisch-Theologischen Hochschule Vallendar untersucht die Situation pflegender Angehöriger und entwickelt und bewertet Konzepte zu Beratung, Unterstützung und Entlastung. Insbesondere das Spannungsfeld Familie – Beruf – Pflege wird als Problemlage beschrieben.[214]

4.2 Der Sterbeprozess bei Menschen mit Demenz

Wie unterscheidet sich nun der Sterbeprozess an Demenz erkrankter von dem ausschließlich somatisch erkrankter Menschen? Aus diesen Unterschieden werden die spezifischen Bedarfe für die Sterbebegleitung bei Menschen mit Demenz abzuleiten sein.

4.2.1 Problem der Prognostizierbarkeit

Grundsätzlich können Menschen mit Demenz in jedem Stadium der Erkrankung sterben, denn häufig liegt ein multimorbides Krankheitsgeschehen vor.[215]

Kapitel 2.1.3 befasste sich mit der Frage, wann ein Mensch sterbend ist und mit der Schwierigkeit, diese Frage zu beantworten. Bei Menschen mit Demenz fällt es aufgrund fehlender eindeutiger Parameter besonders schwer, das Einsetzen des Sterbens zu erkennen. Diese Schwierigkeit wird vielfach als Problem benannt. Es gibt keine klare Definition für die letzte Lebensphase bei Menschen mit Demenz.[216] Der Verlauf einer Demenzerkrankung ist meist Schwankungen unterworfen. So fällt es schwer, zu erkennen, ob es sich um eine akute Verschlechterung des Allgemeinzustands handelt, die bei richtiger Behandlung wieder vorübergeht, oder ob die Person dem Sterben nahe ist.[217] Einige Symptomgruppen und Verhaltensweisen können Hinweise darauf geben, dass die terminale Krankheitsphase begonnen hat:

- Deutliche Progression von Verwirrung und Desorientierung,
- starke Abnahme der Fähigkeit zu sprechen,
- auffallende Verhaltensänderungen hin zu starker Unruhe oder aber passivem Verhalten,
- Nachlassen von Bedürfnis oder Fähigkeit, sich fortzubewegen bis hin zu Bettlägerigkeit,
- drastische Verringerung der Fähigkeit sich zu pflegen bis zur völligen Pflegebedürftigkeit,
- Verlust der Fähigkeit zur selbständigen Nahrungsaufnahme oder Unvermögen zu Schlucken, was mit der Gefahr von Nahrungsaspiration und mit Appetitlosigkeit einhergeht,
- somatische Symptome wie Inkontinenz, Muskelatrophien, wiederkehrende Infekte, Dekubiti u. a.[218]
- Veränderungen beim Bedarf von Medikamenten, wie Schlaf- oder Schmerzmedikamente,
- Zunahme von Herzinsuffizienz und Ödembildung,
- Absinken des Blutdrucks, wodurch blutdrucksenkende Mittel reduziert werden müssen,
- zunehmende Müdigkeit, Lustlosigkeit und Desinteresse,
- Abnahme des Appetits,
- häufigere Infekte, von denen sich die Menschen nicht vollständig erholen.[219]

Diese Zeichen können den Eintritt in die Sterbephase anzeigen, gehören jedoch zum Verlaufsbild der Erkrankung und sind keine sicheren Indikatoren. Eine Studie des Berliner Forschungsnetzwerks belegt, dass es auch Pflegenden oft schwer fällt, zwischen Symptomen der Demenz und denen des Sterbeprozesses zu unterscheiden[220].

Die Frage stellt sich, warum oder wozu es wichtig ist, zu wissen, dass ein Mensch sterbend ist. Was ändert sich dadurch für wen? Mit dem Eintritt in die Sterbephase sah der Arzt noch im 19. Jahrhundert seine Aufgabe als Behandelnder eines Patienten für beendet. Er wurde ab diesem Zeitpunkt zum solidarischen Begleiter des Menschen, der auf den Tod zugeht. Diese Verschiebung des Aufmerksamkeitsfokus ist wesentlich für die Qualität, die Art und Weise der Begleitung des Sterbenden. Spätestens jetzt sollte die Kommunikation über das Sterben im interprofessionellen Team, besonders aber mit dem Sterbenden selbst – so es noch möglich ist – und mit den Angehörigen beginnen. Gelingt es, diesen Zustand anzuerkennen und besteht die Bereitschaft, nicht dagegen anzukämpfen, sondern den Sterbenden auf diesem Weg zu begleiten, so kann die notwendige Ruhe ins Geschehen kommen, indem medizinisch keine weiteren unnötigen Maßnahmen getroffen werden, die zwar den Sterbeprozess hinauszögern könnten, den Sterbenden aber unnötig belasten würden.[221] Die rein palliative Versorgung ist nun sinnvoll.

Von der Schwierigkeit, den Sterbeprozess in seiner Dauer zu prognostizieren, sind insbesondere auch die Angehörigen betroffen. Nicht zu wissen, auf welchen Zeitraum der Pflegebedürftigkeit sie sich einzustellen haben, wird als sehr belastend erlebt.

4.2.2 Erleben des eigenen Sterbens

Eine zweite Besonderheit im Sterbeprozess an Demenz Erkrankter liegt darin, dass sie sich selbst nicht als sterbend erleben. Im Verlauf der Erkrankung verändern sich die Selbst- und Fremdwahrnehmung. Mit fortschreitendem Krankheitsverlauf verlieren die Betroffenen das Krankheitsgefühl, sie nehmen ihre Vergesslichkeit und ihre intellektuellen Einschränkungen nicht mehr wahr und leben in einem »ewigen Augenblick«. Oft erleben sie sich selbst als jung und leistungsstark, wodurch die kalendarisch begrenzte Lebensperspektive nicht erkannt wird. Zukunft kann nicht mehr gedacht werden, weil das dazu nötige Abstraktionsvermögen fehlt. Die Menschen selbst können sich daher aufgrund ihrer Erkrankung nicht als Sterbende wahrnehmen. Die Vorstellung des eigenen Todes ist nach Jan Wojnar an ein Wissen über zeitliche Abläufe gebunden, das an Demenz Erkrankten abhanden kommt. So haben Menschen mit Demenz kein Bewusstsein darüber, dass sie sterben werden. Dadurch werden Prozesse der Lebensrückschau und -bilanzierung, wie sie bei vielen Sterbenden anzutreffen sind, unmöglich. Aus den gleichen Gründen werden diese Menschen im Laufe ihrer Erkrankung immer weniger fähig, notwendige Entscheidungen selbst zu treffen.[222]

Auffallend ist eine häufig beschriebene geistige Klarheit schwerst Demenzkranker kurz vor ihrem Tod.[223] Inwiefern sich Menschen mit Demenz selbst unter Umständen doch als sterbend erleben, ist schwer zu beurteilen. Es könnte sein, dass sie spüren, dass sich etwas verändert und dass sie verunsichert sind, weil sie dies nicht einordnen können. Hier könnte das direkte Ansprechen des Sterbens Orientierung geben. Wie bereits erwähnt, fällt die Zeit des Sterbens nicht immer in die Endphase der Erkrankung. Auch ist die Desorientierung nicht immer konstant auf einem Niveau. Oft wechseln Phasen der Verwirrtheit mit Zeiten, in den sich die Menschen ihres Zustands bewusst sind.

Eine alte Dame mit fortgeschrittener Demenz nimmt ihre Nichte verschwörerisch beiseite und sagt: »Weißt du was? Ich sage es dir im Vertrauen, ich habe ganz schwer Krebs, ich werde nicht mehr lange leben.« Bei ihrem nächsten Besuch findet die Nichte ihre Tante traurig und verwirrt vor: »Es geht mir nicht gut, ich fühle mich so seltsam, was ist bloß los mit mir?«

4.2.3 Bedürfnisse sterbender Menschen mit Demenz

Wie in Kapitel 2.3.1 beschrieben orientiert sich Sterbebegleitung an den Bedürfnissen der Sterbenden und ihrer Angehörigen. Diese Bedürfnisse wurden von Cicely Saunders im Konzept »Total Pain« beschrieben und in den Dimensionen soziale, körperliche, psychische und spirituelle Bedürfnisse erfasst.[224] Allerdings wurden diese Bedürfnisse bei ausschließlich somatisch Erkrankten, vor allem bei Krebspatienten im Endstadium ihrer Krankheit ermittelt.

Welche Bedürfnisse haben Menschen mit Demenz in ihrer letzten Lebensphase? Perrar et al. belegen mit ihrer Studie am Zentrum für Palliativmedizin der Uniklinik Köln, dass Menschen mit weit fortgeschrittener Demenz eine Vielzahl unterschiedlicher und komplexer Bedürfnisse haben[225].

Grundsätzlich entsprechen ihre Bedürfnisse denen anderer Sterbender. Dies anzuerkennen und zu beachten ist keine Selbstverständlichkeit. Gerade bei Menschen, die sich in den späteren Krankheitsstadien mehr und mehr in sich zurückziehen, apathisch und passiv werden, wird oft unterstellt, dass sie ihre Umwelt nicht mehr wahrnehmen und der Zuwendung und Kommunikation seitens anderer Menschen nicht mehr zugänglich sind. Dadurch geraten sie ganz besonders in die Gefahr der Isolation. Psychosoziale und spirituelle Bedürfnisse werden leicht übersehen oder den Demenzkranken gar abgesprochen. Gerade das Verstummen der schwer an Demenz Erkrankten, ihre Unfähigkeit verbal zu kommunizieren und ihre Bettlägerigkeit erfordern ein hohes Maß an Fürsorge und Aufmerksamkeit der pflegenden und betreuenden Personen.[226]

Neben den allgemein vorhandenen Bedürfnissen sterbender Menschen muss davon ausgegangen werden, dass es aufgrund der Erkrankung auch Unterschiede gibt. Diese ergeben sich aus den mit der Erkrankung schwindenden kognitiven Fähigkeiten:

Das Bedürfnis, Dinge zu Ende zu bringen, sie abzuschließen und Rückschau zu halten, das eigene Leben als sinnerfüllt zu sehen und zu bewerten, setzt kognitive Fähigkeiten und ein Zeitgefühl voraus, das dem Menschen mit Demenz nicht mehr zur Verfügung steht. Er wird daher einen solchen Lebensrückblick nicht durchführen können und auch kein Bedürfnis danach verspüren.[227] Der an Demenz Erkrankte lebt ganz in der Gegenwart, im dauernden Hier und Jetzt. Dies schließt allerdings nicht aus, dass Erlebnisse, Erinnerungen und

Bilder aus der Vergangenheit aufsteigen und in das gegenwärtige Erleben hineinspielen. Die Person hat keine kognitive Reflexionsmöglichkeit mit diesen Impulsen umzugehen. Sie ist ihnen schutzlos ausgeliefert, was zu großer Angst und Unruhe führen kann.[228] Hier kann von einem Bedürfnis nach Schutz und Sicherheit ausgegangen werden.

Die sozialen Bedürfnisse bleiben voll erhalten und werden eher noch stärker im Laufe der Krankheitsentwicklung. Buchmann nennt aufgrund seiner Befragung von stationären Hospiz-Einrichtungen als Bedürfnisse sterbender Demenzerkrankter intensiven Zuwendungsbedarf, Bezugspersonen und nonverbale Kommunikation[229]. Stefan Kostrzewa betont bei Menschen mit Demenz in der Sterbephase die Bedürfnisse nach Nähe und Geborgenheit, Ritualen, Vertrautem und Sicherheit Vermittelndem. Auch nennt er Bedürfnisse nach Bezugspersonen, einer akzeptierenden und wertschätzenden Grundhaltung und guter Symptomkontrolle.[230] Menschen mit Demenz leben ständig in großer Unsicherheit. Sie brauchen daher Orientierung und die Anwesenheit anderer Menschen, um sich entspannen zu können und sich geborgen zu fühlen. Sie müssen immer wieder Fragen stellen dürfen, die ihnen auch beantwortet werden. Oft versuchen sie, durch Rufen oder Schreien andere Menschen zu erreichen und sich Gewissheit zu verschaffen, dass jemand da ist. Durch die kognitiven Einschränkungen brauchen sie die Vergewisserung der Präsenz anderer Menschen auch durch körperliche Kontaktaufnahme. Ohne Körperkontakt ist eine gute Kommunikation in den fortgeschrittenen Stadien der Demenz nicht möglich.

An dieser Stelle sei nochmals auf die von Tom Kitwood genannten Bedürfnisse von Menschen mit Demenz verwiesen: Im Mittelpunkt steht »nur ein allumfassendes Bedürfnis, nämlich das nach Liebe«[231]. Es ist das elementare Bedürfnis, das bis zum Ende bleibt und alle anderen psychozialen Bedürfnisse in sich einschließt.

Marina Kojer fasst die Bedürfnisse von Menschen mit Demenz in ihrer letzten Lebensphase wie folgt zusammen:

»1. Ich verstehe meine Mitmenschen und sie verstehen mich.
2. Ich werde respektiert und wertgeschätzt.
3. Meine Schmerzen und quälenden Beschwerden werden gelindert.
4. Ich darf wünschen, fordern und verweigern.
5. Ich werde bis zuletzt kompetent und liebevoll betreut.«[232]

Alte Menschen – und insbesondere an Demenz erkrankte – haben nach Andreas Fröhlich sehr ähnliche Bedürfnisse wie Kinder: Sie brauchen viel körperliche Nähe, um direkte Erfahrungen machen und andere Menschen wahrnehmen zu können. Sie brauchen Begleiter, die ihnen die Umwelt zugänglich und erfahrbar machen. Und sie brauchen jemanden, der sie ohne Sprache versteht, sie zuverlässig versorgt und pflegt.[233]

Ein weiteres Bedürfnis soll nicht unerwähnt bleiben, auch wenn es banal klingen mag: Sterbende Menschen, auch wenn sie von Demenz betroffen sind, haben oft einfach das Bedürfnis nach Ruhe. Dieses Bedürfnis anzuerkennen und zu befriedigen, ist besonders deshalb nicht selbstverständlich, da in Pflegeeinrichtungen die »aktivierende Pflege« mit dem Fokus auf dem Erhalt von Alltagskompetenzen und anderen Fähigkeiten oft dazu führt, dass genau diesem Bedürfnis wenig Beachtung und Raum gegeben wird. Zumal es sich auch schon einige Zeit vor dem Eintritt in die eigentliche Sterbephase einstellen kann. Die Person schläft z. B. tagsüber viele Stunden lang. Wenn sie wach ist, nimmt sie etwas zu sich, sucht in Begleitung die Toilette auf. Es ist spürbar, sie hat kein Interesse mehr an Aktivität. Ruhe tut ihr gut. Ruhe gibt ihr Wohlbefinden. Ruhe ist das, was sie jetzt braucht.

Frau Wolf war immer ein geselliger und aktiver Mensch gewesen. Als ihre Demenz fortschreitet, zieht sie sich mehr und mehr zurück. Sie legt sich auch tagsüber oft in ihr Bett. Sie schläft viele Stunden am Tag, was ihrem Nachtschlaf keinen Abbruch tut.

Während des Schlafens sieht sie völlig entspannt aus. Wenn sie wach wird, isst und trinkt sie ein wenig. Manchmal lässt sie sich zu einem Spaziergang im Rollstuhl oder zur Kaffeerunde in den Gemeinschaftsraum einladen. Dort schläft sie oft am Tisch ein. Körperliche Zuwendung tut ihr gut. Wenn man sich eine Weile zu ihr setzt und sie im Arm hält, kommt wie von fern etwas von ihrem Schalk zurück, mit dem sie früher in Gesprächen andere zum Lachen brachte. Ihre Sprache beschränkt sich nun mehr auf einfache Sätze. In allen Gesprächen äußert sie Wohlbefinden. »Ich bin hier gut aufgehoben,« sagt sie, oder: »Alle kümmern sich so lieb um mich.« Frau Wolf ist schwächer geworden in den letzten Monaten. Die Pflegenden haben den Eindruck, sie macht sich auf den Weg, und sie akzeptieren das, auch wenn nicht klar ist, wie lang dieser Weg sein wird.

4.2.4 Besondere Herausforderungen für Pflegende

Die Pflege von Menschen mit Demenz in ihrer letzten Lebensphase ist eine höchst anspruchsvolle Aufgabe. Pflegepersonen sehen sich durch die eingeschränkten kognitiven und kommunikativen Fähigkeiten von Menschen mit fortgeschrittener Demenz häufig vor große Herausforderungen gestellt. Die mangelnde verbale Kommunikation verunsichert professionell Pflegende und Angehörige.[234] Wünsche und Bedürfnisse können nicht erfragt werden, Verhalten erschließt sich oft nicht.

Besonders schwierig wird es, wenn Verhaltensauffälligkeiten hinzukommen.[235] Viele Menschen zeigen im Laufe ihrer demenziellen Entwicklung sogenanntes »herausforderndes« Verhalten. Unter diesem Begriff werden Verhaltensweisen gefasst, die von der Umgebung als störend oder schwierig erlebt werden und häufig zu einer Reaktion der Mitmenschen führen. Dazu gehören z. B. zielloses Wandern, lautes Rufen oder Schreien und Aggressivität.[236] Auch Apathie wird dazu gezählt, sie wird jedoch in der Regel nicht »behandelt«, da dieses Verhalten für andere nicht störend ist.[237] Der Begriff »herausforderndes Verhalten« ist heute gängig und hat die Begriffe »Verhaltensprobleme«, »Verhaltensstörung« oder »Verhaltensauffälligkeiten« abgelöst, weil er weniger (ab)wertend klingt. Während z. B. »Verhaltensstörung« Handlungen als »krankhaft« betitelt, lenkt der Begriff »herausforderndes Verhalten« den Blick auf die soziale Bedingtheit von Handlungen. Demenz an sich führt in aller Regel weder zu Schreien noch zu Aggressivität. Herausforderndes Verhalten entsteht meist als Reaktion auf innere oder äußere Bedingungen. Es muss jedoch in Betracht gezogen werden, dass das Verhalten auch andere als soziale Gründe haben kann, z. B. als psychiatrisches Symptom oder als primäres Symptom einer Demenz.[238] Allerdings ist auch die Bezeichnung »herausforderndes Verhalten« nicht unumstritten. Sie kann suggerieren, die Menschen verhielten sich in einer bestimmten Weise, um ihre Umgebung zu provozieren.

Die Diskussion um passende Begrifflichkeiten spiegelt die Hilflosigkeit im Umgang mit dem Verhalten. Es gibt keine pauschal passenden Maßnahmen, mit denen ihm beizukommen wäre. Einziger Schlüssel dazu ist, den Blick nicht allein auf das Verhalten sondern auf den Menschen zu lenken.

Daher erschließt sich der Umgang mit dem für die Mitmenschen belastenden Verhalten nicht allein in der Analyse und »Behandlung« der jeweiligen Verhaltensäußerung, sondern im Erkennen des dahinter liegenden Bedürfnisses. Die Reaktionen auf das Verhalten haben nicht primär das »Abstellen« zum Ziel, sondern die Befriedigung des Bedürfnisses.[239] Sich dem zu nähern, gelingt mit der Auffassung

> »... dass das *Verhalten*, für denjenigen der sich *verhält*, immer einen Sinn hat, weil es ein sinnhafter Ausdruck der menschlichen Psyche ist.«[240]

Das heißt, jedes Verhalten, auch bei Menschen mit Demenz, hat einen Grund.[241] Menschen in fortgeschrittenen Stadien der Demenz haben nur noch eingeschränkte Möglichkeiten, ihren Emotionen, Bedürfnissen, Stimmungslagen oder Wünschen Ausdruck zu verleihen. Ihr Verhalten kann daher als Form von Kommunikation verstanden werden.[242] Die Botschaften zu deuten, ist der erste Schritt. Im zweiten gilt es, die Bedürfnisse zu befriedigen. Dazu wird ein strukturiertes Vorgehen empfohlen:

Eine bedürfnisorientierte Pflegediagnostik[243] erfasst die Bedingungen, unter denen das herausfordernde Verhalten auftritt. Sie geben Hinweise auf die Bedürfnisse, die sich darin ausdrücken. Körperliche Ursachen sind z. B. häufig Schmerzen, Hunger und Durst, Obstipation oder Juckreiz. Zu den auslösenden Umweltfaktoren zählen Mangel an Zuwendung, Angst auslösende Situationen wie Alleinsein, Reizüberflutung durch Radio oder Fernsehen, drückende Kleidung oder unbequeme Lage.[244]

Um das Verhalten möglichst gut zu verstehen, ist eine multiprofessionelle Betrachtung hilfreich. Sie lässt sich mit Hilfe von Fallgesprächen, in die auch die Person selbst und ihre Angehörigen einbezogen werden, erzielen. Vor dem Hintergrund biografischer und aktueller Informationen wird gemeinsam ermittelt, was die Person mit ihrem Verhalten ausdrücken möchte. Ziel ist die Rekonstruktion der subjektiven Wirklichkeit des Menschen mit Demenz.[245] Neben Fallgesprächen sind Assessments weitere Instrumente, um Informationen über die Zusammenhänge des herausfordernden Verhaltens zu erlangen. Assessments helfen, Beobachtungen zu objektivieren.[246]

Die Frage nach eventuellem Leidensdruck verdient besondere Beachtung. Wo ein Mensch mit seinem Verhalten auf eine innere Not hindeutet, ist diese, wenn irgend möglich, zu lindern. Manchmal aber ist herausforderndes Verhalten zwar für die Umgebung störend, für die Person selbst jedoch nicht. Ihr bietet es eine Möglichkeit des Selbstausdrucks, der Beschäftigung oder eine kleine Nische der Autonomie. In solchen Fällen erfordert es kreative Lösungen, die erlauben, die Person gewähren zu lassen aber auch den Mitmenschen, die sich möglicherweise durch das Verhalten gestört fühlen, gerecht zu werden.

Ziel aller Maßnahmen ist auch bei Menschen mit herausforderndem Verhalten der Erhalt bzw. die Steigerung von Lebensqualität. Dies ist nur durch das Befriedigen der individuellen Bedürfnisse zu erreichen. Es kann daher keine pauschalen Handlungsanleitungen für diese spezifischen Situationen geben. Eine personzentrierte Grundhaltung, validierende Kommunikation und angemessener Körperkontakt, z. B. durch Berührung oder Halten, tragen dazu bei, dass Menschen sich wahrgenommen, gesehen und gehört fühlen.[247]

Der Königsweg ist, die Bedürfnisse zu befriedigen, ohne dass die Person mit besonderer Anstrengung auf sich aufmerksam zu machen braucht. Um den Menschen rund um die Uhr Vertrauen und Geborgenheit zu vermitteln, schlägt Martin Hamborg vor, den Menschen in »10-Sekunden-Aktivierungen« immer wieder Aufmerksamkeit zu schenken. Mit einem Zuwinken im Vorbeigehen, der Aufnahme von Blickkontakt, einer Umarmung, im Ansprechen mit dem Namen und in immer wieder validierenden Begegnungen.

»Dieser freundliche und wertschätzende Umgang führt beinahe automatisch zu einer positiven Kultur, in der keiner weglaufen will.«[248]

Diese grundlegenden Ausführungen können auf die verschiedenen Formen herausfordernden Verhaltens übertragen werden.

Wandern

Menschen mit Demenz haben oft einen starken Bewegungsdrang und wandern ausgiebig durch Flure und Räume oder nach draußen. Das Umhergehen kann viele Gründe haben: Manche Menschen z. B. waren ihr Leben lang immer aktiv und können auch jetzt schlecht still sitzen und nichts tun. Manche empfinden eine Unruhe, die im Wandern ein Ventil findet. Manche erleben einen inneren Auftrag, z. B. nach Hause zu müssen, um das Mittagessen für die Familie zu kochen.

Das Umhergehen ist an sich kein problematisches Verhalten. Im Gegenteil. Bewegung ist gesund, stärkt den Kreislauf und die Muskulatur.

»Ist Demenz im Spiel neigen wir dazu, selbst die banalsten menschlichen Aktivitäten zu pathologisieren.«[249]

Schwierig wird es, wenn andere Menschen davon betroffen sind, oder sich die Person selbst gefährdet. So erschrecken sich Mitbewohnerinnen, wenn plötzlich ein Mann ins Zimmer läuft oder gar nachts an ihrem Bett steht. Auch nehmen an Demenz erkrankte Menschen bezüglich des Wetters keine Rücksicht auf ihre Kleidung, und gehen durchaus auch im Winter in Hausschuhen und ohne Mantel nach draußen. Durch ihren fehlenden Orientierungssinn verirren sie sich leicht, was besonders nachts und in unübersichtlichem Gelände gefährlich wird, z. B. in einem Wald oder Kleingartengebiet.

Herr Müller war nachts plötzlich verschwunden. Beim Rundgang der Pflegenden lag er nicht mehr in seinem Bett. Er wurde im ganzen Haus gesucht. Schließlich fand man ihn nur mit einem Nachthemd bekleidet frierend vor der Eingangstür. Sie war nachts verschlossen, von einer Klingel wusste er nichts. Auf die Frage, weshalb er hier draußen sei, antwortete er, er habe die Toilette nicht gefunden und sei daher hinaus gegangen, um einen Baum zu suchen, an dem er seine Notdurft verrichten konnte. Im Bad seines Zimmers hatte bei offener Tür die ganze Nacht über das Licht gebrannt, um ihm das Auffinden der Toilette zu erleichtern. Trotzdem hatte er sie nicht wahrgenommen. Aus seiner Sicht hatte er eine adäquate Lösung für sein Problem gefunden.

Auch wenn das Weglaufen bemerkt wird, bedeutet das nicht unbedingt, dass es dadurch verhindert werden kann. Manchmal lassen sich die Menschen nicht aufhalten. Unter den günstigsten Umständen kann zumindest für witterungsgemäße Kleidung gesorgt werden. Bestenfalls steht jemand zur Begleitung zur Verfügung. Sehr wichtig ist, dass Pflegende und Angehörige eng miteinander abstimmen wie in diesen Fällen vorgegangen werden soll.

Vokale Äußerungen
Ein weiteres Verhalten, das Pflegende an die Grenzen ihrer Geduld bringen kann, ist beständiges Rufen, Schreien oder Geräusche machen. Menschen mit fortgeschrittener Demenz rufen oft über Stunden am Stück und das über Wochen hinweg, bei Tag und Nacht. Oft rufen sie »Hilfe« oder »Hallo«, manchmal auch einen bestimmten Namen oder kurze Sätze. Wenn das nicht hilft und die Verzweiflung wächst, wird manchmal auch zu stärkeren Mitteln gegriffen. Mit einem Glas oder mit den Fäusten wird auf die Tischplatte getrommelt oder mit dem Gehstock gegen Möbel geschlagen.

Auch hinter diesem Verhalten gilt es, den Grund zu erkennen. Oft ist es das Bedürfnis nach Nähe, nach Kontakt. Menschen mit Demenz verlieren im Laufe der Zeit immer mehr Kontrolle über ihr Leben. Das führt zu Verunsicherung und Angst.[250] Sie sind in ihrer Desorientierung ihren Ängsten schutzlos ausgeliefert. Sie brauchen eine andere Person, die ihnen Sicherheit und Geborgenheit gibt.

Frau Bauer sitzt in ihrem Rollstuhl auf dem Flur und ruft laut »Hallo«, immer wieder. Es ist durchs Treppenhaus zu hören. Ich gehe zu ihr. »Frau Bauer, hier sind Sie, Sie haben gerufen.« »Ja, ich habe solche Angst!«. »Jetzt bin ich ja da.« »Bleib bei mir.« Wir gehen in die Wohnküche, wo ich mich zu ihr setze, ihre Hände halte. »Ich habe solche Angst,« sagt sie. »Auch jetzt noch?«, frage ich sie. »Nein, jetzt bist du ja da, du bist ein freundlicher Mensch.« »Ja, und wenn ein freundlicher Mensch da ist, ist alles gut. Wie schön, dass wir uns gefunden haben.« Wir halten uns an den Händen bis die Alltagsbegleiterin kommt. Frau Bauer freut sich, sie zu sehen. »Frau Bauer, wir gehen jetzt spazieren, ich habe Ihnen eine Jacke mitgebracht,« sagt sie. »Aber ich habe solche Angst.« »Ich beschütze Sie,« sagt die Kollegin, »und Sie beschützen mich.« Frau Bauer lacht.

Verhängnisvollerweise führt das Verhalten, mit dem die Menschen auf ihr Bedürfnis nach Zuwendung und Nähe aufmerksam machen, oft genau zum Gegenteil: Pflegende, Angehörige und Mitbewohner sind dadurch so am Ende mit ihrer Geduld, dass sie sich von der Person zurückziehen. Das nächtliche Rufen würde vielleicht nachlassen, wenn sich jemand zu ihr ins Bett legte, sie in den Armen hielt und ihr ein Wiegenlied ins Ohr summte.

Doch selbst intensive Zuwendung und Aufmerksamkeit kann beständiges Rufen nicht unbedingt unterbinden.

Frau Bauer ruft weiterhin stundenlang »Hallo« oder »Hilfe«. Eine Mitbewohnerin setzt sich zu ihr, spricht sanft und liebevoll zu Frau Bauer. Nach kurzer Unterbrechung setzt die ihr Rufen fort. »Warum rufst du denn, Hilde?«, fragt die Mitbewohnerin, »ich bin doch bei dir.« »Ich weiß auch nicht. Das ruft von ganz alleine,« kommt die Antwort.

Abwehrverhalten

Oft wird davon gesprochen, Menschen würden durch ihre Demenz aggressiv. Dies erweckt den Anschein, als änderte sich durch die Demenz ihr Charakter. Was als Aggressivität bezeichnet wird, ist jedoch meist Abwehr- oder Verteidigungsverhalten. Die Person wehrt sich, weil etwas gegen ihren Willen mit ihr gemacht wird. Oder weil sie überrumpelt wurde und sich erschreckt hat. Oder weil sie nicht versteht, was der andere von ihr will, und sie sich bedrängt fühlt. Von ihren eingeschränkten verbleibenden Verhaltensmöglichkeiten bleibt ihr, sich körperlich zur Wehr zu setzen. Dies wird dann oft als »aggressives Verhalten« benannt.[251]

Herr Kunz ist fortgeschritten an Demenz erkrankt. Als die Pflegende ihm morgens das Frühstück bringt und ihm helfen will, sich im Bett aufzusetzen, schreit er laut, schlägt mit der flachen Hand mitten auf den Teller und wirft der erschrockenen Pflegenden das Brötchen ins Gesicht.
Am nächsten Morgen fragt die Pflegende Herrn Kunz, ob sie ihn waschen darf. Er bejaht dies. Als sie anfangen möchte, fängt er an, zu schreien und um sich zu schlagen. Dabei schlägt er auch die Pflegende.

Jedes Verhalten hat einen Grund. Der Versuch, die Situation aus der Perspektive der von Demenz betroffenen Person zu betrachten, kann Verständnis für das Verhalten schaffen und dazu verhelfen, die eigentliche Botschaft dahinter zu verstehen.[252]

Auch Herr Waldmann ist von Demenz betroffen. Er wird täglich in seinem Rollstuhl von seiner Frau durchs Haus geschoben. Bei gutem Wetter unternehmen sie Spaziergänge nach draußen. Er ist ein freundlicher Mensch, lächelt den Vorübergehenden zu, grüßt mit einem leichten Anheben der Hand. Ab und zu kommt es vor, dass er einer anderen Person unvermittelt einen kräftigen Schlag auf die Hand oder den Arm versetzt. Ein Verhalten, das so gar nicht zu seinem freundlichen Wesen passt. Darauf angesprochen, kann er sich nicht dazu äußern.
Bei näherem Betrachten der Situation fällt auf, dass die Mitbewohnerinnen, mit denen das Paar täglich zusammensitzt, auf die demenzielle Entwicklung des Herrn Waldmann mit Verspotten, herablassenden Äußerungen und ständigen Zurechtweisungen reagieren. Auch seine Frau fühlt sich durch die fortschreitende Demenz ihres Mannes stark belastet und weiß sich oft nicht anders zu helfen, als ihn anzuschreien und zu maßregeln. Vor diesem Hintergrund wird sein Verhalten nachvoll-

ziehbar als Versuch, sich körperlich zu wehren, weil er verbal nicht mehr die Möglichkeit dazu hat.

Ein Gedankenexperiment kann helfen, sich in das Erleben eines Menschen mit Demenz zu versetzen, der sich abwehrend verhält:

Stellen Sie sich folgende Situation vor:
Sie wollen morgens los zur Arbeit. Sie sind spät dran und müssen sich beeilen, um den Bus noch zu kriegen. Da bemerken Sie, dass ihr Schlüssel nicht an seinem Platz liegt. Er liegt dort sonst immer, aber heute ist er nicht da, und sie müssen jetzt dringend los. Eine hektische Suche beginnt. Wenn Sie ihn jetzt nicht sofort finden, ist der Bus weg. Da kommt plötzlich eine junge Frau zur Tür herein und sagt: »Komm Papa, wir ziehen dir jetzt den Schlafanzug an. Es ist Zeit ins Bett zu gehen.« Dass diese Aussage einer jungen »Göre« in der Situation Wut auslöst, ist nachvollziehbar.

Menschen mit fortgeschrittener Demenz können verbal nicht mehr erklären, was in ihnen vorgeht, was sie ärgert oder wütend macht. Dadurch wird das Repertoire an Verhaltensmöglichkeiten kleiner. Sie können ihre Impulse nicht mehr steuern und geben ihnen unkontrolliert nach.[253]

Wo eine andere Bewohnerin vielleicht sagen würde: »Na hören Sie mal, Sie sprechen mit mir wie mit einem unartigen Kind, das verbitte ich mir!« gibt die an Demenz erkrankte Mitbewohnerin der Pflegenden womöglich eine schallende Ohrfeige.

Buijssen nennt eine extreme Ausprägung herausfordernden Verhaltens »katastrophische Reaktionen«[254]. Durch Überforderung verliert die Person die Kontrolle über sich. Sie ist außer sich und reagiert mit Wutausbruch, verbaler oder physischer Aggression, lautem Schreien, heftigen Vorwürfen, panischem Weglaufen oder Verkrampfung und Weigerung zu sprechen. In solchen Situationen ist die Person selbst Opfer ihrer emotionalen Explosion. Mit Zureden oder Argumenten ist ihr in diesem Moment nicht beizukommen. Es wird empfohlen, Abstand zu nehmen und abzuwarten, bis sich die Person beruhigt hat.[255]

Schmieren mit Kot
Mit fortschreitender Demenz verlieren die Menschen auch die Kontrolle über Blasen- und Darmentleerung, sie werden inkontinent. Bei vielen kommt es vor, dass sie sich und ihre Umgebung mit ihrem Kot beschmieren. Dieses Verhalten wird in der Literatur meist nicht unter dem Thema herausforderndes Verhalten abgehandelt und findet insgesamt wenig Erwähnung. Für Pflegende kann es jedoch sehr belastend sein. Zum einen erfordert es immer wieder viel Zeit, die Person und ihre Umgebung zu reinigen. Zum anderen konfrontiert es mit Ekel und eigener innerer Abwehr. Auch hier kann es hilfreich sein, im Einzelfall den Grund für das Verhalten zu verstehen.

> Frau Pope war fortgeschrittenen an Demenz erkrankt. Da sie meist recht harten Stuhlgang hatte, bereitete ihr das Abführen Schwierigkeiten. Mittags fanden die Pflegenden sie oft in ihrem völlig mit Kot beschmierten Bett, das jedes Mal komplett frisch bezogen werden musste. Ein Pfleger fand die Lösung für Frau Pope. Er setzte sie mittags um ihre »Abführzeit« auf dem Toilettenstuhl ans Waschbecken, wo sie sich in Ruhe manuell entleeren konnte. Waschbecken und Toilettenstuhl waren anschließend verhältnismäßig leicht zu reinigen.

Menschen mit herausforderndem Verhalten fordern von den Pflegenden Aufmerksamkeit und Zuwendung vehement ein. Das stille, apathische, in sich zurück gezogene Verhalten vieler Menschen mit Demenz in den späten Stadien der Erkrankung erfordert von den Pflegenden besondere Aufmerksamkeit, damit sie gegenüber den laut auf sich aufmerksam machenden Bewohnern nicht übersehen werden. Die Herausforderung besteht in beiden Fällen darin, die hinter dem Verhalten liegenden Bedürfnisse zu erkennen und so weit wie möglich zu stillen. Darüber hinaus ist es unumgänglich, sich gegenseitig im Team zu unterstützen, und für sich selbst als Pflegeperson Wege zu finden, mit der oft nicht aufzulösenden Situation zurechtzukommen.

4.2.5 Zentrale Themenbereiche

Die Auswertung der Literatur zum Thema »Sterben und Demenz« durch den Demenz Support Stuttgart ergab eine Zusammenstellung der zentralen Themenbereiche in der Versorgung sterbender Menschen mit Demenz. Dies sind[256]:

- Lebensqualität und ihre Einschätzung
- Symptommanagement
- Familie[257] und Entscheidungen
- Nicht-medikamentöse Interventionen
- Spirituelle Pflege
- Pflegeheime als Orte des Sterbens

Die Themen spiegeln sich in den zuvor genannten Besonderheiten des Sterbeprozesses von Menschen mit Demenz. Die Frage nach künstlicher Ernährung spielt in diesem Zusammenhang eine wichtige Rolle. Sie wird hier unter »Angehörige und Entscheidungen« gefasst. Eine besondere Schwierigkeit im Zusammenhang mit Demenz liegt wie beschrieben im Bereich der Kommunikation. Diese Herausforderung besteht quer zu allen anderen Themenbereichen. Sie steht daher am Anfang der nachfolgenden Unterkapitel, gefolgt von Palliative Care als dem umfassenden Konzept zur Begleitung sterbender Menschen mit Demenz, das die weiteren Themenbereiche in sich aufnimmt und in ihnen seine Ausdifferenzierung und Konkretisierung findet. Da Pflegeheime als Orte des Sterbens in Kapitel 5.2 ausführlich beschrieben werden, wird in diesem Kapitel auf eine allgemeine Darstellung verzichtet und stattdessen das Konzept der Pflegeoase erläutert, das sich von anderen Versorgungskonzepten sterbender Menschen mit Demenz insbesondere durch seine Wohnform unterscheidet.

4.3 Kommunikation mit sterbenden Menschen mit Demenz

Sterbebegleitung ist ein kommunikativer Prozess, in dem der Begleitende die Bedürfnisse des Sterbenden aufnimmt und sich von ihnen in seinem Tun und Lassen leiten lässt. Die Kommunikation ist dabei keinesfalls immer oder in erster Linie verbaler Art. Nonverbale und paraverbale Elemente spielen eine immer größere Rolle, je weiter die Menschen in ihrem Sterbeprozess und/oder in ihrer demenziellen Entwicklung vorangeschritten sind.

Die verbale Kommunikation mit sterbenden Menschen mit Demenz ist durch die krankheitsbedingt nachlassenden kognitiven Fähigkeiten eingeschränkt. Wo sie noch möglich ist, kann die Verständigung erleichtert werden, indem langsam und in kurzen Sätzen gesprochen und das Gesagte wiederholt wird[258]. In der Kommunikation nimmt die Wichtigkeit von kommunikativen Elementen wie Blickkontakt, Tonfall, Eindeutigkeit der Situation und der Gestik zu. Körperliche Berührung und Nähe erhalten einen hohen Stellenwert.[259] Wo Kognition nicht mehr greift, bietet leibliche Erfahrung einen direkten Kontakt. Halt geben vermittelt sich im wörtlichen Sinne ganz praktisch im körperlichen »Halten«, wenn die Person im Arm gehalten oder ihr die Hand gehalten wird. Schutz und Geborgenheit werden unmittelbar erfahrbar in »mütterlichen« Gesten.

> Frau Bauer kann nicht mehr allein sein. Sie sucht beständig Kontakt mit anderen Menschen. Zur Ruhe kommt sie, wenn sich eine freundliche Person mit ihr hinsetzt, den Arm um sie legt, sodass Frau Bauer ihren Kopf an ihre Schulter anlehnen

kann. Sie schmiegt sich an und genießt es, wenn ihr zärtlich das Gesicht gestreichelt wird.

Dasein und liebevolle Zuwendung lassen sich auch durch Stimme, Sprachmelodie und Tonfall vermitteln. Worte sind dann lediglich Vehikel für diese eigentlichen Kommunikationselemente, mit denen das Gegenüber vokal »gestreichelt« wird.

Je mehr die Fähigkeit, verbal zu kommunizieren abnimmt, desto mehr müssen Bedürfnisse und Befinden des Menschen mit Demenz durch genaue Verhaltensbeobachtung erfasst werden. Hier finden die in Kapitel 3.3 beschriebenen Ansätze der Betreuung demenzerkrankter Menschen Anwendung:

- Eine **milieutherapeutisch** ausgerichtete Umgebungsgestaltung, die auf die Bedürfnisse der Betroffenen abgestimmt ist, soziale Teilhabe ermöglicht, und Ruhe und Stimulation in ausgewogenem Gleichgewicht hält, bietet einen Rahmen für gelingende Kommunikation. Beobachtung und Interaktionen der Pflegenden und Angehörigen mit den Sterbenden werden dadurch unterstützt und eine angenehme Atmosphäre geschaffen.
- Eine **validierende Grundhaltung,** die die verbalen und nonverbalen emotionalen Äußerungen der Sterbenden aufnimmt, wertschätzt und als Bedürfnisäußerungen ernst nimmt, hilft, auf die Betroffenen einzugehen und ihr Befinden zu interpretieren, sodass alle Möglichkeiten der Bedürfnisbefriedigung ausgeschöpft werden können.
- Auch Informationen aus der **Biografiearbeit** werden hierfür genutzt.
- Der **Personzentrierte Ansatz** bildet die Grundlage für den respektvollen Umgang und einen authentischen Kontakt zwischen Pflegenden und Sterbenden.
- Mit dem Konzept der **Basalen Stimulation** erweitert sich das Handlungsrepertoire der betreuenden und pflegenden Personen

und bezieht nonverbale Kommunikationsmöglichkeiten – insbesondere Berührung – ein, die auch parallel zu oder in Pflegehandlungen direkt aufgegriffen werden können.
- Im multidisziplinären Team der Betreuenden können – gemäß dem **Mäeutischen Konzept** – die verschiedenen vielfältigen Eindrücke, Interpretationen, Erfahrungen und Erlebensinhalte der Beteiligten gemeinsam besprochen werden. So wird das intuitive Wissen expliziert, miteinander geteilt und untereinander abgeglichen. Dadurch kann sich der Zusammenhalt im Team verstärken, das Selbstvertrauen der Pflegenden kann wachsen und die Betreuungsqualität verbessert werden.
- **Prä-therapeutisches Spiegeln**, wie validierendes Benennen von emotionalen Erlebensinhalten der Demenzerkrankten kann den Kontakt vertiefen.

Gerade für die späten Stadien von Demenzerkrankungen und die letzte Lebensphase ist eine gute Kenntnis der nonverbalen Kommunikationsmöglichkeiten bei Menschen mit Demenz unumgänglich. Ohne Schulung der Wahrnehmungsfähigkeit, Arbeit an der inneren Haltung und Reflexion der eigenen biografischen Erfahrungshintergründe der Pflegenden ist eine qualitätvolle Arbeit in diesem speziellen Bereich kaum denkbar. Die nonverbalen Kommunikationskanäle können mit Achtsamkeit und Fantasie in der alltäglichen Arbeit immer weiter entwickelt und verfeinert werden.

Doch die Begegnungsmöglichkeiten mit fortgeschritten an Demenz erkrankten Menschen gehen weit über absichtsvolle »Kontaktgestaltung« hinaus. Wo umsorgende Menschen nicht nur versuchen, möglichst alles richtig zu machen und jede Regung des an Demenz Erkrankten fehlerfrei zu interpretieren und angemessen zu beantworten, sondern das Zusammensein einfach genießen und in der Begegnung miteinander schwingen, wird eine Erlebensqualität spürbar, die für beide Seiten bereichernd sein kann. Viele Pflegende, Angehörige und Ehrenamtliche bestätigen immer wieder, wie tief beglückend das Beisammensein mit einem an Demenz erkrankten Menschen für sie ist, weil hier weder Leistung noch Selbstdarstellung zählen, sondern ausschließlich die authentische Begegnung im gemeinsam geteilten Augenblick. Menschen mit Demenz sind in dem Moment nicht mehr die umsorgten, betreuten, gepflegten Empfangenden. Sie sind ihrerseits Menschen, die etwas zu geben haben. Es ist oft überwältigend zu erleben, wie diese Menschen ganz selbstverständlich und völlig unverstellt ihre Liebe, Zuneigung oder Dankbarkeit zum Ausdruck bringen. Diese Geschenke anzunehmen erfordert nur, im gegenwärtigen Augenblick präsent zu sein und sich innerlich darauf einzulassen. In solchen Begegnungen öffnet sich ein Raum, der vielen Menschen in den Anforderungen des Alltags der heutigen Zeit verschlossen bleibt. Hier kann im wahrsten Sinne des Wortes von Begegnung auf gleicher Augenhöhe gesprochen werden.[260]

4.4 Palliative Care bei Menschen mit Demenz

Palliative Care als Konzept der Begleitung von Menschen in ihrer letzten Lebensphase wurde in Kapitel 2.3 ausführlich dargestellt. Im Folgenden wird es im Hinblick auf die Begleitung von Menschen mit Demenz beschrieben.

4.4.1 Palliative und Dementia Care im Vergleich

In der Begleitung und Pflege von Menschen mit Demenz und sterbenden Menschen zeigen sich viele Parallelen, die im Palliative Care-Konzept Berücksichtigung finden[261]:

- Bei beiden Konzepten stehen die Betroffenen und ihre Angehörigen im Mittelpunkt der Aufmerksamkeit. An ihren Bedürfnissen und Bedarfen orientiert sich die Unterstützung.
- Die Angehörigen spielen in beiden Fällen eine zentrale Rolle, sowohl für die Betroffenen als vertraute Bezugspersonen, als

auch als Teil des Versorgungsnetzes. Sie sind darüber hinaus selbst Betroffene, die unterstützt werden, wenn sie es wünschen.
- Die Betroffenen und ihre Angehörigen befinden sich jeweils in einem unumkehrbaren Prozess des Abschiednehmens.
- In der Begleitung ist bei beiden Personengruppen meist nicht Aktivität und Handeln das hilfreiche Moment, sondern einfaches Dasein, mitmenschliche Solidarität, freundschaftliches Mittragen und die Anwesenheit einer Person, die das Geschehen akzeptiert, sich einfühlt und Wärme und Nähe ermöglicht.
- Angst und Unsicherheit spielen häufig eine wesentliche Rolle und können durch den Beistand eines anderen Menschen gelindert werden.
- Sowohl bei an Demenz Erkrankten als auch bei sterbenden Menschen steht ein größtmögliches Maß an Lebensqualität im Zentrum der Bemühungen.
- Bei beiden Personengruppen wird die Biografie berücksichtigt und der Mensch nicht nur in seiner momentanen Lebenssituation sondern in seinem sozialen und lebensgeschichtlichen Kontext gesehen.
- Sowohl in der Begleitung Sterbender als auch bei der Betreuung an Demenz Erkrankter ist der Aufbau einer vertrauensvollen Beziehung zentrales Element, wobei in beiden Fällen die verbale Sprache früher oder später an ihre Grenzen stößt und im Verlauf des Prozesses die nonverbale Kommunikation zunehmend an Bedeutung gewinnt.
- Sterbende und Menschen mit Demenz (und erst recht sterbende Menschen mit Demenz) sind mit Grenzen konfrontiert und konfrontieren andere Menschen mit Grenzen. Sterben und Demenz sind angstbesetzt und deshalb Tabuthemen. Oft herrscht auf Seiten der Betreuenden Sprachlosigkeit darüber. Angehörige und Pflegende werden mit ihrer eigenen Endlichkeit, mit ihren eigenen Grenzen und mit den Grenzen der medizinischen Machbarkeit konfrontiert.

- Eine weitere, eher übergeordnete Gemeinsamkeit bezieht sich auf die Lücken in den bestehenden Versorgungssystemen und Finanzierungsmöglichkeiten.

Sabine Pleschberger benennt darüber hinaus folgende weitere Parallelen zwischen Palliative und Dementia Care[262]:

- Beide Konzepte orientieren sich an Würde und Autonomie.
- Der Fokus liegt auf Symptomlinderung und Wohlbefinden, nicht auf aggressiven Therapien.
- Multiprofessionelle Teams unter Einbeziehung von Ehrenamtlichen arbeiten in der Versorgung zusammen.
- Beiden Konzepten geht es nicht um die Eliminierung der Bedrohung durch das Geschehen, sondern um einen würdevollen hilfreichen Umgang mit den Betroffenen.
- Palliative und Dementia Care entstanden aus der Kritik an den Zuständen der Versorgung.
- Beide Konzepte brachten innovative neue Wohn- und Versorgungsformen hervor (z. B. Hospize, Pflegeoasen).
- Soziale Inklusion ist Anliegen bei beiden.
- Beide wurden begründet von charismatischen Persönlichkeiten (Cicely Saunders bzw. Tom Kidwood), die aus England stammten.

Die Auflistung zeigt, dass beide Konzepte erstaunlich viele Parallelen aufweisen. Dies ist umso bemerkenswerter als sie sich historisch unabhängig voneinander entwickelt haben. Das soll jedoch nicht darüber hinwegtäuschen, dass es sich um unterschiedliche Felder mit je eigener Expertise handelt. Die Chance und Herausforderung liegt darin, dass beide voneinander lernen.[263] Die Konzepte ergänzen und befruchten sich wechselseitig.

4.4.2 Palliative Care in der letzten Lebensphase

Menschen mit Demenz in ihrer letzten Lebensphase sind eine ganz besonders verletzliche Personengruppe. Sie sind in all ihren Bedürfnissen, den körperlichen und den psychosozialen, auf Dritte angewiesen. Sie bedürfen daher schon früh einer palliativen Versorgung.

Bei hochaltrigen Menschen ist die Demenz meist nicht die einzige Erkrankung. Weitere chronische Erkrankungen erschweren ihr Leben, wie Herz-Kreislauf-Erkrankungen oder Diabetes Mellitus. Hinzu kommen akute Krankheiten oder Verletzungen durch Stürze. So brauchen die Menschen in dieser Zeit durchaus auch kurative Behandlung, eventuell auch Physio- oder Ergotherapie. Dies kann parallel zur palliativen Behandlung erfolgen und braucht sich nicht auszuschließen. Wichtig ist, stets über den gesamten Zeitraum hinweg immer wieder das Therapieziel zu hinterfragen und die Maßnahmen der Situation anzupassen.[264]

Unter Palliative Care wird oft »End-of-Life-Care« verstanden. Dafür besteht aber kein Grund. »Palliativ« braucht nicht mit »terminal« gleichgesetzt zu werden, denn lindernde Pflege kann auch in früheren Krankheitsstadien sinnvoll sein.[265] Nach der WHO-Definition von Palliative Care ist dies »ein Ansatz zur Verbesserung der Lebensqualität von Patienten und Familien, die mit den Problemen konfrontiert sind, welche mit einer lebensbedrohlichen Erkrankung einhergehen«[266]. Damit müssen schwer an Demenz Erkrankte als Palliativpatienten gelten. Der Bedarf an palliativer Versorgung wird bei Menschen mit Demenz auf 2–3 Jahre veranschlagt. Das entspricht der Dauer, die Menschen mit Demenzerkrankung im Durchschnitt in stationären Pflegeeinrichtungen verbringen. Nach Meinung einiger Autoren sollte gewährleistet werden, dass Palliative Care nicht nach prognostizierter Lebenserwartung verordnet wird, sondern nach Bedarf. Menschen können mit Demenz in fortgeschrittenen Stadien noch jahrelang leben. In der gesamten Zeitspanne sollten sie palliative Versorgung erhalten, nicht erst, wenn der Tod kurz bevor steht.[267]

Der Verlust der zerebralen Fähigkeiten stürzt die Erkrankten oft in tiefe Angst, Unsicherheit und Hilflosigkeit. Sie werden stark stressanfällig. Jede Veränderung bewirkt eine grundlegende Verunsicherung. Palliative »umhüllende«, beschützende Versorgung ist notwendig, um die Lebensqualität dieser Menschen zu gewährleisten.

Auch Jan Wojnar, Facharzt für Psychiatrie in Hamburg, plädiert dafür, »die gesamte Zeit der Versorgung und Betreuung an Demenz erkrankter Menschen als eine Form der Sterbebegleitung zu verstehen und entsprechend zu gestalten«[268]. Das würde bedeuten, dass Sterbebegleitung bei Menschen mit Demenz mit der demenzgerechten Versorgung und Betreuung gleichzusetzen ist.[269]

In Anbetracht der zuvor dargelegten Gegenüberstellung von Palliative und Dementia Care erübrigt sich die Notwendigkeit, Menschen mit Demenz vom Zeitpunkt der Aufnahme in ein Pflegeheim an als sterbend zu betrachten. Palliative und Dementia Care können auch für Menschen, die sich noch nicht im Sterbeprozess befinden, best mögliche Bedingungen schaffen. Palliative Kultur zeigt sich in der hospizlichen Haltung aller Mitarbeitenden, in einer Offenheit für die Themen des Lebensendes und in einer personzentrierten Kommunikationskultur. Eine strikte Trennung, wann kurative, aktivierende Maßnahmen enden und palliative Begleitung beginnt, ist nicht nötig. Im Blick auf den einzelnen Menschen in seiner jeweiligen Lebenssituation kann so für ihn gesorgt werden, dass er von Anfang an alle für ihn passende Unterstützung bekommt, um bis zu seinem Ende gut begleitet leben zu können.[270]

4.4.3 Palliative Care im Sterbeprozess

Wann genau der Sterbeprozess einsetzt, ist gerade bei Menschen mit Demenz nicht immer eindeutig zu erkennen. Anzeichen hierfür sind zunehmende Müdigkeit und körperliche Schwäche. Die Menschen essen und trinken kaum noch oder nichts mehr. Sie werden unruhiger oder aber still und in sich gekehrt. Manche beginnen, sich zu verabschieden. Mit der Zeit werden sie immer schwächer, das Bewusstsein schwindet phasenweise. Oft können Pflegende, die die Person gut kennen, den Eintritt in diese letzte Phase erkennen oder zumindest vermuten. Dann ist es sinnvoll, mit den Betroffenen (wenn es noch möglich ist), aber auch mit den Angehörigen darüber zu sprechen und gemeinsam zu überlegen, was nun in dieser Situation wichtig ist. Hat die Sterbephase begonnen, sollte das Ziel einzig und allein der Erhalt größtmöglicher Lebensqualität durch rein palliative Versorgung und Pflege sein. Alle anderen Maßnahmen, die den sterbenden Menschen belasten würden oder ihm auch nur unangenehm wären, sind nun überflüssig.[271] »Liebevolles Unterlassen«[272] nennt es der Palliativmediziner Gian Domenico Borasio.

Für eine gute Symptomkontrolle ist die aufmerksame kontinuierliche Beobachtung und Dokumentation entscheidend. So kann erfasst werden, ob Zeichen von Schmerz, Unruhe oder anderen quälenden Symptomen gezeigt werden. Diese werden entsprechend behandelt.

Der kommunikative Kontakt wird aufrecht erhalten. Dem Menschen wird immer wieder signalisiert, dass er nicht allein gelassen wird.

Wie bei anderen sterbenden Menschen wird auch hier auf wohltuende Mundpflege geachtet, die unangenehme Mundtrockenheit und Durstgefühle lindert. In dieser Phase können in der Regel alle Medikamente abgesetzt werden, ausgenommen derjenigen, welche zur Symptomlinderung benötigt werden. Auch Untersuchungen wie Blutdruck- oder Blutzuckermessen sind nun überflüssig. Gelagert wird nur insoweit, als es dem sterbenden Menschen angenehm ist. Essen und Trinken wird in der Sterbephase in aller Regel abgelehnt. Der Körper kann Speisen und Flüssigkeit nicht mehr aufnehmen und verarbeiten, sie würden den Organismus nur belasten. Im Gegenteil, eine einsetzende leichte Austrocknung führt allen Studien zufolge zu einer Erleichterung im Sterbeprozess. Die natürliche dem Sterben entsprechende Nahrungs- und Flüssigkeitskarenz wird daher akzeptiert.[273]

Die Angehörigen werden über die Situation auf dem Laufenden gehalten. Sie werden ermutigt und in der Begleitung unterstützt. Fragen werden einfühlsam und mit klaren Aussagen beantwortet, auf Ängste oder Besorgnis wird eingegangen. An manchen Stellen sind fachkundige Auskünfte und Beratung notwendig.

4.5 Lebensqualität

Die WHO (2002) nennt als entscheidendes Ziel einer palliativen Behandlung die Verbesserung der Lebensqualität und die Linderung von Leiden der Menschen mit unheilbarer Krankheit und ihrer Angehörigen.

Dass auch Menschen mit Demenz Lebensqualität empfinden können, ist für viele Nicht-Betroffene unvorstellbar. Demenz und Lebensqualität scheinen sich für sie auszuschließen. Lebensqualität wird häufig an den Maßstäben von gesunden Erwachsenen gemessen. Insbesondere der Vollbesitz der geistigen Leistungsfähigkeit wird als Voraussetzung für ein qualitätvolles Leben gesehen. Die Frage ist jedoch, wie erleben das Menschen mit Demenz selbst? Dieser Frage ist Mark Schweda in einer Untersuchung verschiedener Studien nachgegangen. Bemerkenswert ist, dass sich bei Menschen mit Demenz kein Zusammenhang zwischen kognitiver Leistungsfähigkeit und Lebensqualität herstellen lässt. Im Gegenteil, in mancher Hinsicht erleben Menschen in weiter fortgeschrittenen Stadien der Demenz mehr Lebensqualität als Menschen in früheren Stadien. Dies scheint damit zusammenzuhängen, dass die Betroffenen im Laufe der Zeit die Einsicht in die Krankheit verlieren und die damit verbundenen Einbußen kognitiv nicht mehr wahrnehmen.[274]

Das Konzept Lebensqualität beinhaltet, dass Wirkung und Nutzen palliativmedizinischer und -pflegerischer Maßnahmen nicht allein nach Veränderungen der klinischen Symptomatik und Verlängerung der Lebensspanne beurteilt werden, sondern sich vor allem am subjektiven Empfinden und Wohlbefinden der Patienten und ihrer Angehörigen bemessen. Lebensqualität ist ein »individuelles, subjektives, situatives und deshalb immer auch individuell veränderliches Konzept«[275]. Die Patienten gelten dementsprechend als Experten dafür, was für sie Lebensqualität bedeutet.

»Wohlbefinden ist der entscheidende Ausdruck der subjektiv empfundenen Lebensqualität.«[276]

Der amerikanische Psychiater und Pharmakologe Prof. Ladislav Volicer hat 1999 ein Modell entwickelt, in dem er drei Kernbereiche beschreibt, die Lebensqualität bei Menschen mit Demenzerkrankungen am Lebensende ausmachen.[277] Die drei Hauptfaktoren, die alle berücksichtigt werden sollten, sind nach diesem Modell: »Medizinische Aspekte« wie die Behandlung von Infektionen oder Fragen der Ernährung bei Schluckstörungen, »psychiatrische Symptome«, die das Verhalten der Person betreffen und »bedeutsame Aktivitäten«. Letztere, die individuell sinnstiftenden Aktivitäten, stellen nach diesem Modell die wichtigste Quelle von Lebensqualität für Menschen mit Demenz in der letzten Lebensphase dar.

Auch Menschen mit einer weit fortgeschrittenen Demenzerkrankung behalten ihre Empfindsamkeit und ihre emotionale Sensibilität. Sie nehmen ihre Umwelt wahr und haben Anspruch darauf, sozial integriert zu bleiben und Stimulation zu erhalten.[278]

Nach Marina Kojer hängt das subjektive Erleben von Lebensqualität bei Menschen mit Demenz in ihrer letzten Lebensphase insbesondere von den Beziehungen mit den Menschen in ihrer direkten Umgebung ab. Gelingt es den betreuenden Personen eine tragfähige Kommunikation herzustellen und dadurch eine vertrauensvolle Beziehung zu gestalten, so schaffen sie damit Bedingungen für die Lebensqualität der an Demenz Erkrankten.[279] Dass Beziehungen die zentrale Rolle spielen, ist inzwischen allgemeiner Konsens. Dies zeigt sich auch darin, dass der verbindlich gültige Expertenstandard Demenz[280] die Beziehungsgestaltung in den Mittelpunkt rückt.

»Beziehungen zählen zu den wesentlichen Faktoren, die aus Sicht von Menschen mit Demenz Lebensqualität konstituieren und beeinflussen.«[281]

Auch Schweda betont, dass Übersichtsstudien übereinstimmend zu dem Ergebnis kommen, dass die Lebensqualität von Menschen mit Demenz von einer personzentrierten Pflege und Betreuung abhängt, in der dem Menschen Achtung, Wohlwollen und Aufmerksamkeit entgegengebracht wird.[282]

Um die Lebensqualität von Menschen mit Demenzerkrankung, die sich verbal nicht mehr äußern können, zu erfassen, werden international Instrumente entwickelt.

Aus der Vielzahl der möglichen werden hier exemplarisch einige wenige dargestellt, die in Deutschland für die Zielgruppe der Menschen mit schwerer Demenz eingesetzt werden.

- Das **Quality of Life in Late-Stage Dementia Scale (QUALID)** wurde 2000 von Weiner an der Universität Texas entwickelt. Es ist ein Beobachtungsinstrument zur Erfassung der Lebensqualität von Menschen mit fortgeschrittener Demenz, das auch am Lebensende eingesetzt wird. Es basiert auf dem Personzentrierten Ansatz nach Kitwood. Anhand von 11 Beobachtungskomplexen mit je 5 Antwortmöglichkeiten beobachten Pflegende den Menschen mit Demenz über 7 Tage hinsichtlich seiner emotionalen Äußerungen und seines Verhaltens. Beispiele für beobachtbares Verhalten, das auf hohe Lebensqualität schließen lässt, sind z. B. »lächeln«, »freut sich am Essen« oder »erscheint ruhig.« »Weinen« oder »erscheint traurig« gelten als Indikatoren für geringes Wohlbefinden. Anhand von Punkten ergibt sich ein Summenwert, der die Lebensqualität abbildet.[283]
- H.I.L.D.E steht für **Heidelberger Instrument zur Erfassung von Lebensqualität Demenzkranker**. Es wurde zwischen 2003 und 2006 in Deutschland entwickelt und erprobt. Ziel ist, die Wir-

kung von pflegerischen Maßnahmen auf das Wohlbefinden zu erfassen. Dazu werden unter anderem verschiedene Dimensionen von Lebensqualität erfasst, wie z. B. medizinischer Status und Schmerzerleben, räumliche Umwelt, soziales Bezugssystem, Emotionalität und Zufriedenheit, sowie Kompetenzbereiche wie Alltagskompetenz und Gedächtnis zur Einschätzung des Schweregrads der Demenz. Mit insgesamt 48 Kriterien wird die Lebensqualität erfasst. Dieses Instrument zeichnet sich insbesondere dadurch aus, dass es die verbleibenden Ressourcen und Ausdruckskompetenzen der Menschen mit schwerer Demenz nutzt, um das subjektive Befinden zu beurteilen.[284]

- **Dementia Care Mapping (DCM)** ist ein von Tom Kitwood entwickeltes Evaluationsinstrument, mit dem die Qualität von Interaktionen zwischen Pflegeperson und dem Menschen mit Demenz erfasst werden soll. Hier beobachtet ein Außenstehender (»Mapper«) über mehrere Stunden hinweg den Kontakt der Pflegeperson mit dem Menschen mit Demenz hinsichtlich Verhalten, Affekt und Kontakt, Personale Detraktion und Personale Aufwerter. Die einzelnen Beobachtungsebenen sind weiter konkretisiert. Es geht um die Erfassung von Verhalten, das den Menschen in seinem Personsein bestätigt bzw. ihm dieses entzieht.[285] Der Mapper trägt seine Einschätzung des relativen Wohl- bzw. Unwohlseins der Person mit Demenz auf einer Skala von minus fünf bis plus fünf ein. Das Instrument wird unterschiedlich beurteilt: In quantitativen Studien konnte weder ein Nutzen für die Menschen mit Demenz noch eine Wirkung auf die Zufriedenheit oder Einstellung der Pflegenden nachgewiesen werden. Das Verfahren ist sehr aufwändig, und die Skalen enthalten viele Vorgaben, sodass wenig Raum für individuelle Beurteilung bleibt. Vor allem aber fühlen sich die Pflegenden beobachtet und bewertet. Die Teilnahme wird daher oft abgelehnt. Als Vorteil wird gesehen, dass durch die genaue Beobachtung ergründet werden kann, was dem Menschen mit Demenz gut tut. Darüber hinaus bietet das Instrument den Pflegenden die Möglichkeit, ihr Verhalten kritisch zu reflektieren. Pflegende, die dazu bereit sind, können von verbesserter Beziehungsqualität und Kompetenzerweiterung profitieren.[286]

- Die **Kölner Arbeitshilfe zur bedürfnisorientierten Versorgung von Menschen mit schwerer Demenz** wurde am Zentrum für Palliativmedizin der Uniklinik Köln in einem mehrjährigen Forschungsprojekt in der stationären Altenpflege entwickelt. Sie will Mitarbeitende darin unterstützen, die Bedürfnisse von Menschen mit fortgeschrittener Demenz zu erfassen und zu erfüllen. Dafür sollen unterschiedliche Elemente von Palliative Care in das alltägliche Handeln einbezogen werden. Darüber hinaus bietet sie Anregungen zur Reflexion eigenen Wissens, Ideen für den Arbeitsalltag und die Gewinnung von Sicherheit für den Umgang mit Menschen mit schwerer Demenz. Der Austausch im Team kann damit gefördert werden.[287] Sie richtet sich an Mitarbeitende verschiedener Berufsgruppen in der Versorgung von Menschen mit fortgeschrittener Demenz am Lebensende. Die Arbeitshilfe besteht aus drei Bausteinen:

- Baustein I »Grundlagen« beinhaltet die wesentlichen Merkmale einer bedürfnisorientierten Versorgung von Menschen mit schwerer Demenz.
- Baustein II »Gesamtprozess Bedürfnisanlyse« beschreibt die Durchführung und Dokumentation der personenbezogenen Bedürfnisanalyse.
- Baustein III »Bedürfniskatalog« gibt eine Gesamtübersicht zu den Bedürfnissen von Menschen mit schwerer Demenz und gibt konkrete Beispiele für Bedürfnisausprägungen und Handlungsempfehlungen.

Im Unterschied zu Assessments ist die Arbeitshilfe ein sehr frei und vielfältig nutzbares Instrument. Die Bausteine können einzeln oder in der Reihenfolge beliebig nach Bedarf eingesetzt werden. Ziel ist, zur Reflexion der individuellen Bedürfnisse von Menschen mit schwerer Demenz anzuregen, und Möglichkeiten zu entwickeln, wie ihnen begegnet werden kann.[288]

4.6 Symptommanagement

Symptomkontrolle, die häufig als Symptommanagement bezeichnet wird, ist ein wichtiger Bestandteil der Förderung und Verbesserung von Lebensqualität. Symptomkontrolle bedeutet »die gezielte Vermeidung, Erfassung und Behandlung körperlicher Beschwerden sowie psychischer, sozialer und spiritueller Belastungen, um die bestmögliche Lebensqualität der Betroffenen zu gewährleisten«[289]. Hierzu gehören unter anderem die Behandlung von Schmerzen, Mundtrockenheit, Atemnot, Übelkeit, Schlaflosigkeit und Schluckbeschwerden. Komponenten der Symptomkontrolle sind

- die Erfassung und Dokumentation der Symptome,
- der Einsatz von lindernden Maßnahmen,
- die Überprüfung der Wirksamkeit der Interventionen
- und die Befähigung der Betroffenen, belastende Symptome möglichst selbständig wirkungsvoll zu behandeln (so sie dazu noch in der Lage sind).

Die Möglichkeiten der Symptomkontrolle sind inzwischen so ausgereift, dass Menschen keine Angst mehr davor zu haben brauchen, qualvoll zu sterben[290].

Das Konzept Symptomkontrolle ist nicht unumstritten. Kritiker weisen darauf hin, dass der Begriff suggeriert, man könne grundsätzlich jedes Leiden kontrollieren. Dies lässt außer Acht, dass Leiden verschiedene Dimensionen hat, die miteinander in Verbindung stehen. So werden sich existenzielles und spirituelles Leiden der Symptomkontrolle entziehen. Sie beeinflussen aber das Erleben körperlicher Symptome. Bei Patienten und Angehörigen kann der Begriff Symptomkontrolle unrealistische Erwartungen wecken, die dann enttäuscht werden.

Im Hinblick auf Menschen mit Demenz verdient die Symptomkontrolle besondere Aufmerksamkeit. Studien zufolge erhält diese Personengruppe wesentlich weniger Schmerztherapie als Menschen gleichen Alters, die nicht an Demenz erkrankt sind[291]. Dies lässt sich mit zwei Umständen erklären: Zum einen wird oft davon ausgegangen, Menschen mit Demenz hätten weniger Schmerzen. Zum anderen erzeugt die Diagnose Demenz einen so genannten Halo-Effekt[292]: Diese Diagnose steht so stark im Vordergrund, dass sie das Vorhandensein anderer Erkrankungen »überstrahlt«. Bei älteren Menschen sind dies z. B. rheumatische oder Herz-Kreislauf-Erkrankungen, die oft schon vor der Demenz bestanden hatten. Da nicht angenommen werden kann, dass eine Demenz andere Krankheiten heilt oder ausschließt, muss davon ausgegangen werden, dass Menschen mit Demenz nicht weniger Schmerzen haben als andere.[293]

Um an Demenz erkrankte Menschen schmerztherapeutisch besser versorgen zu können, wurden in den letzten Jahren Fremdbeurteilungsinstrumente wie das BESD[294] entwickelt. Hier wird das Verhalten des Erkrankten z. B. in Atmung, Gesichtsausdruck und Körpersprache beobachtet und in entsprechenden Kategorien eines Fragebogens angekreuzt. Ein Punktwert gibt über den anzunehmenden Schmerz Auskunft. Marina Kojer betont die Grenzen solcher Instrumente:

»Durch keinen dieser Tests lassen sich Schmerzen so genau und differenziert erfassen wie durch ein kompetentes, gut beobachtendes Team«[295].

Hier wird der große Vorzug der Bezugspflege angesprochen. Pflegende, die Menschen über einen längeren Zeitraum betreuen, können Schmerzen und deren Veränderung besser einschätzen. Darüber hinaus empfehlen Studien die Kombination aus Assessmentinstrumenten und interdisziplinärer Einschätzung von Schmerzen. Noch am Anfang stehen Verfahren, die computergestützt Gesichtsausdrücke auswerten, um Schmerzen bei Menschen mit Demenz zu erkennen.[296] Auch in der Praxis zeigt sich, dass Pflegende sich vor allem auf ihre Beobachtung und Wahrnehmung verlassen. Ihnen fehlt die Zeit, aufwändige Beurteilungsbögen auszufüllen. Auch wurden sie oft nicht ausreichend dafür geschult. Die Forschung bestätigt die Ansicht, dass Assessmentinstrumente als Hilfsmittel eingesetzt werden, nicht jedoch die Beziehungspflege ersetzen können.[297]

4.7 Angehörige und Entscheidungen

Die Angehörigen spielen in allen Konzepten der Begleitung sterbender und an Demenz erkrankter Menschen eine zentrale Rolle. Einerseits werden sie als Betroffene mit begleitet, andererseits tragen sie aber selbst oft die Hauptverantwortung für die Versorgung des Sterbenden. Sie sind aktiv an Pflege und Betreuung beteiligt und bilden so die tragende Säule des Versorgungsnetzes. Die Spannung, die durch die unterschiedlichen Rollen für die pflegenden Angehörigen entsteht, ist ein nicht zu unterschätzender Belastungsfaktor. Ein defizitärer Blick der Professionellen auf Angehörige als überlastete Bedürftige wird ihnen jedoch nicht gerecht und kann als herabwürdigend erlebt werden. Angehörige sollten auch in ihrer Kompetenz gesehen und in alle Entscheidungen einbezogen werden.[298]

Die Pflegetätigkeit ist bereits an sich für pflegende Angehörige schon eine sehr beanspruchende Aufgabe. Als extrem belastend wird aber die Konfrontation mit ethischen Entscheidungen am Lebensende der an Demenz erkrankten Person erlebt. Fast immer sind es die Angehörigen, die schwerwiegende Entscheidungen – möglicherweise sogar über Leben und Tod – fällen müssen, da die Betroffenen selbst aufgrund ihrer Demenz nicht mehr dazu in der Lage sind.

Häufige Fragen, die einer Entscheidung zugeführt werden müssen, betreffen die Ernährung, insbesondere Sondenernährung, die Behandlung von Infektionen mit Antibiotika und den Umgang mit Akutsituationen. Patientenverfügungen[299] können helfen, diese Entscheidungen zu erleichtern. Dennoch erstellen aber bei weitem nicht alle Menschen ein solches Dokument, obwohl die Demenzerkrankungen mit ihrem schleichenden Verlauf im Anfangsstadium durchaus Zeit dazu ließen.

Der amerikanische Psychiater und Pharmakologe Ladislav Volicer führt Gründe dafür an, warum Menschen sich nicht zu einer Patientenverfügung entschließen: Viele Menschen können sich nicht vorstellen, aufgrund einer Erkrankung eines Tages keine Entscheidungen mehr für sich selbst fällen zu können. Oft widerstrebt es ihnen, sich mit dem eigenen Tod auseinanderzusetzen und häufig sind sie der Ansicht, es sei Aufgabe der behandelnden Ärzte, das Thema Patientenverfügung anzusprechen. Darüber hinaus vertrauen viele Menschen darauf, dass ihre Angehörigen in ihrem Sinne entscheiden, wenn es so weit ist. So kommt es, dass letztlich fast immer die Angehörigen diese ethisch schwierigen und stark emotional berührenden Entscheidungen zu treffen haben. Diese Belastungen können durch die Unterstützung, die eine vertrauensvolle Beziehung mit dem institutionellen Betreuungsteam ermöglicht, abgefedert werden.[300]

In den letzten Jahren zeigt sich hier jedoch ein Wandel. Immer mehr Menschen möchten die Kontrolle über ihren letzten Lebensabschnitt behalten und entscheiden sich für Vorausverfügungen.[301]

Nicht immer jedoch stärken Patientenverfügungen das Gefühl von Sicherheit und Kontrolle über das eigene Leben. Zuweilen werden sie aus der Sorge um eine qualifizierte Behandlung im Notfall abgelehnt. Die Furcht besteht, es könnte nicht alles medizinisch Notwendige getan werden, wenn eine Patientenverfügung vorliegt, weil sie nicht genau genug gelesen werden könnte und in Situationen zur Anwendung kommt, für die sie nicht geschrieben wurde.

»Nein, eine Patientenverfügung erstelle ich auf keinen Fall. Da tun die ja nichts mehr für mich, wenn sie sehen, die hat eine Patientenverfügung.«

4.7.1 Künstliche Ernährung

Veränderungen in der Nahrungsaufnahme gehören bei Menschen mit Demenz zu den erwartbaren Symptomen. Die Menschen nehmen im Laufe des fortschreitenden Krankheitsverlaufs immer weniger zu sich und hören irgendwann ganz auf zu essen.

Dies kann in unterschiedlichen Ursachen begründet liegen:

- Vom Nachlassen der kognitiven Fähigkeiten sind auch ganz alltagspraktische Bereiche wie die Nahrungsaufnahme betroffen. Die Erkrankten erkennen dann nicht mehr, dass sie etwas zu essen vor sich haben und wissen nicht, was sie damit anfangen sollen.
- Mit der Zeit geht schließlich selbst die Fähigkeit zu schlucken verloren.
- Eine Ablehnung von Nahrung kann auch Ausdruck von Schmerzen sein, die mit der Nahrungsaufnahme in Verbindung stehen, etwa durch Entzündungen der Mundschleimhaut.
- Essen hat eine stark psycho-soziale Komponente. Nicht zu essen kann emotionale Gründe haben, wie Traurigkeit oder Einsamkeitsgefühle[302].
- Schließlich verlieren Menschen in der Sterbephase das Hunger- und Durstgefühl. Auch Sterbende, die nicht von Demenz betroffen sind, essen dann nichts mehr.

Die Frage, wie auf die verminderte Nahrungsaufnahme reagiert werden soll, ist ein sensibles Thema, das individuell und auch im konkreten Fall immer wieder situationsangemessen erörtert und entschieden werden muss. Zunächst sind die Ursachen für die Nahrungskarenz zu untersuchen. So ist beispielsweise eine schmerzhaften Entzündung oder Verletzung im Mundraum medizinisch oder pflegerisch zu behandeln. Wo Einsamkeitsgefühle ursächlich sein könnten, wäre die empfundene oder tatsächliche soziale Isolation zu beheben. Steht das Ablehnen von Nahrung mit dem Nachlassen der Fähigkeit, bestimmte Lebensmittel aufzunehmen oder zu schlucken in Verbindung, so kann das Angebot verändert und auf entsprechende Konsistenz umgestellt werden. Das Anreichen von Essen bleibt als wertvolle Kontakt- und Kommunikationsmöglichkeit erhalten[303]. Dasein und Zuneigung vermitteln das Gefühl der Zugehörigkeit. Oft wird dies durch das gemeinsame Teilen von Mahlzeiten symbolisiert.[304]

Die Ursache für die verminderte Nahrungsaufnahme herauszufinden ist auf Grund der fehlenden verbalen Kommunikation nicht immer einfach. Hier stellt sich dann die Frage nach künstlicher Ernährung mittels einer PEG-Sonde (perkutan-endoskopische Ernährungssonde durch die Bauchdecke). Ziel könnte sein, die Lebensdauer zu verlängern, die Lebensqualität zu erhöhen oder den Ernährungsstatus zu verbessern. Studien zeigen jedoch, dass mit PEG-Sonden keines dieser Therapieziele zu erreichen ist. Im Gegenteil, eine PEG-Sonde hat bei Menschen mit fortgeschrittener Demenz nicht nur keine Wirkung, sie schadet ihnen. Nach Anlegen einer PEG steigen Infektionsrisiko und Sterbehäufigkeit signifikant an.[305] Damit sind die vorgenannten Ziele und eine fortgeschrittene Demenzerkrankung keine Indikation für das Legen einer PEG-Sonde.[306]

Zudem bedeutet das Legen einer PEG-Sonde einen massiven Eingriff und bringt für den Betroffenen Einschränkungen mit sich. Die Betroffenen tolerieren die Sonde oft nicht und ziehen sie sich möglicherweise.

Auch die Leitlinien der Deutschen Ernährungsmedizin und der Deutschen Gesellschaft für Geriatrie weisen darauf hin, dass künstliche Ernährung bei Menschen mit Demenz in der letzten Lebensphase keinen Nutzen bringt. Die Bundesärztekammer betont, dass eine inadäquate Nahrungs- und Flüssigkeitszufuhr bei Sterbenden eine schwere Belastung darstellt.[307]

Oft sind es die Angehörigen, die unter der Nahrungskarenz leiden. Abschied nehmen und Sterben rücken damit schmerzlich in die

Nähe. Auch ist es für sie eine Situation, die mit vielen Sorgen und Schuldgefühlen einhergeht, fühlen sie sich doch gerade für den Bereich Ernährung verantwortlich. Sie haben Angst, ihren Sterbenden verhungern und verdursten zu lassen. Die Angehörigen brauchen in dieser Situation kompetente Gesprächspartner, die ihnen die notwendigen Informationen geben und Alternativen aufzeigen, was sie für den ihnen nahestehenden Sterbenden tun können. Einfühlsame Gespräche sind nötig, in denen vermittelt wird, dass Hunger und Durst immer gestillt werden, dies aber nicht mit künstlicher Ernährung oder dem Zuführen einer bestimmten Kalorienmenge erreicht wird. Ihre Trauer zuzulassen und ihnen dafür Raum zu geben, wird wichtig sein und ihnen im Prozess des Abschiednehmens helfen.

4.7.2 Antibiotika-Behandlung

Eine weitere ethische Entscheidungsfrage ist die nach der Behandlung akuter Infektionen, insbesondere der Atemwege. Durch die nachlassende Fähigkeit zu schlucken, sind Aspirationspneumonien bei Menschen mit Demenz in der letzten Lebensphase häufig anzutreffen. Orale Antibiotika können oft nicht mehr geschluckt werden, sodass die Alternativen in der intravenösen Antibiotika-Therapie oder der palliativen Versorgung bestehen. Falls diese Frage nicht zu einem früheren Zeitpunkt besprochen und entschieden wurde, gilt es auch hier, eine Entscheidung im Sinne des Patienten zu fällen. Früher wurde die Pneumonie als »Freund der Alten« bezeichnet. Es galt als gnädiger Tod, an einer Lungenentzündung zu sterben. Tatsächlich ist dies auch heute noch die häufigste Todesursache bei Menschen mit Demenz. Eine kurativ ausgerichtete Antibiotika-Therapie kann mit belastenden Nebenwirkungen einhergehen und macht oft eine Klinikeinweisung unumgänglich, da die Altenpflegeeinrichtungen nicht mit den entsprechenden Voraussetzungen und Befugnissen ausgestattet sind. Die Überlebensrate durch klinische Behandlung mit Antibiotikatherapie ist nicht höher als bei palliativer Behandlung der Symptome. Andererseits kann eine Antibiotikatherapie unter Umständen der Symptomlinderung dienen. So gilt auch hier wieder, Belastungen und Nutzen gegeneinander abzuwägen und die Entscheidung an der Lebensqualität des betroffenen Menschen auszurichten.[308]

4.7.3 Klinikeinweisung

In der häuslichen Versorgung kann die schleichende Verschlechterung des Krankheitszustands oft noch bewältigt werden, Akutsituationen hingegen verunsichern pflegende Angehörigen sehr. Die Schwierigkeit besteht in der Einschätzung der Frage, ob eine Klinikeinweisung sinnvoll ist oder das Risiko negativer Folgen überwiegt. Denn gerade für Menschen mit Demenz stellt eine Klinikeinweisung eine enorme Belastung dar. Akutkrankenhäuser sind nicht auf die besonderen Bedürfnisse dieser Menschen eingerichtet. Hier herrscht ein straffer Zeitplan und die Möglichkeiten persönlicher individueller Interaktion sind begrenzt. Häufig wechselndes Personal, die neue ungewohnte Umgebung und ein Mangel an geriatrischer Fachkompetenz führen dazu, dass Menschen mit Demenz oft mit einer Verschlechterung ihres Zustands aus der Klinik zurückkommen.[309] So bringen Klinikeinweisungen am Lebensende in der Regel nicht den gewünschten Effekt. Sie stellen für Menschen mit Demenz in der Sterbephase eine große Verunsicherung dar, die, wenn irgend möglich, vermieden werden sollte. Voraussetzung ist ein gutes Netz palliativer Versorgung. Hier kommt insbesondere den begleitenden Hausärzten eine zentrale Rolle zu. Notwendig ist eine gute telefonische Erreichbarkeit, sodass die Angehörigen in Fällen akuter Verschlechterung von Symptomen oder Allgemeinzustand Rücksprache halten können was zu tun ist. Auch ambulante Hospizdienste stehen beratend zur Seite.

4.8 Nicht-medikamentöse Interventionen

Die Notwendigkeit wirksamer medikamentöser Behandlung in der palliativen Versorgung von Sterbenden wurde bereits erörtert und steht nicht in Frage. Sie wird ergänzt um die Möglichkeiten der nicht-medikamentösen Interventionen, die dem Anspruch Rechnung tragen, den Menschen in all seinen Bedürfnissen und Beschwerden ernst zu nehmen, zu begleiten und zu unterstützen.

Bei Menschen mit Demenz hängt die Lebensqualität wie beschrieben insbesondere von der Art der Beziehungen ab. Erleben Menschen mit Demenz in Begegnungen, dass sie gehört und verstanden werden, sowie angenommen und mit anderen Personen verbunden sind, hat dies entscheidende Auswirkungen auf ihr Wohlbefinden.[310]

Im Rahmen der Erarbeitung des Expertenstandards »Beziehungsgestaltung in der Pflege von Menschen mit Demenz« wurden in einer Literaturstudie verschiedene Untersuchungen zu Interventionen verglichen, die alle auf einer personzentrierten Beziehungsgestaltung beruhen.[311] Die Zusammenschau der Interventionen bildet somit einen guten Überblick über aktuell angewendete Maßnahmen im Bereich der Pflege und Betreuung von Menschen mit Demenz. Die ausgewählten Studien hatten dabei Palliative Care nicht im Blick. Da sie jedoch auf die Beziehungsgestaltung fokussieren, sind die Maßnahmen auch hier von Interesse.

Es folgt eine Auswahl der benannten Interventionen[312]. Nicht alle sind bis ans Lebensende oder bei weit fortgeschrittener Demenz von Relevanz. Die Aufzählung soll aber eine Idee von der Bandbreite an Möglichkeiten geben, die alle dem Ziel dienen, Menschen mit Demenz vor dem Hintergrund des personzentrierten Ansatzes zu betreuen.

- **Gedächtnisstützen**, z. B. personalisierte Erinnerungsbücher, mit Fotos, Bildern, einprägsamen Sätzen aus dem Leben der Bewohnerin. Diese Bücher geben Anstöße zu Gesprächsthemen, die für

die Person interessant sein könnten. Ihr Gebrauch kann die Kommunikation beleben und bereichern.
- **Geschichten**, gemeinsames Lesen und besprechen von Kurzgeschichten, Gedichten, Erzählungen. Die Teilnahme an Lesegruppen trägt zum Wohlbefinden bei. Sie gibt die Möglichkeit zu sinnvoller Interaktion und fördert Beziehungen durch den Austausch miteinander. Auch kreatives Geschichten erzählen kann sich positiv auswirken. Es fördert die Aktivität der Beteiligten, hellt die Stimmung auf und führt zu höherer Zufriedenheit.
- **Konversation** wird in vielfältigen Settings gepflegt, wie z. B. in verschiedenen Gesprächsgruppen, bei Frühstücksrunden oder auf gemeinsamen Spaziergängen. Aber auch Alltagsgespräche an sich haben einen hohen Stellenwert.
- **Kunst** lädt ein zu bedeutungsvollem Handeln. Sie gibt die Möglichkeit, ohne verbale Sprache Gefühle und Stimmungen auszudrücken. In Gruppen werden Bilder (aus)gemalt oder gemeinsam betrachtet und besprochen. Solche Gruppen fördern Kommunikation und soziale Verbundenheit untereinander.
- **Musik** ist für viele Menschen von großer Bedeutung. Auch von Demenz betroffene Menschen reagieren oft stark auf Angebote, die mit Musik verbunden sind. Musik kann positive Effekte in vielen verschiedenen Lebensbereichen bringen. Sie stellt eine Verbindung her zur Identität und zur eigenen Lebensgeschichte. Musik fördert das soziale Miteinander und hilft, sich mit anderen verbunden zu fühlen. Sie führt zu Entspannung und Stressreduktion. Insgesamt kann Musik die Lebensqualität erhöhen. Musik wird auf unterschiedliche Art eingesetzt, vom passiven Zuhören bis zum Singen und selbst musizieren mit Instrumenten. Positive Effekte zeigen sich vor allem, wenn Musik nicht als Hintergrundbeschallung abgespielt sondern bewusst angehört wird. Noch deutlicher sind die Wirkungen, wenn selbst gesungen oder gesummt wird. Es stärkt den Kontakt und die soziale Verbindung. Eine Studie zeigt, dass es aktivierend auf Menschen

mit Demenz wirken kann, wenn während der morgendlichen Grundpflege gesungen wird. Die gepflegten Personen äußern mehr positive Gefühle und der Widerstand gegen Pflegehandlungen kann reduziert werden.[313]

- **Puppen** werden in der Pflege von Menschen mit Demenz auf verschiedene Weise eingesetzt. Marina Kojer berichtet eindrucksvoll von einer alten Frau mit fortgeschrittener Demenz, die sich mit der »Adoption« einer Puppe den Kinderwunsch erfüllte, der ihr ein Leben lang versagt geblieben war. Diese Frau, die zuvor verschlossen gewesen war und alles abgelehnt hatte, wurde nun freundlich und gesprächig. Die Puppe war fortan ihr »ein und alles«. Sie schien eine heilsame Wirkung für die Frau zu haben und blieb ihre Begleitung bis zuletzt.[314] Der Einsatz von Puppen kann die Kommunikation von Mitarbeitenden und Bewohnern fördern, Bedürfnisse nach Bindung, Identität und Beschäftigung erfüllen und mitunter gar herausforderndes Verhalten reduzieren. Alltagsfähigkeiten können durch den Einsatz von Puppen verbessert werden.[315] Die zunehmende Digitalisierung hat auch in diesem Bereich Einzug gehalten. Nach der »Kuschelrobbe Paro« wurde nun eine interaktive Puppe entwickelt, die in der häuslichen Pflege von Menschen mit Demenz zum Einsatz kommen soll. Die Puppe kann sprechen, auf Sprache reagieren und sie zeigt einfache Mimik. Sie dient der Unterhaltung, indem sie z. B. zum Ergänzen von Sprichwörtern oder gemeinsamem Erzählen von Witzen oder biografischen Themen einlädt. Sie erinnert regelmäßig an Trinken und Toilettengänge und gibt Auskunft über Uhrzeit, Wetter und Fußballergebnisse des Lieblingsvereins. In die Entwicklung der Puppe wurden Betroffene und ihre Angehörigen einbezogen. Die Evaluation brachte positives Feedback. Die Puppe sorge für Abwechslung, Humor und neue Routinen. Besonders zu betonen ist, dass die computergesteuerte Puppe – wie jede Technik – Zuwendung nicht ersetzen sondern ergänzend eingesetzt werden soll.[316]

- **Snoezelen** ist eine Intervention, bei der die unterschiedlichen Sinne angesprochen werden. Es kommen z. B. Licht, Geräusche und Berührungen zum Einsatz. Wenn bekannt, wird auf die bevorzugten Sinneskanäle eingegangen. Snoezelen wird entweder in speziell dafür eingerichteten Räumen oder im Rahmen von Pflegehandlungen eingesetzt. Die verbale und nonverbale Kommunikation kann sich dadurch verbessern. Pflegenden kann der Zugang zum Menschen mit Demenz erleichtert werden.
- **Tiere** werden in immer mehr Altenpflegeeinrichtungen eingesetzt. Insbesondere Hundebesuchsdienste erfreuen die Bewohnerinnen mit ihren Besuchen. Auch bei Menschen mit weit fortgeschrittener Demenz können Tiere helfen in Kontakt zu kommen. Das Streicheln oder Halten eines Tieres kann positive Gefühle auslösen und das Wohlbefinden steigern.

Wißmann[317] zählt darüber hinaus zu den nicht-medikamentösen Interventionen Massage, Berührung und vergleichbare Anwendungen, Aromatherapie sowie Tanz- und Bewegungstherapie. Seine Recherche von Forschungsergebnissen zeigt insgesamt eine nur schmale Datenbasis zur Wirksamkeit dieser Interventionen. Dies hängt, wie schon beim allgemeinen Überblick über den Forschungsstand zum Thema Sterben und Demenz erwähnt, mit dem Umstand zusammen, dass Untersuchungen in diesem Bereich oft nicht den strengen methodenbezogenen Qualitätskriterien entsprechen[318]. Auch gibt es nur wenige Studien, die sich ausdrücklich mit den fortgeschrittenen Stadien von Demenz befassen. So werden positive Effekte zwar häufig beschrieben, in der Regel jedoch mit der eigenen Praxiserfahrung begründet. Wirklich nachgewiesen werden konnten für den Bereich der Berührungen nur die Effekte von zwei bestimmten Maßnahmen: der von **Handmassagen**, die zur sofortigen Reduktion von agitiertem Verhalten führten, und der von Berührungen als Ergänzung zu verbaler Ermutigung zur Nahrungsaufnahme. Bezüglich **Aromatherapie** konnte eine Verstärkung der Wirkung von Massagen durch die

Anwendung von Duftölen belegt werden. Die größten Effekte zeigten sich dabei in der Reduzierung von motorischer Unruhe. So kann die Aromatherapie vor dem Hintergrund dieser Studie manchmal eine Alternative zur pharmakologischen Behandlung darstellen. **Musik** gilt, wie bereits oben beschrieben, als wirkungsvolles Mittel, Zugang zu Menschen mit Demenz zu schaffen, die auf verbale Kommunikation nicht mehr ansprechen. Die Bewohner werden offener für ihre Umwelt, selbstbewusster und fröhlicher. Auch zeigen sie weniger ängstliches und aggressives Verhalten. Zudem bewirkt Musik insgesamt ein angenehmeres Arbeits- und Betreuungsklima. Gerade in der Begleitung demenziell erkrankter Sterbender zeigt sich, dass musiktherapeutisch unterstützte Sterbebegleitung wirksamer ist als der Einsatz verbaler Mittel wie Erinnerungsarbeit.

Tanz- und Bewegungstherapie versteht sich auch bei Menschen mit Demenz als ganzheitlicher Gruppenprozess, der Körperwahrnehmung, Empfindungen und Gefühle, spirituelle und psychologische Bedürfnisse ansprechen will. Der Ansatz bezieht sich auf das Konzept der Personzentrierten Pflege nach Kitwood[319] und soll den Körper und die Seele des Menschen bewegen, sodass existenzielle Fragen nach Leben und Tod erfahrbar werden. Auch bei diesem Ansatz erfolgt der Wirksamkeitsbeleg über Erfahrungsaussagen von Angehörigen und Pflegenden.

Selbst wenn die Forschungsergebnisse wissenschaftlich angreifbar sind, werden die in diesem Kapitel beschriebenen Interventionen doch in der Praxis eingesetzt und zeigen große Wirksamkeit. Im Konzept der Basalen Stimulation finden sie breite Anwendung in der Pflege und Betreuung.

4.9 Spirituelle Pflege

Die Begleitung sterbender Menschen wird in vier Dimensionen beschrieben, denen auch die Grundbedürfnisse der Sterbenden zugeordnet werden. Als vierte wird die spirituelle Dimension genannt[320]. Sie beschreibt das Bedürfnis, das eigene Leben als sinnvoll sehen zu können, es rückblickend zu bilanzieren und zum Ende hin zu »runden«. Fragen nach dem was kommt, wenn man nun stirbt, nach dem was von einem bleibt, nach dem Sinn des eigenen gelebten Lebens, nach der Erfüllung der persönlichen Lebensziele werden unter dem Begriff Spiritualität[321] gefasst. Durch die nachlassenden kognitiven Fähigkeiten wird Menschen mit Demenz eine Lebensbilanzierung mit Fortschreiten der Erkrankung immer weniger möglich. Dass auch sie spirituelle Bedürfnisse haben können, wird daher häufig außer Acht gelassen. Es verwundert nicht, dass gerade im Bereich Spiritualität in der Begleitung sterbender Menschen mit Demenz kaum Forschungen vorliegen.[322]

Um die Bedeutung der Spiritualität für Menschen mit Demenz fassen zu können, ist es notwendig, den Blick zu erweitern und die Spiritualität nicht als rein kognitiv zugängliches Phänomen zu betrachten.

»Der Mensch soll sich nicht genügen lassen an einem gedachten Gott; denn wenn der Gedanke vergeht, vergeht auch der Gott. Man soll vielmehr einen wesenhaften Gott haben, der weit erhaben ist über die Gedanken des Menschen und aller Kreatur.«[323]

Verschiedene Autoren[324] gehen in ihren Definitionen des Begriffs in der Regel vom ursprünglichen Wortstamm »spiritus« (lat.: Geist) aus und sehen in der Spiritualität eine geistige Dimension des Menschen, die über die alltägliche Erfahrungsebene hinausweist. Es geht also nicht (nur) um kirchliche oder konfessionelle Religiosität, sondern um die Frage der Deutung des eigenen Lebens und seine Einbettung in einen größeren Gesamtkontext. Der Begriff Spiritualität ist sehr weit gefasst und kann alles beinhalten, was einem Menschen Zugang schafft zu seinen geistigen Innenwelten oder dem, was ihm »heilig« ist. Viele Menschen bekennen sich zu einer Art von Verbindung mit etwas Höherem, ohne sich einer Religion oder einem Glauben zugehörig zu fühlen.

Carmen Birkholz beschreibt Spiritualität in einem umfassenden Sinn:

> »Spiritualität ist das persönliche Erleben einer Verbundenheit mit einer Macht, die außerhalb der eigenen Person liegt. Diese Macht kann personal und nonpersonal gedacht werden. Sie ermöglicht das Erleben einer Kraft, die die erlebte Realität entgrenzen und verwandeln kann. (…)
> Spiritualität hat eine kognitive und eine emotionale Ebene. Wenn die kognitive Ebene nicht mehr zur Verfügung steht, bleibt ihre Erfahrung über Gefühle bestehen und bekommt eine größere Bedeutung. Ihr Erleben kann zu einer Verankerung in den Stürmen des Lebens führen: Sie lässt dann Vertrauen in Unsicherheit erfahren, Geborgenheit in Ungeborgenheit, Zuversicht in Angst, (…)«[325]

Die Betonung der emotionalen Ebene von Spiritualität schafft einen Zugang zur seelsorgerlichen Begleitung von Menschen mit fortgeschrittener Demenz. Wenn Worte kognitiv nicht mehr erfasst werden können, kommt eine sinnlich und gefühlsmäßig erfahrbare Vermittlung zum Tragen. Spiritualität fließt ein in alltägliche Begegnungen und Verrichtungen. Sie können zum Sinnbild religiösen Trostes werden, der sich in ihnen widerspiegelt. Wo Pflege in Ruhe und Achtsamkeit geschieht, kann sich das Gefühl von Geborgenheit und Getragensein in diesen Handlungen mitteilen. Der offene Blickkontakt und die Ansprache mit dem Namen werden zum Sinnbild des Gemeintseins, das in der Bibel in tröstlichen Worten wie diesen Ausdruck findet: »Fürchte dich nicht, denn ich habe dich erlöst. Ich habe dich bei deinem Namen gerufen, du bist mein« (Jesaja Kap. 43, 2). Spiritualität in diesem Sinne verstanden, verbindet sich mit dem Alltag und gibt dem Bedürfnis nach liebevoller Zuwendung eine zusätzliche Dimension. Die menschliche Begegnung wird somit zu einem Zeichen der Liebe Gottes, wie sie im Neuen Testament an verschiedenen Stellen vermittelt wird. »Gott ist Liebe; und wer in der Liebe bleibt, der bleibt in Gott und Gott in ihm.« (1. Joh. 4, 16).[326]

Erhard Weiher sieht die Spiritualität als ein zentrales Moment menschlicher Existenz, mit Hilfe derer Menschen Krankheit, Tod und Trauer bewältigen. Sie kommt nicht erst am Ende des Lebens zum Tragen, sondern zeigt sich in seinen »körperlichen, intellektuellen, psychischen und sozialen Lebensäußerungen (...) als innerster Werte- und Beweggrund«[327]. Spiritualität ist demnach kein Randgebiet des Lebens, sondern dem Selbstverständnis einverwoben und eine wichtige Ressource.[328] Dem entsprechend wird Spiritualität in der palliativen Versorgung auch nicht als eine Art »Wahlleistung« gesehen, die je nach Bedarf und Möglichkeiten erbracht werden kann, sondern sie gehört als elementarer Bestandteil von Palliative Care gleichwertig mit den anderen Bereichen zur Begleitung Sterbender. Andreas und Birgit Heller[329] betonen in diesem Zusammenhang die Zurückhaltung vor der Missionierung am Sterbebett. Jedem Menschen spirituelle Bedürfnisse zu unterstellen, könnte dazu führen, dass Sterbende vereinnahmt werden. Sie weisen auch darauf hin, dass es zunächst in der Verantwortung der Betroffenen selbst liegt, zu entscheiden, womit sie sich in ihrer letzten Lebensphase auseinander setzen.

So ist auch – und vielleicht gerade – in diesem Bereich eine große Sensibilität nötig, um die individuellen spirituellen Bedürfnisse des Sterbenden wahrzunehmen, zu verstehen und zu beantworten. Es gilt, herauszufinden, was der Betreffende wünscht und was ihm gut tut. Dabei sollte die gleiche Sorgfalt walten, wie bei der Erhebung anderer Bedürfnisse. Dies trifft um so mehr zu, wenn Menschen aus anderen Kulturkreisen begleitet werden. Ihren religiösen Bedürfnissen gerecht zu werden, kann bedeuten, die Zugehörigen verstärkt einzubeziehen und zur Ausübung ihrer Religion zu ermutigen oder mit Geistlichen der entsprechenden Religionsgemeinschaft Kontakt aufzunehmen.

Spirituelle Begleitung ist wie jede Begleitung ein Beziehungsgeschehen, das Vertrauen und Begegnung auf Augenhöhe voraussetzt. Nicht immer sind die Sterbenden die Bedürftigen. In ihrer Art des Umgangs mit ihrer Lebenssituation können sie den Begleitern Vorbild sein und Halt geben. Geben und Nehmen sind Elemente auf beiden Seiten der Beziehung.[330] So ist nicht außer Acht zu lassen, dass die Spiritualität des Begleiters und seine eigene Haltung zu Fragen des Lebens und Sterbens in die Begleitung einfließen, wenn er sich als authentisches Gegenüber einlässt. Die Balance zu finden zwischen übereifrigen religiös-spirituellen Angeboten, die vielleicht nur den eigenen Bedürfnissen entsprechen, und übergroßer Zurückhaltung aus Sorge, dem Anderen zu nahe zu treten, ist gerade in diesem Bereich eine große Kunst. Sie erfordert Mut und Selbstreflexion.

> Frau Wolf liegt im Sterben. Sie isst und trinkt kaum mehr und schläft fast nur noch. Als ich sie besuche, ist sie wach. Sie zieht mich zu sich aufs Bett und fängt an zu sprechen. Sie spricht weit mehr als es ihr in ihrer Demenz zuletzt bis dahin möglich gewesen war: »Das Leben geht immer weiter und irgendwann ist es zu Ende. Das muss man nehmen wie es kommt, ich bin damit zufrieden. Ende gut – alles gut. Der liebe Gott hat mich noch nicht vergessen. Ich hab immer eine große Klappe gehabt, jetzt geht die Klappe zu. Ich hab ein gutes Leben gehabt. Gott hat mich lieb, jetzt holt er mich zu sich.« Frau Wolf strahlt ruhige Gelassenheit aus.

Menschen mit Demenz können in der Spiritualität Halt und Geborgenheit finden, besonders wenn sie in früheren Zeiten darin verwurzelt waren. Da in religiösen Zeremonien mit Symbolen, Ritualen und

Wiederholungen gearbeitet wird, sind dies vertraute Abläufe, die das Gefühl von Sicherheit stärken, wenn sie der Person bekannt sind. Manche Geistliche legen bewusst den Talar an, wenn sie zu einem Menschen mit Demenz gehen, um ihm über dieses visuelle Symbol ein erfahrungs- oder gefühlsmäßiges Wiedererkennen zu ermöglichen. Hierfür ist biografisches Wissen über die religiöse Einbettung der Person hilfreich[331]. Vielen älteren evangelischen Christen ist z. B. der Psalm 23 vertraut, weil er in frühester Kindheit gelernt wurde als Text, der sie durch das Leben begleitet hat. Auch das »Vater unser« ist ein Gebet, das oft selbst dann noch mitgebetet oder mit einem »Amen« bestätigt wird, wenn Menschen ansonsten überhaupt nicht mehr sprechen.

Durch Musik werden Menschen mit Demenz unmittelbar auf der Ebene der Emotionen berührt. Manchmal stimmen sie in Choräle oder andere Lieder ein und überraschen die Begleitenden, wenn sie sämtliche Verse textsicher singen. Taizé-Gesänge mit ihren schlichten Melodien und häufigen Wiederholungen können sich beruhigend und wohltuend auf Menschen mit Demenz auch in fortgeschrittensten Stadien auswirken.[332] Allerdings ist auch hier wieder zu betonen, dass dies nicht für alle Menschen gilt und keinesfalls rezeptartig angewendet werden sollte. Das gleiche gilt für rituelle Handlungen wie Segnung, Salbung, oder das Bezeichnen von Handfläche oder Stirn mit dem Kreuz. Je nachdem, welche biografischen Erfahrungen mit religiösen Riten gemacht wurden, können diese eine Quelle heilsamer, Geborgenheit vermittelnder Kraft sein. Ebenso jedoch können sie Angst und Unruhe auslösen, wenn sie mit negativen Assoziationen oder gar traumatischen Erlebnissen verknüpft sind.

Spiritualität ist ein dynamisches, mehrdimensionales Konstrukt, das sehr individuell betrachtet werden muss. Ob ein Mensch mit Demenz spirituelle Bedürfnisse hat, worauf diese gerichtet sind und wie sie sich äußern, bedarf des aufmerksamen Erkennens. Nicht umsonst beruht Palliative Care auf der interdisziplinären Zusammenarbeit der verschiedenen Professionen. So brauchen sich die Pflegenden nicht für alles zuständig zu fühlen. Seelsorgende können einbezogen werden und haben die Möglichkeit auf diesem Gebiet ihre Kompetenzen einzubringen und weiterzuentwickeln. Das schließt nicht aus, dass die eigentliche spirituelle Begleitung im alltäglichen Miteinander, quasi nebenbei, geschieht. Im Grunde kann in jeder Aussage eines Menschen auch eine religiöse Botschaft enthalten sein, die sich erschließt, wenn ein Gegenüber sie hört[333]. Die Einbeziehung von Seelsorgern kann aber zusätzliche Türen öffnen, die nicht aufgrund einer Demenzerkrankung verschlossen bleiben sollten.[334]

Das Konzept »Total Pain« sagt, dass Schmerz verschiedene Komponenten hat und dass spirituelle Begleitung dazu beitragen kann, selbst körperliche Schmerzen zu lindern. Dementsprechend gelten religiöse pflegebedürftige Menschen als konsensbereiter, belastbarer und zufriedener. Dies sollte nicht dazu verleiten, Spiritualität zu standardisieren und nutzbar zu machen. Sie rührt an etwas im Menschen, das ihm als inneres Geheimnis wichtig und wertvoll ist. Das sollte nicht instrumentalisiert werden.[335]

4.10 Konzept »Pflegeoase«

Das Konzept Pflegeoase richtet sich an Menschen in weit fortgeschrittenen Stadien einer Demenzerkrankung, die nicht mehr verbal kommunizieren können und in ihrer Bewegungsfähigkeit stark eingeschränkt sind, bis hin zur Bettlägerigkeit. Dieses Stadium entspricht der »Welt der kognitiven Schutzlosigkeit«[336]. Die Menschen sind in jeder Hinsicht vollständig auf Versorgung und Hilfe angewiesen. Die Pflegeoase wurde als Wohnform für diese Personengruppe entwickelt mit dem Ziel, Lebensqualität zu erhalten, indem auf ihre Bedürfnisse eingegangen wird. Kernidee der Pflegeoase ist, soziale Teilhabe und Nähe zu anderen Menschen zu ermöglichen, was insbesondere durch die Art der Raumgestaltung und durch kontinuierliche Präsenz von Pflegekräften gewährleistet wird.

Das Oasen-Konzept wurde erstmals 1998 in der Schweiz im Haus Sonnweid entwickelt. Ihm lag zugrunde, dass Menschen mit Demenzerkrankung sich nicht etwa zurückzogen, sondern trotz eingeschränkter Mobilität Gemeinschaft suchten.[337] In Pflegeoasen werden 6–7 Personen betreut. Im Durchschnitt steht eine Pflegeperson für drei Bewohner zur Verfügung. Die Umgebung ist sinnesanregend gestaltet. Das Konzept entstand aus der Praxis heraus und wurde von Pflegenden entwickelt. Ihre Motivation war, den Menschen eine bestmögliche, ihren Bedürfnissen angepasste Versorgung zu bieten und sie vor Vereinsamung zu schützen.[338]

Inzwischen gibt es verschiedene Ansätze von Pflegeoasen. Manche setzen das Betreuungskonzept nur tagsüber um, während die Bewohner die Nacht in Einzel- oder Doppelzimmern verbringen. Auch die Bezeichnungen unterscheiden sich (Oase, Paradies, Insel, Refugium). Gemeinsame Grundlage der Konzepte ist bei allen Unterschieden

- die besondere Gestaltung des Nahbereichs in der Raumgestaltung,
- die Zugehörigkeit zu einer überschaubaren Gemeinschaft,
- die kontinuierliche Begleitung durch die Präsenz von Bezugspersonen,
- pflegerische Interventionen der palliativen Pflege und Basalen Stimulation.[339]

Die Pflegeoase als Betreuungskonzept wurde zunächst kritisch betrachtet und kontrovers diskutiert. Der Verdacht bestand, sie könnte als Billiglösung verstanden werden und Einsparpotenzial zu Lasten der Bewohner bieten. Auch das Kuratorim Deutsche Altershilfe bezieht Stellung dazu. Pflegeexpertinnen haben gemeinsam mit einem Architektenteam das Konzept der »Qualitätsgeleiteten Pflegeoase« entwickelt, das im April 2009 auf einem Fachtag in Köln der Öffentlichkeit vorgestellt wurde: Den Menschen soll soziale Teilhabe und Nähe zu anderen ermöglicht werden, gleichzeitig aber auch die Möglichkeit zu Rückzug in ein eigenes Zimmer erhalten bleiben. Dieser doppelte

Anspruch wird realisiert durch die kreisförmig um einen zentralen Gemeinschafts- und Küchenbereich angeordneten Einzelzimmer mit zweiflügeligen Türen, die weit geöffnet werden können. Doch auch hier gehört zur Pflegeoase nicht allein das Raumkonzept. Bewegung, zumindest passive Auf- und Abbewegungen, Raumlageveränderungen und Alltagsbewegungen, die in den Pflegealltag integriert werden können, sollen sogenannten »Liegepathologien« entgegenwirken. Menschen, die keine Bewegung mehr erfahren, verlieren die Orientierung in sich, erleben Angst und Unsicherheit. Als dritter Bestandteil gehört das Personalkonzept zur »Qualitätsgeleiteten Pflegeoase«. Es besteht im Wesentlichen in der Zusammenarbeit von Pflegefachkräften mit Zusatzausbildungen z. B. in Palliative Care oder Basaler Stimulation, sowie zusätzlichen Mitarbeitenden, wie Betreuungskräften nach § 43 b SGB XI, Praktikanten und ehrenamtlich Engagierten.[340]

Der Demenz Support Stuttgart stellt in seiner Dokumentation innovativer Betreuungskonzepte für Menschen mit Demenz in fortgeschrittenen Stadien die Pflegeoase des Heiliggeiststifts in Freiburg vor. Hier gibt es seit 2004 eine »Oase« für drei bettlägerige an Demenz erkrankte Menschen. Neben der Geborgenheit vermittelnden Raumausstattung zeichnet sich der Bereich durch erhöhte Präsenz von zusätzlich in Basaler Stimulation geschultem Pflegepersonal aus. Eine spezielle Besonderheit dieser Oase ist der Einsatz von Klangschalentherapie. Die Angehörigen werden bewusst in die Betreuung eingebunden, eine kleine Gruppe Ehrenamtlicher ermöglicht eine ständige Präsenz im Oasenbereich.[341]

International gibt es inzwischen etwa 33 Pflegeoasen, ca. 28 davon in Deutschland. Sie werden als Modellprojekte geführt und in diesem Zusammenhang evaluiert. Dadurch werden umfangreiche Wissensbestände zu dieser Wohn- und Betreuungsform generiert. Von den Ergebnissen wird abhängen, ob Pflegeoasen größere Verbreitung finden werden. Der Demenz-Support Stuttgart evaluierte 2016 die Pflegeoase im Scherer Haus am Park im Klinikum Mittelbaden Hub.[342]

5 Rahmenbedingungen

»Überall da, wo gestorben wird, kann Hospizlichkeit gelebt werden: in Krankenhäusern und Altenheimen, in Pflegeeinrichtungen und zu Hause«[343].

Dieses Kapitel befasst sich mit der Frage nach den gesellschaftlichen, institutionellen und individuell-persönlichen Voraussetzungen für die Sterbebegleitung bei Menschen mit Demenz. Wie stellt sich die derzeitige Situation dar und welche Rahmenbedingungen können auf Makro-, Meso- und Mikroebene geschaffen werden, damit die oben vorgestellten Konzepte umgesetzt werden und den Betroffenen zu Gute kommen?

5.1 Versorgung zu Hause

»Das Hospiz ist nur die zweitbeste Möglichkeit«, war die Überzeugung von Cicely Saunders[344]. Die weit überwiegende Mehrheit der Menschen in Deutschland möchte zu Hause sterben. Die Hospizbewegung will dies seit jeher unterstützen und ermöglichen.

»Zu Hause« bedeutet keineswegs zwangsläufig »in den eigenen vier Wänden«. Zu Hause kann als Metapher gelten für die Geborgenheit in der Familie, für vertraute Umgebung, für einen Ort, an dem der Mensch für sich eigene Entscheidungen treffen kann. So kann das zu Hause auch die Wohnung der Tochter sein oder das Zimmer im Pflegeheim, in dem ein Mensch über Jahre hinweg gelebt hat.[345]

Dem weit verbreiteten Wunsch zu Hause zu sterben (58 %) steht gegenüber, dass dies nur bei 23 % der Menschen der Fall ist. Etwa 80 % der Deutschen sterben in Institutionen, davon ca. 60 % im Krankenhaus und 20 % in Altenpflegeheimen und Hospizen[346]. Und obwohl etwa 70 % der Menschen mit Demenz zu Hause gepflegt werden, sterben die allermeisten von ihnen in stationären Einrichtungen. In Altenpflegeheimen wiederum leiden etwa 70 % der Bewohnerinnen und Bewohner an einer Demenz.[347]

Wie ist diese Diskrepanz zu erklären? Was bewegt die Menschen dazu, ihre pflegebedürftigen Angehörigen am Ende doch in ein Heim überzusiedeln oder am Lebensende noch in eine Klinik einweisen zu lassen?

Wie muss man sich die Situation der ambulanten Versorgung von Menschen mit Demenz vorstellen? Was sind die besonderen Belastungen und wie kann diesen begegnet werden? Welche Hilfe- und Unterstützungsangebote stehen zur Verfügung? Wo bestehen Lücken und offene Bedarfe?

5.5.1 Situation der pflegenden Angehörigen

Die Versorgung sterbender an Demenz erkrankter Menschen zu Hause ist für Angehörige eine große Herausforderung. Der Wunsch des Betroffenen, zu Hause bleiben zu können, ist oft die Hauptmotivation für die Angehörigen, die Pflege im häuslichen Bereich zu ermöglichen. Der Alltag verändert sich dadurch grundlegend, nicht nur für die – meist weibliche – Hauptpflegeperson, sondern für die ganze Familie. Neben den vielfältigen Aufgaben rund um die Versorgung des Demenzerkrankten muss der eigene Alltag, zumindest in Teilen, aufrechterhalten werden. Der eigene Tagesablauf wird angepasst und unterliegt so extremen Einschränkungen. Für persönliche soziale Kontakte oder die eigene Regeneration bleibt kaum noch Zeit. Hinzu kommen finanzielle Einbußen, wenn für die Pflege die Berufstätigkeit eingeschränkt oder aufgegeben wird, und es entstehen zusätzliche Kosten durch die Versorgung. Dies sind nur einige der belastenden Faktoren.[348] Pflege ist zudem eine körperlich anstrengende Tätigkeit. Die pflegenden Frauen sind oft selbst schon höheren Alters. In der Regel sind auch die räumlichen Gegebenheiten zu Hause nicht geeignet für die Pflegesituation, was eine zusätzliche Belastung für die mitbetroffene Familie darstellt. Außerdem kennen viele Angehörige mögliche Entlastungsangebote, wie Tages-, Kurzzeit- oder Verhinderungspflege nicht.

Doch Angehörige sind nicht nur Leistungserbringer. Hinzu kommt der nahende, schon von Trauer geprägte Abschied von der zu pflegenden Person. Damit möglicherweise auch unbewusste Erinnerungen an frühere Verlusterfahrungen, und nicht zuletzt die Konfrontation mit der eigenen Endlichkeit. Neben all dem müssen Angehörige sich ständig an die wechselnden Situationen und Veränderungen anpassen, die der progrediente Krankheitsverlauf mit sich bringt. Verzweiflung wechselt mit Hoffnung, wenn sich überraschend klare Momente einstellen. Dann stellen sie möglicherweise in Frage, ob der andere überhaupt wirklich krank ist oder eventuell nur medikamentös falsch eingestellt wurde.

»Diese Achterbahn des Verlierens, Findens und wieder Verlierens untergräbt bei jedem Menschen Stabilität und Stärke.«[349]

Nicht selten ist die Unabsehbarkeit, wie lang die Pflegebedürftigkeit bestehen wird eine große Strapaze, da man nie weiß, worauf man sich einzustellen hat.

Der Abschiedsprozess beginnt für Angehörige von Menschen mit Demenz schon sehr früh, lange bevor der Sterbeprozess in unmittelbare Nähe rückt.[350] Durch die Demenz verändert sich der Mensch – und es verändert sich die Beziehung. Der gesamte Krankheitsverlauf ist von einem kontinuierlichen Abschiednehmen begleitet. Abschied von gemeinsamen Alltagsritualen, von der gewohnten Gesprächskultur, von miteinander geteilten Interessen, von der Sorge füreinander und gegenseitigem Mitdenken. Bereiche des Lebens, die möglicherweise über Jahrzehnte eine wichtige Rolle für das Paar oder die Familie spielten, fallen weg. Die Person verliert das Interesse an Themen oder Tätigkeiten, für die sie früher brannte. Ein Verlust folgt dem nächsten. Der Mensch ist noch da, während mit der Zeit immer mehr von dem, was sein Leben ausmachte, entschwindet[351]. Pauline Boss prägte dafür den Begriff »ambiguous loss«[352] – uneindeutiger, unklarer Verlust. Die Person ist noch da – und doch entfernt sie sich immer weiter, der Zugang zu ihr wird immer schwieriger. Uneindeutiger Verlust ist immer begleitet von ambivalenten Gefühlen. Der Abschied von so Vielem bringt Trauer mit sich – eine besondere Art der Trauer, weil die Person noch anwesend ist. Da ist die Sorge um den geliebten Menschen. Möglicherweise Wut über sein unverständliches Verhalten. Kummer, wenn er leidet. Der Wunsch, sein Leiden und die Situation mögen bald ein Ende haben, auch weil man sich selbst am Rand des Aushaltbaren fühlt – und zugleich möchte man, dass der geliebte Mensch bleibt. All diese unterschiedlichen Emotionen lösen oft zusätzlich Schuldgefühle aus. Pauline Boss ermutigt dazu, all das zu benennen. Es ist für Angehörige hilfreich, offen über ihre Situation und ihre Gefühle sprechen zu können und zu erfahren, dass sie damit nicht allein sind und dass ihr widersprüchliches Erleben nicht ihre Schuld ist, dann können sie leichter mit der Situation umgehen.[353]

»Es ist die Situation, die verrückt ist, nicht ich.«[354]

Trotz aller Belastungen hat die häusliche Pflege auch viele positive Seiten. So bewerten die meisten Angehörigen ihre Entscheidung für die Pflege zu Hause rückblickend als richtig und gut. Sie gewinnen Trost aus der Gewissheit, alles für den sterbenden Angehörigen getan zu haben, was in ihren Kräften stand. Und sie sind froh, den Wunsch zu Hause zu sterben – oder doch zumindest den Verbleib in der eigenen Häuslichkeit so lang es ging – ermöglicht zu haben. Es ist empirisch belegt, dass pflegende Angehörige mit ihrer Tätigkeit zufrieden sind und selbst das Gefühl haben, sich dadurch weiterentwickelt zu haben.[355]

Pauline Boss beschreibt, wie pflegende Angehörige von Menschen mit Demenz in ihrer Situation Resilienz entwickeln können. Auch im Zusammenleben mit einem an Demenz erkrankten Menschen ist es möglich, Sinn zu finden und sich seelisch weiterzuentwickeln.[356] Der Schlüssel dazu liegt im Annehmen der Uneindeutigkeit der Situation.

»Abwesenheit und Anwesenheit koexistieren bei Demenz.«[357]

In der Pflege von Menschen mit Demenz ist es hilfreich, sich im Zulassen von Widersprüchlichkeiten und im Sowohl-als-auch-Denken zu üben: Mein Gegenüber ist sowohl weg, als auch hier; ich empfinde Wut, aber auch Liebe; ich bin traurig über das Verlorene, und auch dankbar für Neues ... Damit wächst die Toleranz für Uneindeutigkeit.[358]

5.1.2 Über das Sterben sprechen

Mit dem Eintritt in die Sterbephase gelten lebensverlängernde Maßnahmen als nicht mehr angebracht. Palliative, lindernde Behandlung und Pflege, die sich an der Lebensqualität des Sterbenden orientiert, ist invasiven Maßnahmen vorzuziehen. Die Angehörigen sind immer wieder mit ethischen Entscheidungen konfrontiert, die sie stellvertretend für ihren an Demenz erkrankten Angehörigen fällen müssen[359]. Doch befindet sich die Person bereits in der Sterbephase? Diese Frage lässt sich, wie oben ausgeführt nicht immer eindeutig beantworten. Es kann sehr entlastend wirken, Angehörige an dieser Stelle mit der Verantwortung nicht allein zu lassen, sondern in Gesprächen bzw. ethischen Fallbesprechungen die Situation gemeinsam einzuschätzen und zu einer möglichst von allen getragenen Entscheidung zu gelangen, die die unterschiedlichen Blickwinkel berücksichtigt.

Die professionellen Helfer können die Angehörigen in diesen Fragen nur unterstützen, wenn eine offene Kommunikation[360] über das Sterben erfolgt. Die Angehörigen sind angewiesen auf Informationen und auf die Einschätzung erfahrener Professioneller, sollten aber auch ihrerseits als gleichwertige Gesprächspartner betrachtet werden. Angehörige brauchen Beratung, die sich an ihren Bedürfnissen, Wünschen und Anliegen orientiert und die professionelle Einschätzung nicht per se als einzig richtige präsentiert. Von professionellen Kräften wird an dieser Stelle ein hohes Maß an eigenem Reflexionsvermögen gefordert. Sie geraten gegenüber den Angehörigen sonst leicht in eine dominante Position, in der diese ihnen die Entscheidungskompetenzen abtreten oder sich – um nichts falsch zu machen – deren Meinung anschließen. Das Mäeutische Konzept[361] kann hier seine Wirkung entfalten. Verstehen sich die professionellen Kräfte als »Geburtshelfer« der eigenen Wahrheit der Angehörigen, so können sie ihnen in Abwägungs- und Entscheidungsprozessen durch kompetente Gesprächsführung helfen, das für sie innerlich als richtig und stimmig Empfundene herauszufinden und sie ermutigen, dieser »Wahrheit« zu folgen.

Hier sind auch Angehörigengruppen hilfreich. In ihnen treffen sich pflegende Angehörige von Menschen mit Demenz, um sich über ihre Erfahrungen auszutauschen. Im Hören, was andere erlebt haben oder wie sie bestimmte Schwierigkeiten meistern, können Anregungen für die eigene Pflegesituation gewonnen werden, ohne dass man sich bevormundet fühlt. Durch das eigene Erzählen wird bewusst, wie viel Erfahrung man selbst hat und welche Kompetenzen dadurch erworben werden konnten. Die gegenseitige Ermutigung und Unterstützung ist für viele Angehörige durch nichts zu ersetzen.

Auch der Palliativmediziner Gian Domenico Borasio betont, ohne Dialog gebe es keine guten Entscheidungen am Lebensende[362].

5.1.3 Bedarfe und Lücken in der Versorgung

Damit Menschen mit Demenz zu Hause sterben können, ist eine Grundvoraussetzung, dass es Angehörige gibt, die mit ihnen in derselben Wohnung oder zumindest in unmittelbarer Nähe leben. Bei den derzeitigen gesellschaftlichen Entwicklungen ist von daher fraglich, ob zukünftig überhaupt davon ausgegangen werden kann, dass an Demenz erkrankte Menschen in der eigenen Häuslichkeit versterben. In der weit überwiegenden Mehrheit der Fälle sind es Frauen, die die Versorgung pflegebedürftiger Angehöriger übernehmen, und zwar in erster Linie die Ehefrau, an zweiter Stelle Töchter und Schwiegertöchter.[363] Die Berufstätigkeit der Frauen steht aber im Widerspruch zur vollzeitlichen Pflege und Versorgung von Sterbenden. Die Mobilität in der heutigen Zeit führt zu großen räumlichen Distanzen zwischen Familienangehörigen und die generelle Instabilität familialer Bindungen trägt ihren Teil zur Vereinzelung von (alten) Menschen bei. Soll der Grundsatz »ambulant vor stationär«[364] beibehalten und der Wunsch der Menschen, zu Hause zu sterben berücksichtigt werden, hängt dies von den sozialen Netzwerken ab, die Menschen um sich haben.

Ohne Mithilfe von außen ist die Pflege auch von Angehörigen kaum zu bewältigen. Um sie über längere Zeit leisten zu können und dabei gesund zu bleiben, wird ein soziales Netz und professionelle Hilfe benötigt.[365] Oft scheitern häusliche Pflegesituationen an den Nächten, in denen die Versorgung des Sterbenden nicht gewährleistet werden kann, weil es keine finanzierbaren und qualitätvollen Lösungen für Situationen gibt, in denen die Kräfte der pflegenden Angehörigen erschöpft sind.

5.1.4 Versorgung zu Hause – und ihre Grenzen

Es gibt gute Gründe, die zur Entscheidung für eine Einrichtung führen. Meist sehen sich pflegende Angehörige schlicht an den Grenzen ihrer Belastbarkeit. Die ständige Sorge für und um den pflegebedürftigen Menschen, die Einschränkungen der eigenen alltäglichen Aktivitäten, die körperliche und seelische Belastung durch die Pflege, führen an den Rand der Erschöpfung. Darüber hinaus bieten Einrichtungen manche Vorteile:

- Die Organisationen geben Sicherheit. Angehörige fühlen sich entlastet, wenn sie die Verantwortung für ihren Sterbenden abgeben können an Personen bzw. Institutionen, denen sie die entsprechende Kompetenz zuschreiben.
- Die Organisationen vereinfachen die komplexe Situation der Versorgungsbedürftigkeit. Hier ist alles strukturell schon geregelt, was zu Hause erst aufwändig organisiert werden müsste.
- In den Organisationen ist das Sterben entpersonalisiert und entemotionalisiert. Die eigene Unsicherheit im Umgang mit Sterben und Tod findet hier einen professionellen Rahmen, der Stabilität verleiht.
- Und nicht zuletzt können die Angehörigen sich darauf verlassen, dass hier alles, was möglich ist, für ihren Sterbenden getan wird. Sie können sich auf diese Weise von der schwerwiegenden Frage entlasten, ob sie wirklich getan haben, was in ihrer Macht stand und nichts versäumt haben.[366]

5.2 Sterben und Demenz in Altenpflegeeinrichtungen

Wie beschrieben lässt sich der weit verbreitete Wunsch zuhause zu sterben, aus verschiedenen Gründen oft nicht verwirklichen: Angehörige leben weit entfernt oder sind berufstätig; die Selbstversorgungskompetenz nimmt demenzbedingt immer mehr ab und ambulante Hilfen werden nicht akzeptiert oder reichen nicht mehr aus; die Pflegebedürftigkeit steigt und die pflegenden Angehörigen fühlen sich überfordert; die Krankheitssymptome verunsichern und die Pflege zuhause ist nicht mehr zu bewältigen.

In solchen Situationen ist der Umzug in ein Pflegeheim oft unvermeidbar. Doch er muss heute nicht mehr nur als »das geringste aller Übel« angesehen werden. Pflegeeinrichtungen sind häufig besser als ihr allgemeiner Ruf. Sie wollen Menschen ein Zuhause für ihren Lebensabend bieten, öffnen sich in die Quartiere und entwickeln Konzepte für die Begleitung in der letzten Lebensphase.

Der Einzug in eine Altenpflegeeinrichtung ist für Menschen fast immer ein kritisches Lebensereignis. Sie lassen ihr gewohntes Lebensumfeld und den größten Teil ihres persönlichen Hab und Guts zurück. Sie müssen von vielem Abschied nehmen. Menschen mit Demenz fällt der Umzug in eine Pflegeeinrichtung oft besonders schwer. Sie können die Veränderung nicht einordnen. Ihnen fehlen die kognitiven Möglichkeiten der Verarbeitung der neuen Situation.[367] Andererseits gelingt die Umstellung erstaunlich leicht, wenn die Betroffenen für sich gute Bedingungen vorfinden. Werden ihre Bedürfnisse gestillt, so sind sie schnell zufrieden und vermissen ihr vorheriges Zuhause nicht, manchmal auch, weil sie sich nicht daran erinnern.

Pflegende Angehörige erleben es oft als Scheitern, ihren nahen an Demenz erkrankten Menschen in die Obhut eines Pflegeheims geben zu müssen. Manche brechen mit diesem Schritt ein Versprechen, sich gegenseitig bis zum Ende zuhause zu pflegen. Hier bedarf es der einfühlsamen Beratung und des Zuspruchs für Angehörige, damit sie die Entlastung, die ihnen dieser Schritt bringen soll, annehmen können. Bewohnerinnen und ihre Angehörigen sollten in Pflegeeinrichtungen immer als gemeinsames System betrachtet werden. Wo Angehörige sich emotional aufgefangen und angenommen fühlen, erfahren auch die Bewohnerinnen selbst Ruhe und Geborgenheit. Das Wohlbefinden der Angehörigen ist oft eng mit dem der Bewohnerinnen verknüpft.[368]

Demenz-Experte Dr. Christoph Held beschreibt, dass es Menschen mit Demenz im Pflegeheim oft besser geht als zuhause, weil sie hier nicht ständig mit der von ihnen vergessenen Vergangenheit konfrontiert werden. Auch die häusliche Umgebung wird ihnen nach und nach fremd. Sie finden sich in der eigenen Wohnung nicht mehr zurecht, und erkennen mit der Zeit selbst ihre Angehörigen nicht mehr. Dann kann der Einzug eine wohltuende Entlastung sein, weil die Konfrontation mit dem Verlorengegangenen wegfällt. Voraussetzung ist, dass die Menschen ihren Bedürfnissen gemäß versorgt werden. Hier sieht Held weniger die architektonischen und betrieblichen Konzepte einer Einrichtung als maßgeblich als die gute Aus- und Weiterbildung der Pflegenden.[369]

Pflegende zeigen eine sehr hohe Bereitschaft, Menschen mit Demenz und sterbende Menschen intensiv zu begleiten. Doch das erfordert Zeit. An ihr mangelt es überall in der Pflege. Die Pflegenden arbeiten unter enormem Zeitdruck, der sich durch Personalmangel noch verstärkt. Oft ist es für Pflegende schmerzlich zu erfahren, dass ehrenamtliche Hospiz-Mitarbeitende, die Begleitung »ihrer« Bewohner übernehmen, für die sie selbst wenig Zeit haben.

5.2.1 Implementierung von Hospiz und Palliative Care in Einrichtungen der Altenpflege

Menschen ziehen immer später in Pflegeeinrichtungen, die Verweildauer wird immer kürzer. Meist sterben die Menschen relativ bald nach Einzug in eine Altenpflegeeinrichtung.[370] Etwa ein Viertel von ihnen innerhalb der ersten 6 Monate nach Einzug, ein Drittel innerhalb des ersten Jahres.[371] Pflegeheime sind Orte des Lebens *und* des Sterbens. Will man ermöglichen, dass alle Menschen am Lebensende hospizliche Begleitung und palliative Versorgung erhalten, so ist es notwendig, diese Konzepte in die Einrichtungen zu bringen, in denen schwerkranke und sterbende Menschen mit und ohne Demenz betreut werden.

»Hospize als Kristallisationskerne einer neuen Sterbekultur zeigen modellhaft, wie die Veränderung des Umgangs mit Sterben, Tod und Trauer im 21. Jahrhundert aussehen kann. Dabei geht es nicht darum, sie einfach zu vermehren. Wichtiger ist es, dass diese Idee andere Institutionen erreicht und verändert. Da auch künftig die Menschen überwiegend in Krankenhäusern und Pflegeheimen sterben werden, gilt es, den Hospizgedanken oder besser noch hospizliches Verhalten dort zu verankern«[372].

Dies entspricht dem Grundgedanken der Hospizbewegung, Menschen dort im Sterben zu begleiten, wo sie zu Hause sind. Das ist für viele alte Menschen, insbesondere, wenn sie von Demenz betroffen sind, das Altenpflegeheim. Die Integration von Palliative Care und Hospiz in die Regelversorgung zielt darauf ab, allen Menschen einen Zugang dazu und ein Sterben in Würde zu ermöglichen.

Die Menschen sind heute zunehmend älter, wenn sie in die Altenpflegeeinrichtungen kommen. Anlass ist oft, dass die Pflegesituation zu Hause wegen Überlastung der pflegenden Angehörigen zusammenbricht oder dass ein Krankenhausaufenthalt stattgefunden hat. Die hohe Sterblichkeitsrate innerhalb weniger Monate nach Einzug in eine Pflegeeinrichtung bedeutet, dass der Heimeinzug als kritisches Ereignis im Leben eines Menschen betrachtet werden muss. Stationäre Altenpflegeeinrichtungen sind somit nicht nur Orte des Lebens sondern auch Orte des Sterbens[373]. Sie müssen sich daher mit dieser Thematik auseinandersetzen, wollen sie angemessen damit umgehen. Es genügt nicht, dass einzelne Mitarbeiterinnen ihre Wärme und Mitmenschlichkeit sterbenden Menschen geben. Die Versorgung sterbender Menschen muss in die Dienstpläne aufgenommen und Zeit dafür eingeplant werden, sonst ist es kaum möglich, eine palliative Kultur in der Einrichtung zu etablieren.[374]

Die Versorgung von sterbenden Menschen mit Demenz ist unter den gegebenen Bedingungen noch schwieriger als wenn keine Demenz vorliegt. Durch den meist sehr späten Einzug ins Pflegeheim haben die Mitarbeitenden kaum noch Gelegenheit eine Beziehung zu Menschen mit Demenz aufzubauen, die ihnen im Gespräch Einblicke in die Biografie ermöglicht. Viele Pflegende fühlen sich verunsichert, weil sie von Bewohnern mit Demenz nicht erfahren, was sie von ihnen brauchen oder erwarten. Menschen mit fortgeschrittener Demenz wiederum haben aufgrund ihrer Erkrankung nicht die Möglichkeit, sich auf das kritische Lebensereignis Heimeinzug vorzubereiten. Sie verstehen nicht was mit ihnen geschieht, was oft dazu führt, dass die Verwirrtheit beim Einzug zunimmt.[375]

Gerade in Hinblick auf Heimbewohner mit Demenz ist eine Etablierung von Rahmenbedingungen für gelingende Sterbebegleitung in Einrichtungen besonders notwendig. Es geht hier um die Schaffung einer »prothetischen Umwelt«, die den Bewohner nicht gefährdet und ihm größtmögliche Selbstbestimmung ermöglicht. Damit gelingende Sterbebegleitung gewährleistet werden kann, muss eine einheitliche Sterbekultur in der gesamten Einrichtung verankert werden.[376]

»Kultur« ist ein umfassenderer Begriff als Konzept oder Methode.[377] Kultur beschreibt eine Haltung, die sich durch alle Ebenen einer Organisation zieht. Wie dies gelingen kann wird im Folgenden für die Hospizkultur beschrieben. Die Prozesse sind übertragbar und entsprechen der Einführung einer »Demenzkultur« in Einrichtungen, z. B. durch Implementierung der Bedürfnisbegegnung bei Menschen mit schwerer Demenz[378]. Beide ergänzen und befruchten sich wechselseitig. Wo eine demenzfreundliche Kultur herrscht, wird dies allen Bewohnerinnen, Angehörigen und Mitarbeitenden der Einrichtung zu Gute kommen, nicht nur den Menschen mit Demenz. Das gleiche gilt für die Implementierung von Hospizkultur. Auch hier werden die Auswirkungen für alle spürbar werden.

5.2.2 Voraussetzungen für die Implementierung von Hospiz und Palliative Care

»Um die hospizliche und palliative Pflege und Begleitung in Pflegeheimen dauerhaft zu implementieren, bedarf es verlässlicher Finanzierungsgrundlagen, gut ausgebildeter Mitarbeiterinnen und Mitarbeiter, die Ermöglichung und Förderung ehrenamtlicher Mitarbeit, sowie einer Haltung des Annehmens und der Wertschätzung menschlichen Lebens bis zu letzt. Es muss für alle Bewohnerinnen und Bewohner eines Pflegeheimes möglich sein, gut begleitet und umsorgt sterben zu können«[379].

In diesem Zitat der Evangelischen Kirche Deutschlands werden als Voraussetzungen für die Implementierung von Hospiz und Palliative Care in Altenpflegeheime Finanzierung, Ausbildung der Mitarbeitenden, Ehrenamt und eine entsprechende Haltung dem Leben gegenüber benannt. Diese Grundsätze müssen für die Umsetzung konkretisiert werden:

Will man Hospizkultur und Palliative Care in Organisationen etablieren, so ist eine Grundvoraussetzung, dass dies nicht nur von einer Berufsgruppe oder von wenigen Experten befürwortet und umgesetzt wird, sondern dass sich alle an der Versorgung Beteiligten in einem berufs- und bereichsübergreifenden Prozess mit Fragen der guten Versorgung am Lebensende auseinandersetzen. Geschieht dies nicht, so ist die palliative Versorgung nicht zuverlässig zu gewährleisten, sondern bleibt vom Engagement einzelner Mitarbeiterinnen abhängig. Sie können jedoch das strukturelle Defizit nicht ausgleichen und werden mit innovativen Ideen an den bestehenden Strukturen, gewohnten Abläufen und Routinen und am Alltag der Organisation scheitern. Die Integration muss daher auf allen Ebenen der Organisation erfolgen und ist insbesondere von der Leitung abhängig. Organisationen lernen auf andere Art und Weise als Einzelpersonen. Dies ist für nachhaltige Veränderungen zu berücksichtigen.[380]

Erfolgreiches Lernen von Organisationen hat folgende Bedingungen:

- Es braucht den Willen der Leitung zur Veränderung.
- Diese muss ein Projekt initiieren, das nicht im Alltag aufgeht, sondern quer dazu einen Prozess in Gang bringt, in dem Implizites explizit gemacht wird und Neues eine Form erhalten kann.
- Dafür braucht es den Blick von Außen, es braucht Fremdheit, die hinterfragt, verstört, Gewohntes unter neuen Gesichtspunkten betrachtet.

- Es braucht die Zusammenschau der verschiedenen Perspektiven, die miteinander ins Gespräch kommen. Dieser Austausch muss organisiert und institutionalisiert werden.
- Der gesamte Prozess muss dokumentiert werden, um das neu generierte Wissen verfügbar zu machen, aufzunehmen und langfristig in die Organisation zu integrieren.[381]

Implementierungsprojekte sind Organisationsentwicklungsprojekte, bei denen nicht einzelne Maßnahmen in der Einrichtung eingeführt werden, sondern systematisch eine neue Kultur gefördert wird, die sich durch alle Ebenen der Organisation zieht. Diese Kultur ist eine gemeinsame Grundhaltung, die sich z. B. in der Kommunikation, im Sprachgebrauch und in den verschiedenen Handlungen der unterschiedlichen beteiligten Akteure ausdrückt.

Die Entwicklung in einer einzelnen Organisation ist nun wiederum eingebettet in die gesamtgesellschaftlichen und gesundheitspolitischen Strukturen und auf dieser (Makro-) Ebene abhängig von der Bereitstellung von Gesetzen und Rahmenvereinbarungen, Finanzierungskonzepten und einem gesellschaftlichen Auftrag, der auf kommunaler Ebene die konkrete Umsetzung unterstützt.[382]

5.2.3 Unterschiedliche Ansätze der Implementierung

Wie die Implementierung von statten geht, hängt davon ab, von welcher Ebene sie angestoßen wird. Handelt es sich um die Initiative eines Trägers zur Imageverbesserung oder wollen z. B. die Pflegenden ihre Arbeit befriedigender und sinnstiftender ausführen, um ihren eigenen Ansprüchen mehr genügen zu können? Oder wollen Hospizgruppen ihre Dienste in der Einrichtung verankern? Auffallend ist, dass der Anstoß selten von den Betroffenen, den Bewohnern oder ihren Angehörigen selbst kommt. Sie sind offensichtlich nicht in der Lage, solche Aktivitäten in Gang zu setzen und somit angewiesen auf die advokatorische Unterstützung derer, die sich der Menschen und solcher Projekte annehmen.

Im Folgenden werden unterschiedliche Ansätze der Implementierung dargestellt. Sie stehen zueinander nicht im Widerspruch und können sich in ihrer Wirkung wechselseitig ergänzen.[383]

Der Expertenwissen-Ansatz

Dieser individuumsorientierte Ansatz ist darauf ausgerichtet, Wissen, Fähigkeiten und Haltungen der Pflegenden, die die Menschen an ihrem Lebensende betreuen, zu fördern und weiterzuentwickeln. Die Pflegenden werden als Expertinnen betrachtet. Gerade in der Betreuung von Menschen mit Demenz in ihrer letzten Lebensphase kommen sie oft an die Grenzen ihrer Möglichkeiten. Daher geht es bei diesem Ansatz um die Vermittlung von Fachwissen und Kompetenzen, die dann in den alltäglichen Tätigkeiten und Behandlungskonzepten Einzug halten und auf diese Weise die Basis für strukturelle Veränderungen legen sollen. Zentral für diesen Ansatz sind fachspezifische und berufsübergreifende Aus- und Weiterbildungsmaßnahmen. Diesem Ansatz ist z. B. das Curriculum »Palliative Praxis«[384] der Robert Bosch Stiftung zuzuordnen.[385]

Der Hospizansatz

Der Hospizansatz zielt auf verschiedene Ebenen der Abläufe und Routinen in der Einrichtung und hat dabei auch die Pflegenden im Blick. Spezifisch für den Hospizansatz ist die Bedeutung, die den Ehrenamtlichen gegeben wird. Sie sind integraler Bestandteil des Konzepts. Das große Wissen, das die Hospiz-Initiativen im Laufe der letzten Jahrzehnte für den Bereich der Begleitung Sterbender entwickelt haben, wird genutzt und im Sinne eines Wissenstransfers für die Einrichtungen adaptiert. Ein Beispiel hierfür ist das Projekt des Christopherus Hospiz Vereins e. V. in München, der als ambulanter Hospizdienst seit 1985 besteht und seit Jahren mit Einrichtungen der stationären Altenhilfe kooperiert. Hierbei bildet die Erhebung des Ist-Zustands, die aus den verschiedenen Perspektiven von Mitarbeitenden und Bewohnervertreterinnen gewonnen wird, die Grundlage für die Etablierung einer multiprofessionellen Projektgruppe. Diese prüft unter externer Leitung Betreuungsabläufe und entwickelt Leitlinien und Standards, die dann erprobt werden. Schulungen zu relevanten Themen wie Bedürfniserfassung, Schmerztherapie, Patientenverfügung usw. erweitern Wissen und Kompetenzen der Mitarbeitenden unterschiedlicher Berufsgruppen. Die erarbeiteten Standards und Leitlinien finden schließlich Einzug in den Betreuungsalltag und zeigen sich z. B. in der Etablierung seelsorgerlicher Betreuung, in der bedarfsgerechten Organisation von palliativer Beratung, in der Einbeziehung ehrenamtlicher Hospizmitarbeitender, im Fort- und Weiterbildungsangebot und in der Bereitstellung der Möglichkeit für Pflegende und Angehörige, sich kommunikativ mit den Themen Sterben, Tod und Trauer auseinanderzusetzen.[386]

Der Organisationsentwicklungsansatz

Dieser Ansatz nimmt die Organisation mit ihren Lernpotenzialen und in ihrem Zusammenhang mit der Trägerstruktur in den Blick. Die Entwicklung der gesamten Einrichtung wird dadurch angestrebt. Wissensaustausch zwischen Einrichtung und Träger ist ein Element darin. Dieser Ansatz trägt der Erfahrung Rechnung, dass die Stärkung der individuellen Kompetenzen der Mitarbeitenden zwar unerlässlich ist, dass dies allein aber nicht genügt, wenn nicht auch auf organisationaler Ebene die Logiken verändert werden. Lebensqualität am Lebensende ist nur zu realisieren, wenn die Organisation entsprechend gestaltet wird und die Subsysteme mit entwickelt werden. Dazu ist eine Auseinandersetzung mit den Bedürfnissen der Betroffenen quer zu den Arbeitseinheiten, also interdisziplinär und hierarchieübergreifend nötig. Nur so kann sich die Versorgungskultur hin zu einer palliativen bzw. hospizlichen Kultur entwickeln. Solche Projekte wurden in den letzten Jahren an verschiedenen Orten durchgeführt.[387]

Der kommunale Ansatz

Die Implementierung der Hospizkultur allein in die Einrichtungen greift langfristig zu kurz, bedenkt man den wachsenden Versorgungsbedarf. Die Etablierung dieser Kultur erfordert ein Denken über die Grenzen der Einrichtung hinaus. Der kommunale Ansatz berücksichtigt daher die Einbettung der Organisation in den Kontext der Kommune und bezieht die umgebenden Strukturen und Gegebenheiten in sein Konzept mit ein[388]. Dies bedeutet insbesondere eine starke Berücksichtigung bürgerschaftlichen Engagements und ein Interesse an der Schaffung sozialer Netzwerke. Der kommunale Ansatz bemüht sich um einen breit angelegten gesundheitspolitischen Prozess, der die zukünftigen Herausforderungen und die Bedürfnisse der Betroffenen in den Blick nimmt und ins öffentliche Bewusstsein bringt, um sie so in der kommunalen Gesundheits- und Gesellschaftspolitik zu verorten. Die Bürgerinnen und Bürger, insbesondere aber die Betroffenen selbst sollen an diesen Prozessen beteiligt werden. Kommunale Altenplanung wird in den letzten Jahren von immer mehr Gemeinden eingesetzt. In einem stetigen Prozess unter Einbeziehung der verschiedensten Akteure und ihrer fachlichen Kenntnisse werden vor Ort neue Ansätze geprüft und umgesetzt. Ähnliches gilt für die Integration von Menschen mit Demenz. Auch hier gibt es in den letzten Jahren zunehmend Projekte, die Kommunen »demenzfreundlich« gestalten wollen. Die zunehmende Zahl älterer und pflegebedürftiger Menschen und die Abnahme familialer Versorgungsstrukturen zwingen zur Schaffung neuer Konzepte. Die Einrichtungen der stationären Altenpflege können hier nur ein Baustein einer großen Versorgungslandschaft sein.[389]

Das Konzept »Caring Community« will dafür Strukturen schaffen. Ausgangspunkt ist die Überzeugung, dass Teilhabe von Menschen in höherem Alter, auch mit altersspezifischen Einschränkungen wie Demenz, nur möglich ist mit dem Schaffen einer umfassenden gemeinschaftlichen Sorgekultur. Auf diese Weise sollen Menschen im Quartier, in dem sie leben, am Lebensende auch abseits der klassischen Sterbeorte Krankenhaus und Altenpflegeheim bedürfnisorientiert begleitet werden. In einem wissenschaftlich begleiteten Modellprojekt wird derzeit untersucht, welche Faktoren dazu beitragen, dass ein solches gesellschaftliches Beteiligungsformat greift und in einem Bürger-Profi-Mix Menschen gemeinsam Verantwortung übernehmen in der Sorge für Ältere. Caring Communities könnten den Zusammenhalt unserer Gesellschaft, in der traditionelle Formen des Zusammenlebens immer weniger greifen, stärken.[390]

Der Ansatz der "De-Institutionalisierung"
Dieser Ansatz geht noch einen Schritt weiter. Ging es im vorigen um die Einbettung der Organisationen in den kommunalen Gesamtkontext, so stellt dieser Ansatz die Eignung von großen stationären Einrichtungen für die Betreuung von Menschen, die palliativer Versorgung bedürfen, überhaupt in Frage. Je größer die Einrichtungen, desto mehr sind sie angewiesen auf funktionierende Regelungen, reibungslose Abläufe, verlässliche Routinen. Dies steht im Widerspruch zum Konzept von Palliative Care, bei dem es um die Berücksichtigung und Befriedigung von subjektiven, individuellen Bedürfnissen geht. Gerade an Demenz erkrankte Menschen benötigen ein hohes Maß an individueller Betreuung und Fürsorge, die den Erfordernissen von Managementnotwendigkeiten und Richtlinien zuwider läuft. Der Ansatz der De-Institutionalisierung erstrebt die Schaffung neuer alternativer Wohnformen und die Entwicklung ambulanter Versorgungsnetzwerke. Die Vision ist ein Zusammenleben von Stärkeren und Schwächeren und zwar bis zum Lebensende. Dafür braucht es eine aktive Auseinandersetzung mit den Themen Sterben, Tod und Trauer – und damit die Etablierung einer Hospizkultur, auch außerhalb der Einrichtungen im gesellschaftlichen Leben.[391]

5.2.4 Qualitätssicherung und Standards

»Programmatisch gesprochen geht es in der dritten Phase der Rezeption der Hospizidee am Beginn des dritten Jahrtausends um die Integration des Sterbens in das hoch technisierte und unter erheblichem ökonomischem und Veränderungsdruck stehende System Krankenhaus, in die Einrichtungen der stationären und ambulanten Altenhilfe und um die Standardisierung und Verbesserung der individuellen Begleitung Sterbender und ihrer Angehörigen in den betroffenen Institutionen«[392].

Der Qualität von Pflege und Betreuung in Altenpflegeeinrichtungen wird ein hoher Stellenwert beigemessen. Jährliche Überprüfungen durch den Medizinischen Dienst der Krankenkassen (MDK) sollen gewährleisten, dass die Einrichtungen den Anforderungen entsprechen. Noten, die veröffentlicht werden, sollen die Qualität verschiedener Heime sichtbar und vergleichbar machen.

In den letzten Jahren hat der Gesetzgeber die Anforderungen explizit auch auf die Versorgung am Lebensende immer weiter ausdifferenziert. Das Hospiz- und Palliativgesetz von 2015 fordert von den Einrichtungen die Weiterentwicklung von Hospizkultur und Palliativkompetenz. Bereits 2010 wurde diese Forderung in der ›Charta zur Betreuung schwerstkranker und sterbender Menschen in Deutschland‹ benannt. Organisationsentwicklung wird als elementare Voraussetzung gesehen. Die Weiterentwicklung der Instrumente und Verfahren der Qualitätssicherung und des Qualitätsmanagements werden benötigt, um die notwendigen Prozesse in Gang zu bringen und zu halten.

Wollen Pflegeeinrichtungen dem Bereich Hospiz und Palliative Care besonderen Raum geben und eine dementsprechende neue Kultur entwickeln, so ist dies, wie beschrieben, ein lang dauernder fortwährender Prozess. Qualitätsmanagementsysteme helfen, Prozesse zu erfassen, zu beschreiben und zu optimieren. Die Qualität der Prozesse beeinflusst die Qualität der Ergebnisse. Daher wird auf sie großer Wert gelegt.[393] Qualitätssicherung beruht auf drei Säulen: dem internen Qualitätsmanagement, der externen Qualitätsprüfung und der Veröffentlichung der Ergebnisse der Qualitätsprüfungen.[394] Qualitätsmanagement kommt ursprünglich aus der Industrie. Danach ist Qualität »die Beschaffenheit einer Einheit bezüglich ihrer Eignung, festgelegte oder vorausgesetzte Erfordernisse zu erfüllen«[395]. Inzwischen ist Qualitätssicherung in Kliniken, Altenpflegeeinrichtungen und bei ambulanten Pflegediensten vorgeschrieben. Dies macht sich in den verwendeten Begriffen bemerkbar. Man strebt mit einem kontinuierlichen Verbesserungsprozess (KVP) danach, die »Kunden«-Zufriedenheit zu erhöhen. Es gibt eine stetig wachsende Zahl an Qualitätsmanagementsystemen, die auch im sozialen Bereich Anwendung finden. Häufig genutzte Qualitätsmanagementkonzepte sind die Normenreihe DIN EN ISO 9000 und das ›Total Quality Management‹ (TQM).[396]

Die Themen Qualitätssicherung, die Entwicklung von Standards und die Zertifizierung von Einrichtungen werden hinsichtlich der Versorgung von Menschen am Lebensende kontrovers diskutiert, geht es doch in der Begleitung Sterbender um die individuelle Betrachtung der einzelnen Betroffenen in ihrer ganz persönliche Situation, und um Lebensqualität, die sich an subjektiven Maßstäben orientiert.[397]

Lässt sich Sterben standardisieren? Wäre das wünschenswert?

Reimer Gronemeyer spricht von einer »Industrialisierung« des Sterbens und vom Zeitalter des »qualitätskontrollierten und evaluierten Sterbens«, in dem selbst Spiritualität zum »Modul« wird. Es gehe nicht mehr um das zweckfreie Zuhören, denn Gespräche würden ebenfalls formalisiert. Der Mensch werde zur »Datenquelle«.[398] Durch die Standardisierung drohe die Gefahr, dass regionale Gepflogenheiten immer weniger zum Tragen kommen, da internationale Standards vorgeben, wie »gutes« Sterben weltweit zu sein hat.[399]

Die Kritik scheint nicht ungehört zu verhallen. Der Sprachgebrauch verändert sich. Autoren, die noch vor einigen Jahren von »Implementierung« der Hospiz- und Palliativ-Kultur sprachen, verwenden nun Begriffe wie »Integration« oder »Entwicklung«.

Nach der Logik des Qualitätsmanagements stellt sich die Situation anders dar: Sicher kann es nicht darum gehen, das Sterben selbst zu normieren, zu standardisieren, und auf seine Qualität hin zu kontrollieren. Qualitätsmanagement hat aber die systematische Sicherstellung von günstigen Bedingungen im Blick.[400]

Um die Integration einer hospizlich-palliativen Kultur in Einrichtungen zu erreichen, werden Organisationsentwicklungsprozesse auf allen Ebenen in Gang gesetzt, die darin münden sollen, eine qualitätvolle Begleitung in der letzten Lebensphase zuverlässig sicherzustellen. Dazu werden zunächst die diesbezüglichen Ziele und Wertvorstellungen der Einrichtung erarbeitet und in einem Leitbild festgelegt. Für die Umsetzung werden Standards erstellt, die die Qualität sichern sollen.[401]

Standards sind allgemeingültige Normen, die themen- und tätigkeitsbezogen festlegen, welche Leistung in einer spezifischen Situation erbracht werden soll und wie diese auszuführen ist. Die unterschiedlichen Standards stehen miteinander in Wechselwirkung und sind von einander abhängig.

Im Bereich der Sterbebegleitung soll eine multiprofessionelle Betreuung der Sterbenden und ihrer Angehörigen gewährleistet werden. Die Standards sind daher berufsübergreifend ausgerichtet. Durch die Einführung von Standards wird gewährleistet, dass Vorhaben tatsächlich umgesetzt werden, da sie verbindliche Vorgaben für die Mitarbeitenden darstellen.

Sterben lässt sich nicht standardisieren. Es kann – auch für das Qualitätsmanagement – nicht Ziel sein, höchst individuelle Lebenssituationen zu normieren oder zu vereinheitlichen.

Standards sollen vielmehr Rahmenbedingungen schaffen und somit Räume eröffnen, damit Individualität möglich wird. Sie können sensibilisieren und in schwierigen Situationen entlasten. Allerdings genügt ihre Einführung allein nicht, um qualitätvolle Sterbebleitung sicherzustellen. Die größte Gefahr der Standardisierung liegt vielleicht darin, sie in ihrer Wirksamkeit überzubewerten und das Arbeiten an individuellen Einstellungen und in alltäglichen Einzelsituationen nicht hoch genug wertzuschätzen und anzuerkennen.

Das Deutsche Netzwerk für Qualitätsentwicklung in der Pflege (DNQP) entwickelt Expertenstandards zu pflegerelevanten Themen wie Dekubitusprophylaxe, Sturzprophylaxe, Pflege von Menschen mit chronischen Wunden und anderen mehr. Ziel ist die Förderung der Pflegequalität in allen Bereichen der Pflege.[402] Den Expertenstandards liegt der aktuelle Stand der pflegewissenschaftlichen und -praktischen Erkenntnisse zugrunde. Sie sind nach § 113a Abs. 3 SGB XI von Pflegeeinrichtungen verbindlich umzusetzen.

2018 wurde der Expertenstandard »Beziehungsgestaltung in der Pflege von Menschen mit Demenz« verabschiedet, der im Folgenden vorgestellt wird.

5.2.5 Expertenstandard Demenz

Ein Expertenstandard, der die Pflege von Menschen mit Demenz in den Blick nimmt, kann nicht darauf abzielen, die Pflege zu vereinheitlichen, geht es doch gerade in diesem Bereich um das Eingehen auf den individuellen Menschen in seiner aktuellen Situation und Befindlichkeit. Der Expertenstandard ist viel mehr

> »… Ausdruck davon, dass sich die Berufsgruppe der Pflegenden auf ein zu erreichendes Niveau in der Pflege von Menschen mit Demenz verständigt hat.«[403]

Pflege von Menschen mit Demenz umfasst vielfältige Aspekte und Bereiche. Ein Expertenstandard für diesen Bereich erfordert daher, ein zentrales Thema in den Mittelpunkt zu stellen, das als Grundlage für alle weiteren Bereiche der Pflege von Bedeutung ist und in sie hinein ausstrahlt. Dieses Kernthema ist die Beziehungsgestaltung, weshalb der Expertenstandard nun im vollen Wortlaut mit dem Titel »Beziehungsgestaltung in der Pflege von Menschen mit Demenz« benannt wurde. Zugrunde liegt ihm der Ansatz der Personzentrierten Pflege[404] nach Tom Kitwood. Menschen mit Demenz sind in besonderem Maße darauf angewiesen, dass ihnen Personsein im Kontext von Beziehung verliehen wird. Beziehungsqualität zeigt sich nach diesem Standard im

»… Gefühl von Menschen mit Demenz gehört, verstanden und angenommen zu werden sowie mit anderen Personen verbunden zu sein.«[405]

Die Haltung der Pflegenden ist Voraussetzung dafür, dass Personzentrierte Pflege realisiert wird. Menschen mit Demenz sollen sich trotz ihrer Erkrankung als ebenbürtiges Gegenüber wahrgenommen und respektiert fühlen. Dass der Expertenstandard die Beziehungsgestaltung in den Blick rückt, zeigt, dass es nicht so sehr darum geht, *welche* Pflege- oder Betreuungshandlungen durchgeführt werden, als vielmehr darum, *auf welche Weise* der Person dabei begegnet wird.[406] So wird jede Pflegehandlung in ein Beziehungsgeschehen eingebunden.[407] Hilfreich für Pflegende ist es, sich in die Sichtweise der an Demenz erkrankten Person einzufühlen und ihre Perspektive einzunehmen.

Die Implementierung des Standards muss von Pflegeeinrichtungen nachgewiesen werden. Wichtig ist, dass nicht nur Pflegefachkräfte, die als Anwender ausdrücklich benannt sind, diese Haltung entwickeln, sondern alle Mitarbeitenden. Gerade der Fokus auf die Beziehungsgestaltung legt nahe, dass auch Führungskräfte die geforderte Haltung einnehmen, damit diese in der Einrichtung wachsen und zum Tragen kommen kann. Hier sind Organisationsentwicklungsprozesse nötig, um Personzentrierte Pflege dauerhaft in Einrichtungen zu verankern[408].

»Pflegende handeln in der Regel im Kontext einer Einrichtung. Ihre Haltung ist zumeist ein Spiegel dieser Institution. Daher ist die Einrichtung der primäre Adressat person-zentrierter Pflege, nicht der oder die einzelne Pflegende. Grundsätzlich werden Pflegende eher befähigt sein, person-zentriert zu handeln, wenn sie selbst (z. B. durch Führungskräfte oder Kollegen) person-zentriert behandelt werden.«[409]

Haltung und Beziehungsgestaltung an sich können nicht standardisiert und verordnet werden. Ein Expertenstandard kann aber auch in diesem Bereich Prozesse in Gang setzen, die Rahmenbedingungen und verbindliche Vorgaben schaffen, die das Ausbilden einer entsprechende Haltung und das Umsetzen der Personzentrierten Pflege begünstigen.[410]

Obwohl der Expertenstandard als Zielgruppe nicht ausdrücklich Menschen mit Demenz in der palliativen Versorgung am Lebensende im Blick hat, wird davon ausgegangen, dass auch Menschen in dieser Situation von der Einführung des Standards profitieren.[411]

Der Expertenstandard hat den Erhalt und die Förderung der Lebensqualität zum Ziel, wie es auch dem Palliative Care-Ansatz entspricht. Damit ergänzt die Implementierung des Expertenstandards die Implementierung der Hospizansatzes. In beiden Konzepten steht der Mensch als individuelle Person im Mittelpunkt, bei beiden ist die Haltung von grundlegender Bedeutung, in beiden kommt der wertschätzenden Beziehung auf Augenhöhe zentrale Bedeutung zu.

Ein weiterer Baustein der Implementierung von Hospiz und Palliativ Care in Altenpflegeeinrichtungen ist die Qualifizierung der betreuenden Personen in Pflege und Ehrenamt.

5.2.6 Qualifizierung von Mitarbeitenden

»Palliative Care gehört in die Köpfe, nicht in die Mauern.«[412]

Die Betreuung, Pflege und Begleitung sterbender Menschen mit Demenz stellt für Mitarbeitende eine große Herausforderung dar. Viele verfügen nicht über die entsprechenden notwendigen Fachkenntnisse. Oft wird Palliative Care als Sache von Spezialisten angesehen. Gerade im Bereich der Betreuung von Menschen mit Demenz sind palliative Fachkenntnisse in allen professionellen Bereichen notwendig, da sich die palliative Betreuung wie oben dargestellt, über einen langen Zeitraum erstrecken sollte und sich nicht auf ärztlich-medizinische Interventionen beschränken lässt.

Internationale Studien belegen, dass Wissen über die palliative Begleitung von Menschen mit Demenz Sicherheit und Arbeitszufriedenheit der Mitarbeitenden erhöhen kann. Da Menschen in fortgeschrittenen Stadien einer Demenz sich nicht mehr verbal äußern können, gewinnen eine gute Beobachtungsgabe und Fähigkeiten im Bereich der nonverbalen Kommunikation immer größere Bedeutung. Palliative Versorgung beruht auf der Beobachtung des Verhaltens, der nachfolgenden Interpretation der Beobachtung und der Einleitung einer entsprechenden Intervention, deren Wirkung anschließend überprüft wird. Palliative Kompetenz beinhaltet darüber hinaus verschiedene Fertigkeiten aus den Bereichen Kommunikation, Schmerz- und Symptomkontrolle, emotionale und spirituelle Unterstützung und begleitende Maßnahmen. Diese Kernkompetenzen erfordern ein hohes Maß an Empathiefähigkeit. Durch Schulung in diesen Bereichen und die Zusammenarbeit in multiprofessionellen Teams kann die Qualität der palliativen Versorgung wesentlich verbessert werden.[413]

Im Folgenden werden Konzepte zur Qualifizierung Haupt- und Ehrenamtlicher in der Begleitung sterbender Menschen mit Demenz vorgestellt.

»Palliative Praxis«

»Palliative Praxis« lautet ein Curriculum, mit dem interdisziplinäre Teams zu Palliative Care bei schwerstkranken alten Menschen mit Demenz am Lebensende geschult werden. Die Weiterbildung richtet sich an Mitarbeitende von Altenpflegeeinrichtungen, ambulanten Pflegediensten und hausärztlicher Versorgung. Sie umfasst 40 Unterrichtseinheiten und wird in der Regel als Inhouse-Schulung durchgeführt. Ziel ist es, alle am Versorgungsprozess beteiligten Berufsgruppen gemeinsam zu schulen und damit Hospizkultur und Palliativkompetenz breit in der Einrichtung zu verankern.

Das Curriculum wurde mit finanzieller Unterstützung der Robert-Bosch-Stiftung 2006 entwickelt und mit Ende der Förderung 2014 in die Verantwortung der Deutschen Gesellschaft für Palliativmedizin übergeben. Gemeinsam mit dem Deutschen Hospiz- und PalliativVerband ist sie nun für die inhaltliche Weiterentwicklung zuständig.

Das Curriculum legt seinen Schwerpunkt auf die palliative Begleitung demenziell erkrankter Menschen und ermöglicht die Aneignung von notwendigem Basiswissen. Es berücksichtigt bewusst die interdisziplinäre Zusammenarbeit, was ermöglicht, die je unterschiedlichen Perspektiven der verschiedenen Berufsgruppen kennenzulernen. Dies ist inhaltlicher Bestandteil und wird auch methodisch genutzt, indem das Curriculum sehr handlungs- und praxisnah arbeitet. Inzwischen wurden 170 Moderatorinnen für die Schulungen qualifiziert. 4.000 Personen haben die Weiterbildung »Palliative Praxis« durchlaufen.[414]

»Mit-Gefühlt«

Das Curriculum »Mit-gefühlt« wurde von der Deutschen Alzheimer Gesellschaft zusammen mit der Bundesarbeitsgemeinschaft Hospiz (heute: Deutscher Hospiz- und PalliativVerband e. V. – DHPV) entwickelt. Es erschien erstmals 2004 und liegt seit 2012 bereits in 3. erweiterter Auflage vor. Das Curriculum richtete sich ursprünglich an Ehrenamtliche, die im Rahmen ihres Hospizdienstes Menschen mit Demenz begleiten. Diese absolvieren zusätzlich zu ihrem Basis-Vorbereitungskurs diese Schulung, die in 8 Modulen Wissen über Demenz und Beziehungsgestaltung mit von Demenz Betroffenen vermittelt. Inzwischen wurde es um weitere zentrale Themen wie z. B. die Situation pflegender Angehöriger erweitert. Auch sollen damit nun professionell Tätige in der Pflege und Betreuung von Menschen mit Demenz am Lebensende erreicht werden, die sich in diesem Bereich weiterbilden wollen.[415]

5.2.7 Schlussfolgerung

Soll die Integration von Hospizidee und Palliative Care in Einrichtungen der stationären Altenpflege dauerhaft gelingen, so ist dies nicht allein über einen Bewusstseinswandel und Fortbildungen der Pflegekräfte möglich. Voraussetzung für eine Nachhaltigkeit der Maßnahmen ist, dass Träger und Führungskräfte den Umgang mit Sterben und Tod als zentrale Gestaltungsaufgabe sehen, und dass die Umsetzungsprozesse von einer breiten Beteiligung durch alle Ebenen der Organisation und darüber hinaus in benachbarte Strukturen bis hinein in die gesellschaftliche Öffentlichkeit wirksam werden. Wird die qualitätvolle Begleitung von Menschen an ihrem Lebensende lediglich an Einrichtungen delegiert, so wird sie daran scheitern. Es bedarf der gemeinsamen Anstrengung aller Beteiligten und eines gesellschaftlichen Dazulernens.[416]

5.3 Rechtliche Rahmenbedingungen

Individuelles Leben und gemeinschaftliches Zusammenleben sind eingebettet in gesetzliche Rahmenbedingungen. Dies betrifft auch das Lebensende. Im Folgenden werden rechtliche Grundlagen zu Vollmachten und Patientenverfügungen erläutert.

Daran anschließend werden einige Neuerungen ausgeführt, die in den letzten Jahren von Seiten der Gesetzgebung zur Verbesserung der Versorgung von Sterbenden und von Menschen mit Demenz auf den Weg gebracht wurden.

5.3.1 Vollmachten und Verfügungen

Bei Menschen mit Demenz sind einige medizinische Situationen erwartbar, z. B. die Frage nach künstlicher Ernährung oder Krankenhauseinweisung. Eine Behandlung setzt immer zweierlei voraus: eine Indikation und die Einwilligung des Patienten. Die erste Frage vor jeder Behandlung ist die nach der Indikation. Ist eine bestimmte Maßnahme aus ärztlicher Sicht nicht indiziert, so darf sie nicht durchgeführt werden, selbst dann nicht, wenn der Patient sie wünscht.[417] Besteht eine Indikation, so ist der Wille des Patienten zu beachten. Die Entscheidung über eine ärztliche Maßnahme wird in einem gemeinsamen Entscheidungsprozess zwischen Arzt und Patient bzw. seinem Vertreter getroffen und beinhaltet Behandlungsziel, Indikation und Patientenwillen.[418] Mit Fortschreiten der Erkrankung lassen die kognitiven Fähigkeiten eines an Demenz erkrankten Menschen immer mehr nach. Das führt im Laufe der Zeit zu Einschränkungen bis hin zum Verlust der Entscheidungsfähigkeit. Betroffene können Sachverhalte, die ihnen erklärt werden nicht mehr verstehen und die Folgen von Entscheidungen nicht überblicken oder in ihrer Reichweite einschätzen. Einwilligungsfähigkeit bezeichnet das Mindestmaß an Entscheidungsfähigkeit. Die Person ist demnach noch in der Lage, die Erklärung einer bevorstehenden Behandlungsmaßnahme in Grundzügen zu verstehen und dementsprechend einer Behandlung zuzustimmen oder sie abzulehnen.[419]

Patienten, auch wenn sie an Demenz erkrankt sind, müssen von ihren Ärzten über bevorstehende oder geplante Maßnahmen aufgeklärt werden. Ziel dieser Gespräche ist, die Entscheidungsfähigkeit zu fördern und zu unterstützen. Die Gespräche sind den Patienten und ihren Fähigkeiten anzupassen. So wird Ärzten empfohlen, in ihren Beratungsgesprächen insbesondere bei Menschen mit Demenz Ruhe und Sicherheit zu vermitteln und in angemessenem Tempo, mit Blickkontakt, klar und verständlich zu sprechen. Die betroffene Person soll persönlich angesprochen werden, statt in ihrem Beisein mit Dritten über sie zu sprechen.[420]

Versteht der Patient die Erläuterungen trotz dieser Unterstützung nicht, kann von eingeschränkter oder fehlender Einwilligungsfähigkeit ausgegangen werden. In diesem Falle hat der Arzt den Vertreter, also die bevollmächtigte Person oder den vom Gericht bestellten Betreuer in die Entscheidung einzubeziehen. Dieser hat die Aufgabe, den Patienten zu unterstützen und sich für seine Wünsche und Belange einzusetzen. Er darf nicht gegen den Willen des Betroffenen handeln oder ihn bevormunden. Um den Willen des Patienten in dieser Situation zu ermitteln, werden früher geäußerte Willensbekundungen wie schriftliche Patientenverfügungen oder mündliche Erklärungen herangezogen. Auch aktuelle Willensäußerungen werden beachtet. Hat ein Patient weder eine bevollmächtigte Person noch eine Rechtsbetreuung, so sollten sonstige nahe Vertrauenspersonen einbezogen werden. Gibt es auch sie nicht, können ethische Fallbesprechungen weiterhelfen. Letzte Instanz ist schließlich das Betreuungsgericht.[421]

Um die Verantwortung in diesen Fragen für sich selbst, das eigene Leben und wichtige Entscheidungen zu übernehmen, wird empfohlen, frühzeitig Vorsorge zu treffen, indem einer Vertrauensperson eine der im Folgenden vorgestellten Vollmachten erteilt wird. Darüber hinaus sollten mit dieser Person Gespräche über Werte, die das eigene Leben grundlegend bestimmen, über Wünsche und Vorstellungen zu bestimmten Situationen, die eintreten könnten und über alle Themen, die der betroffenen Person relevant erscheinen, geführt werden. Diese Informationen können später eine große Hilfe darstellen, wenn es darum geht, den mutmaßlichen Willen der Vollmacht gebenden Person zu ermitteln. Die in diesem Sinne geäußerten »Behandlungswünsche« sind im Falle fehlender Einwilligungsfähigkeit bei der Ermittlung des Patientenwillens zu berücksichtigen und von der bevollmächtigten Person oder dem rechtlichen Betreuer durchzusetzen, falls keine schriftliche Patientenverfügung vorliegt[422].

5.3.2 Vollmacht

Eine Vollmacht überträgt Aufgabenkreise an eine Vertrauensperson, die ab dem Moment der Unterzeichnung für die Vollmacht gebende Person tätig werden darf. Häufig werden so genannte Generalvollmachten erteilt, die weitreichende Handlungsspielräume ermöglichen. Besteht eine Vollmacht, so erübrigt sich eine rechtliche Betreuung. Diese ist dann in der Regel überflüssig.[423]

5.3.3 Vorsorgevollmacht

Mit einer Vorsorgevollmacht wird eine Person des Vertrauens bevollmächtigt, im Falle eingeschränkter oder nicht mehr bestehender Entscheidungs- oder Einwilligungsfähigkeit für die Vollmacht gebende Person Entscheidungen zu treffen, und ihren Willen gegenüber Dritten zu vertreten. Die Vorsorgevollmacht kann für verschiedene Bereiche erteilt werden, z. B. den Bereich Gesundheit. Die Vollmacht bedarf der Schriftform, eine Beurkundung ist jedoch nicht vorgeschrieben. Sie kann jederzeit widerrufen werden.

> »Eine Vorsorgevollmacht, die einer Person des Vertrauens (z. B. einem Angehörigen) erteilt wird, ist das am besten geeignete Instrument, um für den Fall der eigenen Geschäfts- oder Einwilligungsunfähigkeit Vorsorge zu treffen und dem Willen Geltung zu verschaffen.«[424]

5.3.4 Betreuungsverfügung

Die Betreuungsverfügung richtet sich an das Betreuungsgericht mit dem Auftrag, die angegebene Person als rechtliche Betreuung einzusetzen, wenn eine Betreuung notwendig werden sollte. Voraussetzung für die Einrichtung einer rechtlichen Betreuung ist die aktuelle Notwendigkeit, etwas Bestimmtes für die Person zu regeln oder zu übernehmen. Stehen andere Möglichkeiten als eine Betreuung zur Verfügung, werden diese vorgezogen. Auch darf die Betreuung nicht gegen den freien Willen des Betroffenen eingerichtet werden.

Der Betreuer wird vom Amtsgericht für bestimmte, abgegrenzte Bereiche bestellt.[425]

Die Vorsorgevollmacht hat gegenüber der Betreuungsverfügung den Vorteil, dass sie bei Einwilligungsunfähigkeit sofort greift und sich der Weg übers Amtsgericht erübrigt. In ihr können für verschiedenste Bereiche des Lebens Wünsche individuell formuliert und die Umsetzung geregelt werden. Eine Betreuung endet mit dem Tod der betreuten Person, Vollmachten gelten über den Tod hinaus.[426]

Es wird empfohlen, Vorsorgevollmachten mit einer Betreuungsverfügung zu kombinieren, für den Fall dass die Vollmacht nicht ausreicht und dadurch eine Betreuung notwendig wird.

5.3.5 Patientenverfügung

In der Patientenverfügung wird geregelt, wie in bestimmten medizinischen Situationen verfahren werden soll, wenn ein Mensch dies selbst nicht mehr mitteilen kann. Solange die Person ihren Willen äußern kann und als einwilligungsfähig gilt, hat immer ihr aktuell geäußerter Wille Vorrang. Eine Patientenverfügung kommt daher nur zum Einsatz, wenn die Einwilligungsfähigkeit eingeschränkt ist oder nicht mehr besteht. Damit sie dem Willen der Person entsprechend umgesetzt werden können, sollten die Situationen, für die die Wünsche gelten, möglichst konkret gefasst sein. Am besten ist es, hierfür einen Arzt einzubeziehen. Inhalt der Patientenverfügung können alle medizinischen Situationen und Fragestellungen sein. Die Regelungen betreffen oft insbesondere die Begrenzung von möglichen Behandlungsoptionen, wie künstliche Ernährung bzw. Flüssigkeitszufuhr oder Beatmung. Häufige Themen sind auch Schmerz- und Symptombehandlung, Wiederbelebung und Bluttransfusionen. Darüber hinaus können persönliche Wertvorstellungen und zentrale Bedürfnisse hinterlegt werden. So finden auch Wünsche zur Sterbebegleitung oder Organentnahme Platz darin. Auch ein Hinweis auf die Person, die den Willen durchsetzen soll, ist sinnvoll. Schriftliche Patientenverfügungen sind eine große Hilfe für Bevollmächtigte und Rechtsbetreuer, wenn sie in solchen Situationen für die einwilligungsunfähige Person zu entscheiden haben.

Zum Zeitpunkt der Erstellung muss die Person einwilligungsfähig sein. Eine Patientenverfügung bedarf der Schriftform nicht aber der Beurkundung. Sie hat verbindliche Gültigkeit, wenn sie auf die aktuelle Lebens- und Behandlungssituation zutrifft.[427] Auch wenn eine Person weder durch einen Betreuer noch durch eine bevollmächtigte Person in ihrem Willen vertreten wird, ist eine eindeutige Patientenverfügung für den Arzt bindend.[428]

Sowohl für Vorsorgevollmachten als auch für Patientenverfügungen gibt es eine Vielzahl an Mustern, Vordrucken und Erläuterungen, z. B. von Ärztekammern, Justizministerien oder Kirchen. Sie unterscheiden sich hinsichtlich Umfang, Differenziertheit und Art der Erstellung, z. B. durch Ankreuzen von verschiedenen Optionen oder dem Einsatz von Textbausteinen. Ob ein Formular verwendet wird und wenn ja, welches, kann die Person nach ihren persönlichen Wünschen und Wertvorstellungen entscheiden. Ärzte sind gehalten, ihre Patienten in der Erstellung einer Patientenverfügung zu unterstützen, wenn diese es wünschen. Die Fachkompetenz des Arztes kann dazu verhelfen, Situationen konkreter zu beschreiben, Maßnahmen hinsichtlich ihrer erwartbaren Wirksamkeit besser zu bewerten und die Prognose einer Krankheit realistischer einzuschätzen. Insbesondere, wenn der Patient bereits an einer Krankheit leidet, die bestimmte medizinische Situationen erwarten lässt, ist die ärztliche Beratung zur Patientenverfügung von hohem Wert.[429]

Vollmachten und Patientenverfügungen brauchen nicht handschriftlich verfasst zu werden, sie müssen aber das aktuelle Datum tragen und unterschrieben werden. Rechtlich sind weder Beurkundung noch Bezeugung durch Dritte erforderlich. Auch müssen beide nicht regelmäßig bekräftigt werden.[430]

Immer mehr Menschen in Deutschland besitzen eine Patientenverfügung. Gaben im Jahr 2012 noch lediglich 26 % der Befragten an, eine Patientenverfügung verfasst zu haben, waren es 2017 bereits

43 %. In diesem starken Anstieg zeigt sich der Wunsch, sich mit dem Lebensende auseinanderzusetzen und dafür Vorsorge zu treffen.[431] Trotz Patientenverfügungen und Vorsorgevollmachten wird es immer wieder Unsicherheiten und Fragen geben. Trifft die aktuelle Situation auf die in der Patientenverfügung beschriebenen zu? Entspricht das Verfügte noch den heutigen Ansichten des Menschen? Es können nicht alle Zweifel restlos ausgeräumt werden. Bei allen Bemühungen lässt sich das Lebensende nicht vollständig durchplanen und absichern.

5.3.6 Hospiz- und Palliativgesetz

Mit dem Hospiz- und Palliativgesetz (HPG)[432] wurden 2015 verschiedene Maßnahmen zur besseren Finanzierung der Hospizarbeit und für einen flächendeckenden Ausbau der hospizlich-palliativen Versorgung angestoßen. Zusätzliche Vergütungen und Qualifikationen von Haus- und Fachärzten, die Stärkung der ambulanten Pflege und der Netzwerkarbeit sollen insbesondere die häusliche Versorgung verbessern. Ambulante Hospizdienste erhalten Zuschüsse für Personal- und Sachkosten, stationären Hospizen werden 95 % ihrer Kosten von den Kranken- und Pflegekassen erstattet. Pflegeheime sind nun verpflichtet, sowohl mit Haus- und Fachärzten als auch mit Hospizdiensten zu kooperieren und diese Kooperationen nachzuweisen. Weiterhin besteht für Pflegeeinrichtungen die Möglichkeit, ihren Bewohnerinnen eine »Versorgungsplanung für die letzte Lebensphase« anzubieten. Die Personalkosten für dieses zusätzliche Beratungsangebot wird ihnen von den Krankenkassen erstattet. Um die Angebote von Hospiz und Palliative Care den Menschen zugänglich zu machen, haben Versicherte nun einen individuellen Beratungsanspruch gegenüber den Krankenkassen. Auch die palliative Versorgung in Krankenhäusern wurde mit dem HPG gestärkt.[433]

5.3.7 Pflegestärkungsgesetze

Die Pflegestärkungsgesetze sollen in mehreren Schritten die Situation der pflegebedürftigen Menschen und ihrer Angehörigen verbessern. Mit dem **Pflegestärkungsgesetz I** vom 1.1.2015 wurden die Leistungen für die Versicherten angehoben sowie Kurzzeit- und Verhinderungspflege ausgebaut. Notwendige Umbaumaßnahmen in der Wohnung, die der Pflegebedürftigkeit geschuldet sind, werden seitdem stärker bezuschusst, was den längeren Verbleib in der eigenen Häuslichkeit ermöglichen soll.

Am 1.1.2017 trat das **Pflegestärkungsgesetz II** in Kraft. In diesem Zusammenhang wurde ein neuer Pflegebedürftigkeitsbegriff (§ 14 SGB XI) eingeführt. Statt vormals drei Pflegestufen, gibt es seither fünf Pflegegrade. Der Grad der Pflegebedürftigkeit bemisst sich am Grad der Einschränkungen der Selbständigkeit in den verschiedenen Lebensbereichen, unabhängig davon, ob sie durch körperliche, geistige oder psychische Erkrankung bedingt sind. Insbesondere Menschen mit Demenz soll somit der Zugang zu Leistungen der Pflegeversicherung erleichtert werden. Mit dem veränderten Pflegebedürftigkeitsbegriff ist die Anzahl der Pflegebedürftigen deutlich (um 19,4 %[434]) gestiegen.[435] Das **Pflegestärkungsgesetz III** soll die Beratungssituation verbessern. Dazu erhalten die Kommunen die Möglichkeit, mehr Beratungsangebote, wie z. B. Pflegestützpunkte, aufzubauen.

5.3.8 Pflegeunterstützungsgeld und Pflegezeitgesetz[436]

Im Falle einer eintretenden Pflegebedürftigkeit können Angehörige 10 Tage ihrer Arbeit fernbleiben, um die Versorgung des pflegebedürftigen nahestehenden Menschen zu organisieren. Seit dem 1.1.2015 gibt es als Lohnersatzleistung hierfür das Pflegeunterstützungsgeld. Im Pflegezeitgesetz ist eine vorübergehende Freistellung von der Arbeit für einen Zeitraum von maximal 6 Monaten geregelt.

5.3.9 Kurzzeit-, Verhinderungspflege und Entlastungsbetrag

Um die häusliche Versorgung möglichst lang aufrecht erhalten zu können, sollen mit Kurzzeit- und Verhinderungspflege Möglichkeiten der Entlastung pflegender Angehöriger geschaffen bzw. Krisenzeiten überbrückt werden.

Kurzzeitpflege ist gedacht für die ersten Wochen nach Krankenhausaufenthalt, wenn die pflegebedürftige Person für einen begrenzten Zeitraum mehr Pflege benötigt als in der häuslichen Umgebung erbracht werden kann, oder im Falle einer Krise, die die Pflege zuhause unmöglich macht. Verhinderungspflege kann in Anspruch genommen werden, wenn pflegende Angehörige erkranken oder in den Urlaub fahren wollen. Kurzzeit- und Verhinderungspflege können miteinander kombiniert werden.

Mit einem Entlastungsbetrag von 125 Euro pro Monat sollen Menschen, die zuhause gepflegt werden, Leistungen in Anspruch nehmen können, die die häusliche Pflege entlasten, wie z. B. Tages- oder Nachtpflege, Kurzzeitpflege oder zusätzliche Betreuungsleistungen. Der Betrag kann für regelmäßige Angebote eingesetzt oder über einen längeren Zeitraum angespart werden. Der Anspruch ist in § 45 b SGB XI regelt.

5.4 Ansätze zur Verbesserung der palliativen Versorgungssituation

Wie aus den vorangegangenen Kapiteln deutlich wurde, treten sterbende Menschen mit Demenz immer mehr als eigene Zielgruppe palliativer Versorgung in den Blick. Es werden nach und nach Instrumente entwickelt, die helfen sollen, auf ihre spezifische Situation adäquat zu reagieren. Einige werden im Folgenden vorgestellt.

5.4.1 Ethische Fallbesprechungen und Ethikkomitees

Für Angehörige ist es sehr bedeutsam, in Entscheidungssituationen Unterstützung zu erhalten und die Verantwortung für Entscheidungen nicht allein tragen zu müssen. Dies ist auch für die Pflegenden und für alle anderen an der Versorgung Beteiligten wichtig. Gerade in der ambulanten Betreuung sind die Pflegenden allein unterwegs und müssen in Notfällen eigenverantwortlich – manchmal sehr rasch – schwerwiegende Entscheidungen treffen. Für die Situationen, in die sie kommen, gibt es keine Standardlösungen, wenn es beispielsweise um eine eventuelle Klinikeinweisung geht. Der Patientenwille ist oft schwer zu erkennen und die Einstellungen der Betroffenen können divergieren. Die Begleitung und Versorgung pflegebedürftiger Menschen – und gerade sterbender Menschen mit Demenz – ist immer auch moralisches Handeln, und es bedarf ethischer Reflexion, um dieses zu begründen. Seit 2006 wurden in Deutschland in verschiedenen Altenpflegeeinrichtungen ethische Fallbesprechungen und Ethikkomitees eingerichtet.

Ethische Fragen stellen sich jedoch nicht nur am Lebensende oder in Bezug auf Entscheidungen über Behandlungsbegrenzungen. Auch in alltäglichen Situationen können unterschiedliche Wertvorstellungen und Erwartungen zueinander in Widerspruch stehen.

> »Von einem ethischen Problem spricht man immer dann, wenn verschiedene Moralvorstellungen, Werte, Pflichten oder Güter miteinander in Konflikt geraten und es um verantwortliches Handeln geht.«[437]

Im Pflegealltag ergeben sich häufig Konflikte im Spannungsfeld von Pflegeerfordernissen und Selbstbestimmung der pflegebedürftigen Person. So kann es für Pflegende ein hohes Stresslevel mit sich bringen, wenn sie eine Bewohnerin waschen sollen, diese das aber dauerhaft vehement ablehnt. Nicht immer sind ethische Fragen als solche im Bewusstsein der Akteure. Eine Sensibilität dafür kann jedoch geschaffen werden. Von Ethikfragen zu unterscheiden sind Kommunikationsprobleme. Wo diese zu Grunde liegen, bedarf es einer Verbesserung der Kommunikation nicht eines ethischen Fallgesprächs.[438]

Ethische Fallbesprechungen sind ein Instrument, um den Bedarf an Austausch, Reflexion und gemeinsam getragener Entscheidungsfindung zu decken. Die unterschiedlichen Perspektiven können zusammengetragen werden, wodurch ein vollständigeres Bild der Situation gewonnen wird und eine größtmögliche Wahrscheinlichkeit besteht, im Sinne des Patienten zu entscheiden. In erster Linie zu berücksichtigen sind in solch kritischen Situationen Patientenverfügungen, wenn sie denn vorliegen. Andernfalls wird der mutmaßliche Wille des Patienten in diesen Gesprächen anhand von Aussagen der Angehörigen, ggf. des Betreuers, der Pflegenden, Ärzte und anderer Beteiligter zu ermitteln versucht.

Ethische Fallbesprechungen reagieren auf das Problem, dass akut eintretende ethische Fragen einer konkreten Entscheidung zugeführt werden müssen. Die ethischen Fallbesprechungen können daher von allen Beteiligten, die ein solches Problem sehen, zeitnah einberufen werden. Fallbesprechungen werden von geschulten Mitarbeiterinnen strukturiert und moderiert und finden innerhalb eines vorgegebenen Zeitrahmens statt. Sie folgen einem bestimmten Ablauf, der folgende Elemente enthält:

- die Benennung des ethischen Problems,
- die Fakten aus der Perspektive der unterschiedlichen Beteiligten,
- eine Sammlung möglicher Handlungsoptionen,
- ihre Bewertung vor dem Hintergrund ethischer Prinzipien,
- eine Empfehlung für den Entscheidungsträger.

Die Besprechung soll eine Unterstützung für die Person darstellen, die die Entscheidung zu treffen hat. Nicht immer wird es eine einstimmige Meinung zu einem Problem geben. Dies entspricht der Komplexität von Dilemmasituationen. Es bedeutet aber auch, dass es nicht immer nur *eine* ethisch vertretbare Lösung gibt.

Ethikkomitees sind Gremien, die für den Umgang mit wiederkehrenden ethischen Problemstellungen Leitlinien erarbeiten, die allen zur Verfügung gestellt werden, ohne direkte Handlungsanweisungen zu sein. Darüber hinaus organisieren Ethikkomitees Fortbildungen und Informationsveranstaltungen zu ethisch relevanten Themen.[439]

5.4.2 Kriseninterventionsplanung

Palliative Care ist ein Konzept, das vorausschauendes Planen beinhaltet. Dazu gehört, dass Situationen, die absehbar eintreten werden, benannt werden und dass darüber gesprochen wird, was in diesen Fällen erfolgen soll. Tritt eine solche Situation schließlich ein, so gibt es Vereinbarungen darüber, welche Schritte eingeleitet und welche unterlassen werden.

Bei hochbetagten Menschen mit Demenz sind bestimmte medizinische Akutsituationen und Beschwerden vorhersehbar. So kommt es im Verlaufe der Erkrankung in späten Stadien beispielsweise oft zu Schluckstörungen, Aspiration und Infektionen. Die Kriseninterventionsplanung ist ein Instrument, das ermöglicht, über Wünsche und Ängste in Hinblick auf Notfälle mit Bewohnerinnen und Angehörigen zu kommunizieren, um in der entsprechenden Situation schnell und sicher Entscheidungen treffen zu können. Die Gespräche finden zwischen Betroffenen, Angehörigen, Ärztin, Pflegenden und eventuell weiteren Professionen statt und berücksichtigen die vorhandenen Diagnosen und möglicherweise auftretende Komplikationen. Gemeinsame Konsensfindung und konkrete Absprachen bilden die Grundlage einer fundierten Versorgung, die neben palliativen auch kurative Interventionen beinhalten kann. Die geplanten Maßnahmen müssen dem Patientenwillen entsprechen, weshalb der Kriseninterventionsplan zeitnah nach Einzug in die Pflegeeinrichtung ausgefüllt werden und bei Bedarf ergänzt oder aktualisiert werden sollte. Für die Handlungsfähigkeit in der Akutsituation sind die Qualität der Informationen und ein rascher Zugriff darauf entscheidend. Mit dem Kriseninterventionsplan können Entscheidungswege transparent gemacht, die palliative Versorgung in Akutsituationen sichergestellt und Handlungssicherheit in Krisensituationen gewährleistet werden. Er ist sowohl für den ambulanten als auch für den stationären Bereich ein sinnvolles Instrument. Auf diese Weise können sinnlose und für die sterbende Person belastende Maßnahmen oder Klinikeinweisungen vermieden werden. Auch für Notärzte ist es hilfreich, in der Akutsituation rasch nachvollziehen zu können, welche Interventionen gezielt abgesprochen wurden.[440]

5.4.3 Gesundheitliche Versorgungsplanung für die letzte Lebensphase

Das Hospiz- und Palliativgesetz von 2015 soll die palliative Versorgung von Menschen in ihrer letzten Lebensphase verbessern und den flächendeckenden Ausbau der Versorgungsstrukturen stärken.

Neben vielen anderen Maßnahmen sind Altenpflegeeinrichtungen nun verpflichtet, Kooperationsverträge mit ambulanten Hospizdiensten zu schließen. Auch müssen sie nachweisen, dass sie frühzeitig über die Möglichkeiten der palliativen Versorgung informieren. Als spezielles Angebot wurde gemäß dem internationalen Konzept Advance Care Planing (ACP) die sogenannte »Gesundheitliche Versorgungsplanung für die letzte Lebensphase« (GVP) unter § 132 g SGB V ins Gesetz aufgenommen. Die Kosten der Beratung werden den Einrichtungen erstattet.

Pflegeeinrichtungen haben die Möglichkeit, ihren Bewohnerinnen dieses Beratungsangebot zu unterbreiten. Es handelt sich dabei um einen fachlich geleiteten Dialogprozess zwischen Bewohner, ggf. gesetzlichem Betreuer (wenn ihm der Bereich Gesundheitsfürsorge obliegt) und einer geschulten Beraterin. Angehörige oder andere relevante Personen können auf Wunsch der betroffenen Person in den Prozess einbezogen werden. Einmalig oder aber auch über einen längeren Zeitraum hinweg finden Gespräche über Vorstellungen des Betroffenen zu Leben und Sterben statt. Auch zu den Möglichkeiten hospizlich-palliativer Versorgung wird dabei beraten. Ziel ist, die Wertvorstellungen, Bedürfnisse und Wünsche zur Versorgung am Lebensende kennenzulernen, um sich daran orientieren zu können. Die Einbeziehung des Hausarztes ermöglicht, absehbare Krankheitsverläufe in die Überlegungen einzubeziehen. So können für bestimmte vorhersehbare Situationen im Sinne der Vorstellung des Betroffenen Entscheidungen gefällt und niedergelegt werden, die auf Grundlage fundierter Informationen getroffen werden. Inhalt der GVP sind insbesondere auch Behandlungsbegrenzungen. Gerade bei Menschen, die an Demenz erkrankt sind, zeigen viele Studien, dass bestimmte Maßnahmen wie Krankenhauseinweisungen am Lebensende, Antibiotikabehandlung oder das Legen einer PEG-Sonde keine Verbesserung der Lebensqualität bringen. Im Rahmen der Gespräche kann dies in Entscheidungsprozesse einfließen. Die Gespräche können in eine Patientenverfügung, eine Vollmacht oder einen Kriseninterventionsplan münden, müssen aber nicht zwingend ein Dokument hervorbringen.

Der Vorteil gegenüber einer herkömmlichen Patientenverfügung ist die längerfristige gedankliche und emotionale Auseinandersetzung mit dem Thema. Was Menschen sich wünschen oder für bestimmte Situationen vorstellen, liegt in der Regel nicht als fertiges Gedankengut vor, das nur in eine Verfügung übertragen zu werden braucht. Oft werden die Werte erst im Dialog bewusst. In Gesprächen kommen unterschiedliche Perspektiven zusammen, die zu einer differenzierten Betrachtung führen. Das selbstbestimmte Entscheiden über Behandlungswünsche in der letzten Lebensphase soll helfen, auf Krisensituationen besser vorbereitet zu sein. Es soll das Gefühl von Selbstwirksamkeit und Autonomie stärken und so zu Erhalt und Verbesserung der Lebensqualität beitragen.[441]

Wichtig und oft noch nicht wirklich berücksichtigt ist, dass die Planungen schließlich auch umgesetzt werden und in den regionalen Strukturen bekannt sind. Die Dokumente müssen so hinterlegt werden, dass sie im Bedarfsfall zugänglich sind.[442]

Eine Vereinbarung[443] zwischen GKV-Spitzenverband und Wohlfahrtsverbänden vom 13.12.2017 zu Inhalten und Anforderungen regelt die konkrete Umsetzung. Danach soll mit der Einführung von GVP ein Organisationsentwicklungsprozess in Gang gesetzt werden, der die Einbindung von GVP in die Strukturen der Einrichtung sicherstellt. Bietet eine Einrichtung GVP an, so sind alle gesetzlich Krankenversicherten anspruchsberechtigt. Die Gespräche zur gesundheitlichen Versorgungsplanung nach § 132g SGB V werden von einer hierfür qualifizierten Beratungsperson durchgeführt und dokumentiert.

5.4.4 Vernetzung der unterschiedlichen Berufsgruppen
Eine hochwertige Versorgung von Menschen mit Demenz an ihrem Lebensende ist nur möglich in der Zusammenarbeit multiprofessioneller Teams. Ziel ist, durch die Berücksichtigung der unterschiedlichen Perspektiven und Kompetenzen die Lebensqualität sterbender Menschen mit Demenz zu erhalten bzw. zu verbessern.[444]

Für einen Großteil der sterbenden Menschen, die medizinische und pflegerische Betreuung benötigen, ist die Allgemeine Ambulante Palliativversorgung (AAPV) die ausreichende und angemessene Form der Versorgung. Gerade in der ambulanten Versorgung ist eine Kooperation der unterschiedlichen Professionen Voraussetzung, um eine ansonsten unumgängliche Krankenhauseinweisung oder den Umzug in ein Pflegeheim zu vermeiden. Hausärzte und Pflegedienste sind hier an erster Stelle zu nennen.[445] Hausärzte sind oft Vertrauenspersonen, die ihre Patienten über Jahre hinweg kennen und sie vom Anfang ihrer Erkrankung an begleiten. Allerdings sind ihnen durch die Gebührenordnungen enge Grenzen gesteckt und es erfordert hohes persönliches Engagement der Ärzte, wenn sie eine engmaschige Begleitung Sterbender zu Hause durch regelmäßige Hausbesuche ermöglichen wollen. Mit in Kraft treten des Hospiz- und Palliativgesetzes wurden hier neue Vergütungsgrundlagen geschaffen, die die palliative Versorgung verbessern sollen und auch

Zusatzqualifikationen und Netzwerkarbeit beinhalten.[446] Das trifft entsprechend für Fachärztinnen zu. Auch die ambulanten Pflegedienste spielen eine zentrale Rolle in der Versorgung zuhause. Bei Bedarf werden geschulte Ehrenamtliche von Hospizdiensten einbezogen. Reichen die Leistungen der Allgemeinen Ambulanten Palliativversorgung nicht aus, um den Bedürfnissen der schwerkranken Person und ihrer Angehörigen gerecht zu werden, so wird die Spezialisierte Ambulante Palliativversorgung einbezogen.[447]

Um die Kommunikation über Schnittstellen hinweg zu gewährleisten, ist es notwendig die Zuständigkeit für die Koordination zu klären. Diese Aufgabe können die Angehörigen nicht nebenbei leisten und sie sollte ihnen nicht aufgebürdet werden. Um hier Klarheit zu schaffen, wurde vom Gesetzgeber geregelt, dass das Case Management, also die Koordination der Versorgung, Bestandteil der Leistungen von SAPV ist.[448]

5.5 Ehrenamtliche in der Begleitung sterbender Menschen mit Demenz

Ehrenamtliche Hospizmitarbeitende leisten einen wichtigen Beitrag in der Versorgung und Begleitung sterbender Menschen mit Demenz. Sie sind daraus nicht mehr wegzudenken. Sie schenken ihnen ihre Zeit, sprechen mit ihnen, fühlen sich in sie ein, vermitteln Nähe und Geborgenheit. Darüber hinaus entlasten sie die Angehörigen und das Pflegepersonal in Altenpflegeeinrichtungen. Ehrenamtliche in der Hospizarbeit durchlaufen einen mehrwöchigen modularen Kurs, mit dem sie auf ihre Aufgaben vorbereitet werden. Für diese Vorbereitungskurse gelten Qualitätsrichtlinien, die vom Deutschen Hospiz- und Palliativverband veröffentlicht wurden. Sie enthalten neben den zu vermittelnden relevanten Themen der Sterbebegleitung auch Vorgaben zu Voraussetzungen der Ehrenamtlichen und zur Qualifikation der Ausbilderinnen.[449]

5.5.1 Voraussetzungen für den Einsatz Ehrenamtlicher

Sterbebegleitung bei Menschen mit Demenz ist eine besonders anspruchsvolle Aufgabe für Ehrenamtliche. Es genügt nicht, dass sie Menschenliebe, Zeit und ein offenes Herz mitbringen. Es bedarf einer intensiven persönlichen Auseinandersetzung mit den Themen Demenz, Sterben, Würde usw. Es braucht die Fähigkeit zu »reflektierter Nähe«[450], Kommunikations- und Reflexionskompetenz, Wahrnehmungsfähigkeit und Wissen über nonverbale Kommunikation.

In den Curricula der Vorbereitungskurse zur Mitarbeit in Hospizdiensten wird dem Thema Demenz meist nur ein marginaler Stellenwert eingeräumt. Ehrenamtliche, die Begleitungen bei Menschen mit Demenz übernehmen, wünschen sich daher oft fundierteres Wissen über die Krankheit und eine intensivere Vorbereitung und Schulung zur Lebenssituation und den spezifischen Bedarfen dieser Menschen. Um diesem Bedürfnis Rechnung zu tragen, hat der Deutsche Hopiz- und Palliativverband zusammen mit der Deutschen Alzheimergesellschaft ein Curriculum[451] zur Begleitung von Menschen mit Demenz in der letzten Lebensphase herausgegeben.[452]

Auch auf Seiten der Altenpflegeeinrichtungen sind Voraussetzungen nötig, wollen sie Ehrenamtliche gewinnen, die sich dauerhaft bei ihnen engagieren. Dafür gilt es:

- sich die Rahmenbedingungen der Institution bewusst zu machen,
- Ansprechpartner für die Ehrenamtlichen zu bestimmen und mit den nötigen Kompetenzen auszustatten,
- festzulegen, wann Ehrenamtliche in die Begleitung einbezogen werden,
- sich über die Ausbildung der Ehrenamtlichen Gedanken zu machen,
- die Begleitung der ehrenamtlichen Begleiterinnen sicherzustellen,
- zu gewährleisten, dass überprüft wird, ob Begleitende und Begleitete zusammen passen,

- darauf zu achten, dass auch Angehörige in die Entscheidung über ehrenamtliche Begleitung einbezogen werden.[453]

Neben der inhaltlichen Vorbereitung auf die Begleitung sterbender Menschen mit Demenz müssen Ehrenamtliche mit den besonderen Situationen, Routinen und Abläufen, auf die sie in der Einrichtung treffen und die andere sind als in Privathaushalten, vertraut gemacht werden. Darüber hinaus brauchen sie sachliche Informationen, z. B. über die Reichweite ihrer Schweigepflicht. Auch die Frage, was alles in ihren Aufgabenbereich fällt, muss geklärt werden. Dürfen sie Essen reichen? Zum Toilettengang begleiten? Bestehen Dokumentationspflichten?

Hospizdienstmitarbeitende werden in der Regel von hauptamtlichen Koordinatorinnen angeleitet und eingesetzt. Diese Steuerung des Prozesses hat den Vorteil, dass es eine externe Ansprechperson gibt, die ein Augenmerk darauf hat, ob die Ehrenamtlichenbegleitung für alle Beteiligten zufriedenstellend verläuft.[454]

Einrichtungen beziehen daher für die Begleitung sterbender Menschen mit oder ohne Demenz ambulante Hospizdienste ein. Seit Inkrafttreten des Hospiz- und Palliativgesetzes 2015 sind Altenpflegeeinrichtungen verpflichtet, Kooperationsvereinbarungen mit Hospizdiensten zu schließen.

Diese beinhalten nicht nur die personelle Unterstützung durch den Einsatz Ehrenamtlicher in der Begleitung sterbender Bewohnerinnen. Auch die Fort- und Weiterbildung von Mitarbeitenden zu hospizlich-palliativen Themen kann vereinbart werden. Die ambulanten Hospizdienste unterstützen auch bei der Entwicklung einrichtungsspezifischer Rituale im Umgang mit Sterben und Tod von Bewohnerinnen. Darüber hinaus können Gespräche angeboten werden, in denen Teams besondere Situationen nachbesprechen können.

Im Gegenzug können Mitarbeitende der Einrichtung von den Hospizinitiativen als Referentinnen zu Fortbildungen, z. B. rund um das Thema Demenz, eingeladen werden.

Der Austausch zwischen Einrichtung und Hospizdienst wirkt so auf beiden Seiten befruchtend und trägt dazu bei, eine gesellschaftliche Kultur solidarischen Miteinanders zu prägen.

5.5.2 Begleitung der Ehrenamtlichen

Ehrenamtliche, die in der Begleitung Sterbender und ihrer Angehörigen tätig sind, brauchen ihrerseits kontinuierliche Begleitung in Reflexions- bzw. Supervisionsgruppen. Diese sind in der Hospiz-Arbeit strukturell verankert, sowohl in ambulanten als auch in stationären Hospizen. Die Ehrenamtlichen treffen sich in Gruppen regelmäßig mit der Koordinatorin und ggf. einer Supervisorin zu Gesprächen über ihre Erfahrungen in den Begleitungen. Schwierige Situationen, mit denen sie in den Begleitungen konfrontiert werden, z. B. Probleme und Konflikte, werden in Fallbesprechungen erörtert. Das Mitteilen und Teilen von Erlebnissen, Fragen oder Belastungen, die die Ehrenamtlichen aus den Begleitungen mitnehmen, unterstützt den persönlichen Lernprozess der Begleitenden und stärkt sie für ihre Tätigkeit. Häufig geht es in den Gesprächen um die Kontaktgestaltung mit dem Sterbenden und seinen Angehörigen, die immer wieder neu eine Ausbalancierung von Nähe und Distanz erfordert. Fragen nach dem Umgang mit »schwierigen« Personen oder Familienkonstellationen können im gemeinsamen Austausch das eigene Erleben hinterfragen und die persönliche Betroffenheit in ein neues Licht stellen. Die eigene Rolle als begleitende Person gilt es immer wieder zu reflektieren. Genauso den Umgang mit Gefühlen vor dem Hintergrund eigener biografischer Erfahrungen, die in die Begleitung hineinspielen. Auch gilt es, den strukturellen Gegebenheiten, die der Begleitung Rahmen und Grenzen setzen, Beachtung zu schenken, insbesondere wenn sie zu Irritationen oder unklaren Konfliktsituationen führen.[455]

Um die Motivation Ehrenamtlicher langfristig zu erhalten, braucht es darüber hinaus einen Blick auch auf ihre Bedürfnisse. Kleine Gesten, wie das Bereitstellen von Getränken, höfliche Umgangsformen,

bequeme Sitzgelegenheiten und Anerkennung für die Tätigkeit sind wichtige Bestandteile, die nicht unterschätzt werden sollten.
Ehrenamtliche in der Hospizarbeit erleben ihre Tätigkeit in der Regel als wertvoll und bereichernd. Wichtig ist gerade in der Sterbebegleitung bei Menschen mit Demenz, dass sie auf die besondere Situation dieser Zielgruppe vorbereitet werden, damit keine unrealistischen Erwartungen entstehen, die in Enttäuschung münden würden. Dies kann passieren, wenn die Ehrenamtlichen das Gefühl haben, in der Altenbetreuung eingesetzt zu werden, wo sie sich auf Sterbebegleitung eingestellt hatten. Hier ist wichtig zu vermitteln, dass die Begleitung demenziell Erkrankter längere Zeit vor der eigentlichen Sterbephase beginnen sollte, um eine vertrauensvolle Beziehung aufzubauen. Auch sind in der Begleitung von Menschen mit Demenz Gespräche zu Lebensrückschau und -bilanzierung meist nicht mehr möglich. Gerade solche Gespräche können aber eine besondere Motivation der Ehrenamtlichen sein. All diese Themen gehören in die Vorbereitung und Praxisbegleitung.[456]

5.5.3 Resümee

Der Einsatz Ehrenamtlicher bedarf, soll er nicht eine kurzfristige Zwischenlösung sein, einer umfassenden Planung. Es ist nötig Strukturen zu schaffen, die die Ehrenamtlichen in das Konzept der Einrichtung einbinden und ihnen einen Platz darin zuweisen. Den Ehrenamtlichen müssen Kompetenzen zugeschrieben werden, und sie sind mit ihrer Aufgabe ernstzunehmen und ins Versorgungssystem zu integrieren. Ehrenamtlichkeit ist demnach keine kostenfreie Lösung zur Auffüllung von Versorgungslücken. Die Gewinnung, Schulung und Begleitung Ehrenamtlicher braucht personelle und finanzielle Ressourcen, Wertschätzung und Anerkennung, soll sie auf soliden Füßen stehen. Will man Ehrenamtliche langfristig in einer Institution behalten, so brauchen sie einen passenden Arbeitsauftrag und ihr Status darf nicht immer wieder in Frage gestellt werden.[457]

Zufriedene Ehrenamtliche sind die besten Werbeträger für die Gewinnung weiterer Ehrenamtlicher. Und: Ehrenamtliche sind ein zentrales Bindeglied zwischen den Anliegen der sterbenden Menschen mit Demenz und der Gesellschaft.

5.6 Gesellschaftliches Bild von Demenz

Die Bedingungen, unter denen Menschen mit Demenz leben und sterben, hängen nicht allein von der Einzelsituation ab, sondern werden geprägt durch das gesellschaftliche Bild von Alter und Demenz. Nach Wißmann u. a. ist dieses in unserer Gesellschaft überwiegend medizinisch-biologistisch[458] geprägt, das heißt, Demenz wird ausschließlich als hirnorganischer Abbauprozess gesehen, der mit dem stetigen Verlust immer mehr kognitiver und anderer Fähigkeiten einhergeht. Die Betroffenen werden lediglich als Symptomträger ihrer Krankheit betrachtet. Diese Sichtweise führt zu einer fatalistischen Haltung: Solange es medizinisch-pharmakologisch keine Fortschritte gibt, muss man den bedauerlichen Zustand hinnehmen – er bleibt ein Einzelschicksal. Ein weiteres gesellschaftliches Leitbild verstärkt diese Haltung: das in unserer Gesellschaft vorherrschend geltende Menschenbild orientiert sich am Ideal der Autonomie und bindet Würde und Personsein an kognitive Fähigkeiten. So bedroht die Demenz den Menschen als ganze Person in seiner Würde, was dazu führt, dass die Krankheit sehr gefürchtet wird. Diese Ängste führen zur Vermeidung des Kontakts mit Menschen, die an einer solchen Krankheit leiden. Eine defizitorientierte Haltung drückt sich im Verhalten aus. Sie verhindert Kontakt, Begegnung und soziale Teilhabe.[459]

Um dem etwas entgegenzusetzen wurden in den letzten Jahren in vielen Städten Demenz-Kampagnen initiiert, bei denen in verschiedenen Veranstaltungen über Demenz aufgeklärt wird und die Begegnung von Menschen mit und ohne Demenz gefördert wird. Organisationen wie die Deutsche Alzheimer Gesellschaft e. V., die

Aktion-Demenz e. V., der Demenz Support Stuttgart, aber auch viele kleinere Vereine, sowie Städte und Gemeinden wenden sich dem Thema offensiv zu und bringen es ins öffentliche Bewusstsein. Konzeptionell befassen sich interdisziplinäre Arbeitsgruppen mit den zentralen Fragen des Lebens mit Demenz. Ein Beispiel hierfür sind die Initiativen der Robert Bosch Stiftung. Unter dem Titel »Gemeinsam für ein besseres Leben mit Demenz« wurden über viele Jahre hinweg zivilgesellschaftlich-kommunale Projekte gefördert[460]. Hier wurden in Workshops mit Vertretern aus Politik, Wissenschaft, Angehörigenorganisationen, Medizinern, Pflegenden und anderen Professionen, die zentralen Probleme des Lebens mit Demenz diskutiert und Handlungsempfehlungen vorgelegt. Die Multiprofessionalität, von der all diese Initiativen getragen sind, deutet auf die Notwendigkeit eines gemeinsamen Engagements für Aufklärungsarbeit in der Öffentlichkeit. Zentrales Anliegen ist dabei einerseits, an Demenz erkrankte Menschen nicht mehr ausschließlich über ihre Defizite zu definieren, sondern sie als Personen mit Fähigkeiten und Ressourcen wahrzunehmen. Andererseits soll das Thema Demenz enttabuisiert und »entdämonisiert«[461] werden. Dafür werden Ideen entwickelt, die als Anregungen für Aktivitäten dienen können. Sie umfassen die unterschiedlichsten Bereiche des öffentlichen Lebens wie z. B. Kunst und Kultur, Schule, Fort- und Weiterbildung und Medienarbeit. Auch öffentliche Diskussionsveranstaltungen wurden angeregt, bei denen Menschen mit Demenz und ihre Angehörigen zu Wort kommen, um ihr Erleben und ihre Sicht auf die Krankheit darzustellen.[462] Inzwischen legt die Robert-Bosch-Stiftung ihren Focus auf die Förderung besserer Bedingungen für Menschen mit Demenz im Akutkrankenhaus. Auch unterstützt sie Initiativen zur Verbesserung der Situation von Menschen mit Migrationshintergrund, die an Demenz erkrankt sind. Ein weiterer Schwerpunkt bezüglich Demenz liegt auf der europäischen Vernetzung und in Qualifizierungsangeboten.[463]

Die Bundesregierung arbeitet derzeit an einer Nationalen Demenzstrategie. Hierfür kooperieren das Bundesministerium für Familie,

Senioren, Frauen und Jugend sowie das Bundesministerium für Gesundheit mit Ländern, Kommunen und einer Vielzahl an Organisationen. Die Erfahrungen aus den Bundesländern mit Demenzstrategien, Aktionsplänen und Initiativen werden hier gebündelt. Ein auf Dauer angelegter Prozess soll unter Einbeziehung von vielen Akteuren die Situation von Menschen mit Demenz in Deutschland verbessern.[464]
In vier Handlungsfeldern werden Weiterentwicklungen angestrebt:

1. Handlungsfeld: Strukturen zur gesellschaftlichen Teilhabe von Menschen mit Demenz ausbauen.
2. Handlungsfeld: Menschen mit Demenz und ihre Angehörigen unterstützen.
3. Handlungsfeld: Medizinische und pflegerische Versorgung von Menschen mit Demenz weiterentwickeln.
4. Handlungsfeld: Exzellente Grundlagen- und Anwendungsforschung zu Demenz fördern.[465]

Doch die Beteiligung geht noch weiter: Immer häufiger sprechen oder schreiben Menschen mit Demenz selbst öffentlich über ihr Leben mit der Krankheit. Sie geben damit sich selbst und anderen Betroffenen eine Stimme und treten für ihre Rechte und Interessen ein. In solchen Berichten wird das Ausmaß an Stigmatisierung, dem sie ausgesetzt sind, beschämend deutlich. Menschen machen immer wieder die Erfahrung, dass sich mit der Diagnose Demenz ihr Leben von einem auf den anderen Tag fundamental ändert – und zwar nicht durch krankheitsbedingte Einschränkungen, sondern durch das Verhalten der Mitmenschen ihnen gegenüber. So wird z. B. – auch in Arztgesprächen – nicht mehr direkt mit ihnen kommuniziert, sondern in ihrem Beisein wird mit den Angehörigen über sie gesprochen, als seien sie nicht mehr in der Lage, irgendetwas zu verstehen. Von Angehörigen werden sie mit ständiger Sorge betrachtet. Selbstverständliche Alltagstätigkeiten werden ihnen nicht mehr zugetraut. Immer mehr Bereiche ihres Lebens werden ihnen aus der Hand genommen. Wißmann spricht in Anlehnung an den Vergleich einer Betroffenen vom »Kippschaltereffekt«, weil diese Veränderungen so plötzlich nach der Diagnosestellung eintreten, als wäre ein Schalter umgelegt worden.[466]

Diese Reaktionen mögen mit dem gängigen Bild von Demenz zusammenhängen. Demenz wird im Allgemeinen mit den weit fortgeschrittenen Stadien assoziiert, mit schwersten kognitiven Einbußen, völliger Orientierungslosigkeit, kompletter Unselbständigkeit und Angewiesensein auf fremde Hilfe in sämtlichen Lebensbereichen. Übersehen wird dabei, dass sich die meisten Demenzerkrankungen über einen längeren Zeitraum hinweg entwickeln. Mit der Diagnose Demenz verliert ein Mensch nicht schlagartig alle Fähigkeiten. Oft sind die Defizite nach außen hin kaum wahrzunehmen. Vor allem aber führen partielle Schwierigkeiten mit bestimmten kognitiven Leistungen nicht dazu, dass der Mensch keine Entscheidungen mehr für sich und sein Leben treffen kann. Auch ist eine selbständige Lebensführung oft noch über lange Zeit möglich.[467]

Menschen mit Demenz wollen selbst bestimmen, welche Hilfen sie benötigen und in welcher Form sie sie annehmen wollen. So weist Wißmann darauf hin, dass die der Demenz zugeordneten Unterstützungsformen im Sozialgesetzbuch XI geführt werden, und somit Demenz als Pflege- und Betreuungsthema behandelt wird. Ebenso wäre jedoch denkbar, Demenz unter dem Gesichtspunkt der Teilhabe im Sozialgesetzbuch IX zu verorten. Damit würden Menschen mit Demenz nicht automatisch zu »Pflegebedürftigen«, sobald sie Leistungen in Anspruch nehmen wollen. Sie könnten Assistenzangebote wählen, wie andere Menschen mit kognitiven oder psychischen Einschränkungen. Die Unterschiede sind weit mehr als sprachliche Spitzfindigkeiten. Es geht um Inklusion, um gesellschaftliche Teilhabe und um selbstbestimmte Lebensführung.[468]

Was vielleicht am meisten Mut macht, sind Berichte von Betroffenen oder ihren Angehörigen, die zeigen, dass ein zufriedenes und sogar glückliches Leben auch mit Demenz möglich ist. Dazu nur ei-

nige wenige besonders berührende Beispiele aus einer fast unüberschaubaren Fülle an Büchern, Berichten und Zeugnissen Betroffener:
Die Norwegerin Jannicke Granrud erkrankte bereits mit 51 Jahren an Alzheimer-Demenz. Sie geht mit ihrer Krankheit offen um und lässt die Welt an ihrem Erleben mittels eines Video-Tagebuchs teilhaben. Ein Jahr lang ließ sie sich von einer norwegischen Zeitung begleiten. Sie tritt im Fernsehen auf und gibt Interviews, um zu zeigen, wie sie und ihre Ehefrau mit der Situation leben.[469]

Arno Geigers Buch »Der alte König in seinem Exil« fand breite Aufmerksamkeit. Die Ruhe, in der er wertungsfrei das Erleben und Verhalten seines Vaters beschreibt, rührt an. Es zeigt, dass auch Menschen mit Demenz ein zutiefst wertvolles Leben führen mit Höhen und Tiefen, Freude und Traurigkeit, zufriedenen Tagen und solchen, an denen nicht alles glatt läuft. Ein Leben eben wie andere Menschen auch.[470]

Stella Braam, eine niederländische Journalistin veröffentlichte 2005 ein Buch, das sie gemeinsam mit ihrem Vater, dem Wissenschaftler und Schriftsteller René van Neer, schrieb. Zu deutsch: »Ich habe Alzheimer. Wie die Krankheit sich anfühlt«. Gemeinsam beschreiben sie das Erleben des Vaters in seiner demenziellen Entwicklung, der auch in seiner Krankheit seinen kämpferischen Charakter behält[471].

Um Menschen mit Demenz zu ermöglichen, ihre Erfahrungen in einem Buch weiterzugeben, initiierte der Demenz Support Stuttgart ein Schreibprojekt. Hier wurde die Bildung von Tandems unterstützt, bei denen eine betroffene Person gemeinsam mit einem Autor oder einer Autorin die jeweiligen Expertisen als Betroffene bzw. Profi-Schreiberin zu einem Buch zusammenführten. So entstand beispielsweise das Buch »Auf dem Weg mit Alzheimer«, das Christian Zimmermann und Peter Wißmann gemeinsam veröffentlichten.[472]

Menschen mit Demenz wollen »als Experten in eigener Sache«[473] gefragt werden. Partizipation ist möglich. Sie braucht Strukturen, regelmäßigen Austausch und Aufeinander-Zugehen. Für die Beteiligung von Menschen mit Demenz an gesellschaftlichen Prozessen besteht noch viel Entwicklungspotenzial. Jeder kleine Schritt in die richtige Richtung stimmt hoffnungsvoll.[474]

6 Zusammenfassung und Ausblick

Die vierfache Isolation, in die sterbende Menschen mit Demenz nach Kostrzewa und Kutzner[475] geraten, war der Ausgangspunkt für die Ausführungen über Konzepte der Sterbebegleitung bei Menschen mit Demenz gewesen. Aus ihr ergaben sich die Fragestellungen, die in der Einleitung erläutert wurden. In diesem Kapitel werden die Fragen zusammenfassend beantwortet und mit Vorschlägen verknüpft, wie die vierfache Isolation sterbender Menschen mit Demenz reduziert werden könnte.

Die erste Frage bezog sich auf die von Demenz Betroffenen selbst.

Was brauchen sie, um in Vertrauen und Geborgenheit sterben zu können?
In Kapitel 3 wurden die Veränderungen beschrieben, die eine Demenzerkrankung für den Betroffenen mit sich bringen. Es wurde deutlich, dass sich Menschen mit Demenz durch die nachlassenden kognitiven Fähigkeiten Vieles, was um sie herum vorgeht, nicht mehr erklären können. Sie leben in einer eigenen Welt, die sich – bildhaft gesprochen – aus Inseln zusammensetzt, in denen Erlebnisse aus früheren Jahren genauso real erlebt werden wie das Hier und Jetzt. Die Diskrepanz zwischen der eigenen inneren Wirklichkeit und der äußeren Realität, die damit nicht übereinstimmt, führt zu starker Verunsicherung. Menschen mit Demenz sind daher auf Menschen angewiesen, die ihnen Orientierung und Sicherheit geben. Die ständige Präsenz

von Personen, die auf diese Weise Geborgenheit vermitteln, ist die Grundvoraussetzung, dass sie Ruhe finden können.

Durch das nachlassende Sprachverständnis reduzieren sich die Möglichkeiten verbaler Kommunikation. Nonverbale Kommunikationskanäle gewinnen zunehmend an Bedeutung, insbesondere im emotionalen Vermitteln von Nähe und Verständnis. Auf Grundlage des personzentrierten Ansatzes, der den Menschen mit Demenz als Person in den Mittelpunkt stellt, wurden im Sinne von Dementia Care verschiedene Methoden entwickelt, die die Kommunikationsmöglichkeiten erweitern. Ansätze wie Validation, Biografiearbeit, Basale Stimulation und Prä-Therapie bieten Möglichkeiten, jenseits von Sprache Zugang zu Menschen mit Demenz zu gewinnen und sie so zumindest situativ aus der ersten Art der vierfachen Isolation zu befreien, der Isolation, in die sie durch ihre Krankheit selbst geraten.

Die Frage nach den **Themen- und Problembereichen im Zusammenhang mit Sterbebegleitung bei Menschen mit Demenz** fächerte das Feld der Besonderheiten des Sterbeprozesses gegenüber dem rein somatisch erkrankter Menschen auf.

Das Thema Kommunikation spielt hier quer zu allen anderen Themen eine wesentliche Rolle. Einige weitere Besonderheiten treten damit überhaupt erst auf. So erschwert die mangelnde verbale Kommunikation das Erfassen der Wünsche und Bedürfnisse der Person mit Demenz. Eine Schwierigkeit besteht in der Erhebung von Schmerzen und anderen körperlichen Beschwerden. Notwendige Entscheidungen kann der Betroffene selbst nicht mehr treffen und diejenigen, die für ihn entscheiden, sehen sich vor das Problem gestellt, seinen mutmaßlichen Willen zu erkennen. Vollmachten und Patientenverfügungen sollen hier weiterhelfen.

Weitere Themen beziehen sich auf die Bereiche Ernährung, Angehörigenunterstützung, nicht-medikamentöse Verfahren, spirituelle Begleitung und Wohnformen. Palliative Care gilt als Konzept der Wahl zur Begleitung sterbender Menschen mit Demenz. Die Lebensqualität, die als rein subjektiv vom Betroffenen zu definierende Größe gesehen wird, steht im Zentrum der Bemühungen aller an der Versorgung und Betreuung Beteiligten. Hierfür wurden einerseits neue Assessments entwickelt, andererseits wird immer wieder auf die Wichtigkeit der Bezugspflege hingewiesen.

Unter der **Frage nach den Rahmenbedingungen, unter denen Sterbebegleitung bei Menschen mit Demenz stattfindet,** wurden die Bereiche der Versorgung zu Hause und in den Einrichtungen der stationären Altenhilfe ausgeführt. Multiprofessionelle Teams in der Versorgung zu Hause und die Implementierung von Palliative Care und Hospizkultur in die Altenpflegeeinrichtungen können als Schritte gelten, strukturelle Voraussetzungen zu schaffen, um Menschen mit Demenz dort im Sterben zu begleiten, wo sie leben. Versorgungslücken führen allerdings immer noch häufig dazu, dass Menschen mit Demenz spätestens kurz vor dem Tod doch noch ins Krankenhaus oder in eine stationäre Einrichtung umgesiedelt werden, obwohl die Angehörigen ihnen ermöglichen wollten, zu Hause zu sterben. Eine große Verunsicherung stellt sich bei Angehörigen und Professionellen oft in Akutsituationen ein. Instrumente wie Kriseninterventionspläne und Ethische Fallbesprechungen sollen hier Abhilfe schaffen.

Mit der **Frage nach den Voraussetzungen für gelingende Sterbebegleitung** werden unterschiedliche gesellschaftliche Ebenen angesprochen. Beginnend bei der individuell-persönlichen Ebene kann hier von den Bedingungen der pflegenden Angehörigen ausgegangen werden, die von vielfältigen Belastungen und Herausforderungen geprägt sind. Für sie wären tragfähige Unterstützungsnetze und Entlastungsangebote – auch für die Nächte – von Nöten. Die Gesetzesänderungen der letzten Jahre konnten hier noch keine ausreichende Verbesserung schaffen.

Beispielhaft sei hier angeführt, dass es für Angehörige nach wie vor kaum möglich ist, Urlaub zu planen, da es viel zu wenige Kurzzeitpflegeplätze gibt. Einrichtungen, die Kurzzeitpflege anbieten wiederum geben in den meisten Fällen keine längerfristigen Zusagen. Dies hängt mit der Unplanbarkeit der frei werdenden Plätze zusammen. Um den Nutzerinnen möglichst hohe Flexibilität zu gewähren, entfallen in der Kurzzeitpflege Kündigungsfristen. Die Gäste können von einem Tag auf den anderen die Einrichtung verlassen, wenn sie das möchten. Auch im Falle einer Krankenhauseinweisung hat die Einrichtung ab dem nächsten Tag einen nicht gegenfinanzierten Leerstand, den sie aus wirtschaftlichen Gründen schnellstmöglich nachbelegen muss. Um einen Platz zu einem bestimmten Termin zusagen zu können, müsste die Einrichtung diesen möglicherweise Tage bis Wochen freihalten. Hinzu kommt ein hoher Verwaltungsaufwand mit jeder Neubelegung. Dieser hat sich seit Einführung der Datenschutzgrundverordnung noch deutlich erhöht. Auf Seiten der Einrichtungen führt das dazu, dass sie in der Regel nicht bereit sind, Plätze für nur wenige Tage zu vergeben. So bleibt der eigentliche Nutzen von Verhinderungspflege, wie er vom Gesetzgeber vorgesehen ist, theoretisch zwar eine große Entlastung, de facto gibt es jedoch kaum die Möglichkeit, diese in Anspruch zu nehmen.[476]

Der Mangel an Fachkräften und Personal überhaupt führt häufig dazu, dass für pflegebedürftige Menschen nicht die notwendigen ambulanten Hilfen in Pflege, Hauswirtschaft oder Betreuung gefunden werden.

In Deutschland pflegen etwa 4,7 Millionen Menschen – davon 2,6 Millionen Erwerbstätige – einen Angehörigen. Doch nur weniger als die Hälfte der Unternehmen machen ihren Angestellten betriebsinterne Angebote zur Unterstützung, z. B. durch Beratung oder offenes Ansprechen der Situation. Auch die Möglichkeiten, die das Pflegezeitgesetz bietet, werden noch sehr wenig in Anspruch genommen, obwohl diese eine starke Entlastung für Angehörige bieten könnten. Berufstätige können für 10 Tage der Arbeit fernbleiben, wenn sie für einen Angehörigen die erforderliche Pflege organisieren oder selbst übernehmen. Außerdem können sie sich für die Pflege bis zu 6 Monate freistellen lassen. Viele Angehörige kennen die Angebote nicht. Andere trauen sich nicht, dem Arbeitgeber ihre familiäre Situation mitzuteilen, aus Angst vor Sanktionen.[477] So genügen die neuen Gesetze bei Weitem nicht, um eine Versorgung zuhause dauerhaft aufrechterhalten zu können.

Auf institutioneller Ebene ist eine gute Zusammenarbeit der an der Versorgung beteiligten Professionellen untereinander und mit Ehrenamtlichen und Angehörigen unabdingbar. Eine weitere Voraussetzung ist eine hohe Fachkompetenz, die neben spezifischem Fachwissen zu Demenz und Palliative Care auch soziale Kompetenz und Reflexionsvermögen einschließt.

Um die Voraussetzungen weiter zu verbessern, sind Weiterentwicklungen auf der Ebene der Gesetzgebung und der Rahmenvereinbarungen mit den Kranken- und Pflegekassen nötig. Pflege, die Menschen mit Demenz gerecht wird, erfordert Zeit. An den knapp bemessenen abrechenbaren Zeiteinheiten, die in der Pflege Maßgabe sind, scheitern viele Bemühungen. Hier müsste die besondere Situation der Pflege und Betreuung von Menschen mit Demenz noch stärkere Berücksichtigung finden. So könnte der vierte Aspekt der Isolation sterbender Menschen mit Demenz gemildert werden: Die Isolation, die entsteht, weil der an Demenz Erkrankte mit seinem Tempo nicht in die schnellen, effizienten Abläufe einer Einrichtung passt. Betroffene selbst bringen es auf den Punkt:

> »Wichtig ist eine verständnisvolle und akzeptierende Haltung auch gegenüber Menschen mit kognitiven Beeinträchtigungen und der damit verbundenen Langsamkeit.«[478]

Darüber hinaus ist das Leben mit Demenz in seiner Einbettung in die Gesellschaft zu betrachten. Solang Menschen mit Demenzerkrankung am Rande der Gesellschaft stehen und hinter den Mauern von Einrichtungen dem Blick der Öffentlichkeit vorenthalten bleiben, sind soziale Teilhabe und Eingebundensein in die Gemeinschaft nur sehr eingeschränkt möglich.

In diesem Sinne müssen sich die derzeitigen Professionalisierungsbestrebungen im Bereich der Sterbebegleitung hinterfragen lassen. Bringen Qualitätsmanagement, die Einführung von Standards und Zertifizierungsmaßnahmen ausschließlich Nutzen oder bergen sie nicht auch die Gefahr, das Lebensende zu managen, planbar zu machen und zu vereinheitlichen? Bietet ein solches »qualitätskontrolliertes Sterben«[479] noch die Möglichkeit, das eigene Leben als solches individuell und der Person gemäß bis ans Ende zu leben? Was tut wirklich Not?

Franco Rest verwehrt sich gegen die Professionalisierung des Sterbebeistands und besondere Aus- und Weiterbildungsmodelle für Begleiter:

> »Wir brauchen keine neuen Gesprächstechniken, sondern mehr sprachliche Kultur; wir brauchen kein neues ›Modell‹ zur Verarbeitung der eigenen Gefühle, sondern mehr Empathie und Durchgeistigung; wir brauchen keine allerorten institutionalisierte Supervision, sondern mehr wechselseitige Hilfsbereitschaft der Helfer«[480].

Reimer Gronemeyer sieht dies ähnlich. Hospiz und Palliative Care werden in den letzten Jahren immer mehr in die bestehenden Versorgungsstrukturen integriert, z. B. auch in den Bereich der stationären Altenpflege. Die Gefahr besteht, dass damit eine weitere »Expertisierung« des Sterbens einhergeht. Möglicherweise lässt sich diese verhindern, indem durch die Ehrenamtlichen eine Rückführung des Sterbens in die Gesellschaft erfolgt. Altenpflegeeinrichtungen stehen in der Gefahr, zu »medizinisch verwalteten Sterbeorten«[481] zu werden, anstatt zu Stätten, in denen eine lebendige Auseinandersetzung mit den Ängsten, Sorgen und dem Leiden der Gesellschaft stattfinden kann. Es braucht daher nicht nur eine Professionalisierung, sondern insbesondere eine »Laiisierung«. Dies wäre eine wichtige Aufgabe für die Hospizbewegung mit ihrem bürgerschaftlichen Engagement.[482] Und es wäre eine Möglichkeit, die zweite Form der vierfachen Isolation zu beheben: die Isolation, die aus der Tatsache entsteht, dass die sterbende Person bei den umgebenden Menschen Angst und Rückzug auslöst.

Wenn es der Hospizarbeit gelingt, sich an dem Scheidepunkt, an dem sie nach Gronemeyer momentan steht, auf ihre eigenen Wurzeln zu besinnen und bei ihren Werten zu bleiben, so könnte sie dazu beitragen, eine »neue Kultur des Helfens«[483] zu entwickeln und in die Gesellschaft zu tragen.

Soll die vierfache Isolation sterbender Menschen mit Demenz aufgehoben oder doch zumindest gemildert oder reduziert werden, sind noch weitere Schritte notwendig. Einige Gedanken dazu seien hier angeführt:

Demenz ist eine Krankheit, die jeden Menschen treffen kann. Sie tritt auf bei Menschen beider Geschlechter, aller sozialen Schichten und beim Durchschnittsbürger genauso wie bei Menschen mit außergewöhnlicher Intelligenz und Geisteskraft. Demenz ist nach wie vor nicht heilbar. Im April 2019 sorgte der Abbruch einer Studie zur medikamentösen Heilung von Demenz für Aufsehen, Enttäuschung und Ratlosigkeit. Es hatte sich gezeigt, dass ein Medikament, in das große Hoffnung gesetzt worden war, die Plaques im Gehirn von Betroffenen auflösen zu können, keinerlei nachweisbare Wirkung dahingehend hatte. Die Forschung erlitt damit einen schweren Rückschlag.[484]

Auch gibt es keine Möglichkeit, sich endgültig vor Demenz zu schützen. Es gibt zwar Empfehlungen, die die Bereiche Ernährung, Bewegung, geistige Aktivität und gesunde Lebensführung betreffen,[485] doch entsprechen diese weitgehend den ganz allgemeinen Empfehlungen zur Gesunderhaltung. Ein definitiver Schutz vor Demenz ist damit nicht sicherzustellen. Gerade diese Tatsache löst Ängste aus.

Zusammenfassung und Ausblick

Ängste vor eigener Gebrechlichkeit, vor Kontrollverlust und Abhängigkeit. Dies führt dazu, den Kontakt mit Menschen mit Demenz zu meiden, was diese wiederum in Isolation führt. Zur Erinnerung: der dritte Aspekt der Isolation bezieht sich auf die verunsichernde Demenzerkrankung, die bei den Mitmenschen zu Rückzug führt. Soll sich die Situation von Menschen mit Demenz ganz allgemein, besonders aber in schweren Krankheitsstadien und am Lebensende verbessern, so wird aus diesem Grund viel davon abhängen, welches Bild der Krankheit in die Öffentlichkeit transportiert wird. Die Medien haben hier eine Verantwortung, und sie nehmen sie auch wahr. So setzen sich Rundfunk und Fernsehen in Themenwochen mit Sterben und Demenz auseinander. Auch immer mehr Kinofilme thematisieren in den letzten Jahren Demenz und tragen so zur öffentlichen Auseinandersetzung bei, wie z. B. die Filme »Honig im Kopf« oder »Still Alice – mein Leben ohne Gestern«.

Es gibt noch weitere ermutigende Beispiele, wie Demenz öffentlich dargestellt wird. Der offene Umgang von Inge Jens mit der Erkrankung ihres Mannes Walter Jens wirft ein anderes Licht auf das Leben mit der Krankheit. Dass ein Mann von so großer intellektueller Strahlkraft, der in der Öffentlichkeit stand und zu den herausragenden Denkern unserer Zeit gehörte, an Demenz erkrankt, macht klar, dass die Krankheit jeden treffen kann und dass auch geistige Aktivität keine Garantie ist, davon verschont zu bleiben. In dem Buch »Menschenwürdig sterben«, das Walter Jens 1995 zusammen mit Hans Küng herausbrachte, hatten sich beide eindeutig für die Legalisierung der Aktiven Sterbehilfe ausgesprochen. Walter Jens schrieb, es wäre ihm eine große Beruhigung, um einen Hausarzt zu wissen, der ihm, im Falle unerträglichen Leidens zum Sterben verhelfen würde. Hans Küng bezieht sich in seinen Aussagen direkt auf die Alzheimer-Krankheit. Auch wenn er möglicherweise selbst nicht spüren sollte, dass er diese Krankheit hat und auch nicht darunter leiden, sondern ein zufriedenes Leben führen würde, so wolle er doch auf keinen Fall eines Tages zum Gespött der Leute durch Tübingen wandeln.[486]

Die 2. Auflage des Buches (2009) ist erweitert um Beiträge, die auf die Demenzerkrankung von Walter Jens Bezug nehmen. Hans Küng schildert in einem Vorwort seine Eindrücke von seinem Freund und seine eigene Hilflosigkeit, die dessen Sterbewünschen in ihm auslösen[487]. Inge Jens beschreibt in einem Nachwort ihr Nachdenken darüber, wie sie ihrem Mann helfen kann. Sie kommt zu dem vorläufigen Schluss, dass ihre wichtigste Aufgabe im Moment nicht sei, ihrem Mann zum Sterben zu verhelfen,

»sondern zu einem Leben, das, allen Einschränkungen und Schrecknissen, ja, allem Sich-selbst-abhanden-gekommen-Sein zum Trotz, menschenwürdig – das heißt Verzweiflung *und* Freude, Demütigung *und* Anerkennung bergend – genannt werden darf«[488].

Beide, Hans Küng und Inge Jens betonen, dass trotz der Unmöglichkeit einer geistigen Kommunikation eine emotionale durchaus noch stattfindet. Walter Jens' Pflegerin Margit Hespeler findet diesen Zugang zu ihm. Sie macht mit ihm das, was ihm körperlich und emotional gut tut. Besucht Zoo, Supermarkt und Spielplätze mit ihm, gewährt ihm den Kontakt zu anderen Menschen oder sucht mit ihm einsame Orte in der Natur auf, gibt ihm körperliche Zuwendung und vertritt ihre Grenzen, wenn er handgreiflich wird.

Die Offenheit und Ehrlichkeit, mit der Inge Jens über die Krankheit ihres Mannes und ihr eigenes Ringen um einen Umgang damit schreibt, ermutigt dazu Fragen, Gedanken und Gefühle, die in einer solchen Situation kommen, zuzulassen. Insbesondere wird deutlich, dass es keine eindeutigen Antworten gibt. Der Zustand verändert sich immer wieder. Das Befinden ist starken Schwankungen unterworfen. Sowohl Hans Küng als auch Inge Jens kommen in ihren Ausführungen zu dem Begriff »anheim-stellen«[489]. Nicht als Ablegen von Verantwortung, sondern als aktiven Prozess und einzig verbleibende Möglichkeit. Vielleicht kann in diesem »Anheim-Stellen«

Zusammenfassung und Ausblick

ein heilsamer Gegenpol zu dem im Untertitel des Buches genannten »Plädoyer für Selbstverantwortung« gesehen werden.

In ihrem Buch »Langsames Entschwinden«[490] reflektiert Inge Jens nach dem Tod ihres Mannes die Entwicklung seiner Demenz anhand von Briefen, die sie während der Zeit seiner Erkrankung an Menschen, die ihr unterschiedlich nahe standen, zum Teil aber auch gänzlich fremd waren, geschrieben hatte. Ihr war stets wichtig, Interessierten ehrlich Auskunft zu geben, das Leben mit Demenz nicht zu verheimlichen, und es damit sichtbar zu machen. Auch nach dem Tod ihres Mannes treibt es sie um wie wir der Demenz im alltäglichen Umgang begegnen.[491]

Reimer Gronemeyer beschreibt als Soziologe die gesellschaftliche Dimension der Demenz-Erkrankungen. Er sieht darin einen Spiegel unserer Gesellschaft und mahnt, wir sollten uns von den Menschen mit Demenz darüber aufklären lassen, wie es um unsere Gesellschaft steht. Jede Gesellschaft bringe ihre eigenen Krankheiten hervor. Demenz sei die Rückseite unserer Werte: sie enthalte all das, was wir am meisten fürchten und verabscheuen.[492]

Menschen mit Demenz passen nicht in unsere flotte schnelllebige hochtourig drehende Gesellschaft. Menschen mit Demenz brauchen Zeit. Fast mutet es augenzwinkernd an, wenn aus ihren eigenen Reihen die Vermutung geäußert wird, etwas Langsamkeit täte wohl nicht nur älteren Menschen gut[493]. Doch gelingt es uns, alten Menschen »ein Recht auf Schrumpfung«[494] zuzugestehen? Das Recht, nicht mehr alles zu tun, was ihnen doch noch möglich wäre. Das Recht, nein zu sagen, zu wohlmeinenden Angeboten. Das Recht, sich zurückzuziehen und eigenen Gedanken und Erinnerungen nachzuhängen, statt sich aktiv am geselligen Leben zu beteiligen. Was löst es aus in jüngeren Menschen, wenn sie erleben, dass ältere »sich gehen lassen«? Ist es wirklich die Sorge um die Alten, die zu Aktivierung um jeden Preis und erzieherischen Maßnahmen[495] führt, oder schleicht sich durch das Miterleben des Wenigerwerdens- und wollens auf vielen Ebenen möglicherweise eine beklemmende Ahnung an, dass auch die eigene Leistungs- und Willenskraft nicht auf unbegrenzte Dauer verfügbar sein könnte?

In den Diskussionen der letzten Jahre um menschenwürdiges Sterben fällt immer wieder das Schlagwort »Selbstbestimmung am Lebensende«. Das Postulat der Selbstbestimmung wird kaum noch hinterfragt, es scheint von allgemeiner Gültigkeit zu sein und in direktem Zusammenhang mit der Menschenwürde zu stehen. Was geschieht nun, wenn Menschen nicht mehr in der Lage sind, für sich selbst zu entscheiden, über ihr Leben zu »bestimmen«? Verlieren sie dann ihre Würde? Für diesen Fall wird nahe gelegt, in einer Patientenverfügung den eigenen Willen vorsorglich festzulegen. Um noch mehr Sicherheit zu gewährleisten, dass dieser auch umgesetzt wird, wurde nach zähem Ringen und unzähligen Verhandlungen zwischen Politik, Verbänden und Kirchen im Jahr 2009 eine Gesetzesänderung bewirkt, die Patientenverfügungen verbindlich macht. Am 29.12.2009 ist in der Südwestpresse zu lesen, dass dieses Gesetz noch immer nicht zu mehr Rechtssicherheit geführt hat, und dass es nach wie vor Situationen gibt, in denen es schwierig ist, den mutmaßlichen Willen des Patienten zu ermitteln. Die Frage stellt sich, ob es jemals möglich sein wird, alle Eventualitäten im Vorhinein zu planen und vorsorglich zu entscheiden. Und ob dies wirklich wünschenswert ist und dem Leben entspricht.

Andreas Kruse, Professor für Gerontologie an der Universität Heidelberg, spricht von der Aufgabe des Menschen, die Ordnung des Lebens und die Ordnung des Todes in sich zu integrieren. Im Verlaufe des Lebens haben sie unterschiedliches Gewicht. In jungen Jahren steht die Ordnung des Lebens im Vordergrund. Später zeigen sich mehr und mehr Elemente der Ordnung des Todes. Beide sind jedoch immer als Prinzipien im Leben vorhanden. Merkmale der Ordnung des Todes sind die Verletzlichkeit und die Vergänglichkeit der Existenz. Menschen mit Demenz konfrontieren ihre Umgebung mit der Ordnung des Todes. Das führt leicht dazu, dass die Ausdrucksformen der Ordnung des Lebens bei ihnen übersehen und nicht mehr wahrgenommen werden. Diese zeigen sich z. B. im differenzierten emotionalen Ausdruck.

Wenn Kruse von Ordnung des Todes spricht, bringt er damit zum Ausdruck, dass der Tod nicht ein einzelnes Ereignis, sondern ein strukturierendes Prinzip ist, das sich in verschiedenen Situationen des Lebens zeigt, z. b. bei schwerer Krankheit, Verlusterfahrungen oder immer, wenn die Begrenztheit des Lebens deutlich wird. Die Ordnung des Lebens wird in der Selbstaktualisierungstendenz[496] des Menschen gesehen. Sie ist das Streben des Menschen, sich mit den erhaltenen Fähigkeiten auszudrücken und zu verwirklichen und daraus erfüllte und glückliche Momente zu erleben. Die Selbstaktualisierungstendenz bleibt dem Menschen erhalten, solang er lebt.[497]

In unserer Gesellschaft werden diese Ordnungen üblicherweise als voneinander geschieden betrachtet. Auf der einen Seite das Leben, auf der anderen Seite der Tod, stehen sich beide unverbunden gegenüber. Ein Wahrnehmen jeweils beider Ordnungen könnte möglicherweise zu einem ganzheitlichen Verständnis des Lebens beitragen. Die Gesunden, Starken, Leistungsfähigen, Helfenden würden das Schwache, Hilfsbedürftige in sich kennen und annehmen. Die Kranken, Schwachen, Hilfsbedürftigen würden mit der ihnen innewohnenden Kraft und dem Willen zu Selbstausdruck gesehen und anerkannt. Menschen mit Demenz sind abhängig von der Hilfe anderer Menschen. Eine positiv bejahende Haltung zu dieser Abhängigkeit zu finden ist nur möglich, wenn die Würde nicht in Frage gestellt wird, wenn Vertrauen möglich ist und Menschen sich geschützt fühlen.[498]

Zuletzt:

So wie wir bei Menschen mit Demenz auf Defizite schauen können oder auf ihre Potenziale, so haben wir auch bei diesem Thema insgesamt die Wahl, auf das zu schauen, was noch alles fehlt, oder aber auch zu sehen, wie viel schon getan wird. Dem gebührt Wertschätzung und Anerkennung. Menschen lassen sich berühren, werden initiativ, engagieren sich, wollen zur Verbesserung der Lebensqualität anderer Menschen beitragen. Es besteht eine hohe Bereitschaft, sich einzusetzen und diese ist zu würdigen. Betroffene selbst bekennen sich zu ihrer Situation und setzen sich für ihre Interessen ein. Menschen engagieren sich ehrenamtlich und in den unterschiedlichen Berufsgruppen, in der Pflege, unter den Ärzten, im Bereich Sozialarbeit, Seelsorge, bei den Psychologen. Das multiprofessionelle Miteinander und auch die Verzahnung von Wissenschaft und Praxis zeigen, dass es ein gemeinsames Interesse Vieler gibt und eine Bereitschaft, sich zu solidarisieren, eigene Standpunkte mit anderen auszutauschen, miteinander und voneinander zu lernen und gemeinsam an befriedigenden Lösungen zu arbeiten. Sterbende Menschen mit Demenz konfrontieren uns in hohem Maße mit den Grenzen der Machbarkeit. Dass wir in unserer Arbeit immer wieder an diese Grenzen stoßen, schafft auch eine Verbindung zu ihnen.

7 Persönliches Nachwort

Ich gehöre potenziell zu den Menschen mit Demenz von morgen. Manchmal nehme ich bei mir selbst etwas wahr, das mich an Demenz denken lässt: Mühe, mich zu konzentrieren oder zu geistiger Arbeit zu motivieren. Schwierigkeiten, die richtigen Worte zu finden bei der Suche nach geschliffenen Formulierungen. Begrenzung meiner intellektuellen Fähigkeiten im Vergleich mit anderen Menschen – und ich bekomme eine Ahnung davon, was Menschen erleben, die an einer Demenz erkranken.

Was wünsche ich mir für mich selbst, wenn ich in die Situation komme, dass ich tatsächlich Krankheitszeichen entwickle? Ich wünsche mir Menschen, mit denen ich über meinen Zustand sprechen kann. Die die Veränderungen, die ich an mir wahrnehme, ernst nehmen. Sich meine Reaktionen darauf und meine Interpretationen anhören. Sich interessieren. Menschen, die mit mir im Gespräch bleiben, über ihr Erleben und meines. Die Kontakt mit mir halten – trotzdem. Ich wünsche mir, dass ich weiterhin als die Person gesehen werde, die ich bin. Dass nichts vertuscht oder beschönigt wird. Dass ich aber auch nicht reduziert werde auf die Krankheit. Und ich wünsche mir, dass in dieser Situation die von mir vernachlässigten Bereiche meines Lebens zum Tragen kommen. Auch mein Leben ist geprägt von Leistungsorientierung, Zielstrebigkeit und Effizienzdenken. Demenz bringt uns mit der anderen Seite in Kontakt. Wenn ich dement werde, möchte ich mich darauf verlassen können, dass andere die Verantwortung übernehmen, damit ich loslassen und mich anvertrauen kann. Ich wünsche mir, dass sie mir das ermöglichen, was in meinem jetzigen Leben oft zu kurz kommt. Begegnung einfach um der Begegnung willen. Sinnliche Erfahrung im Augenblick. Zweckfrei. Dem Regen lauschen. Tun, das sich selbst genießt: Stricken – oder was davon übrig blieb. Das Gefühl der Wolle zwischen den Fingern. Schreiben – auch, wenn es keinen Sinn mehr ergibt, lediglich für den Genuss des leichten Widerstandes, wenn die Feder des Füllers über das Blatt gleitet. Angenommen sein ohne jede Leistung. Und ich wünsche mir, dass es Menschen gibt, die gern zu mir kommen, weil sie sich durch die Begegnung beschenkt fühlen, auch wenn ich sie nicht (er)kenne. Weil sie es mögen, wenn ich ihnen die Haare aus dem Gesicht streiche, während ich sie betrachte. Weil ihnen das stille Mit-mir-sein etwas gibt.

Ich bin – wahrscheinlich – eine der Demenzkranken von morgen. Heute will ich so leben, dass meine Wünsche eine Möglichkeit haben, Wirklichkeit zu werden. Dieses Buch mag ein kleiner Beitrag dazu sein.

8 Literaturverzeichnis

Aktion Demenz e. V. Gemeinsam für ein besseres Leben mit Demenz. https://www.aktion-demenz.de/index.php (Zugriff 02.06.2019).

Baer, Udo: Innenwelten der Demenz. Das SMEI-Konzept. Neukirchen-Vluyn 2007.

Bartholomeyczik, Sabine/Halek, Margareta/Riesner, Christine: Rahmenempfehlungen zum Umgang mit herausforderndem Verhalten bei Menschen mit Demenz in der stationären Altenhilfe, hg. vom Bundesgesundheitsministerium, Witten 2006. https://www.bundesgesundheitsministerium.de/fileadmin/Dateien/Publikationen/Pflege/Berichte/Bericht_Rahmenempfehlungen_zum_Umgang_mit_herausforderndem_Verhalten_bei_Menschen_mit_Demenz_in_der_stationaeren_Altenhilfe.pdf (Zugriff: 20.05.2019).

Bauer, Joachim: Warum ich fühle, was du fühlst. Intuitive Kommunikation und das Geheimnis der Spiegelneurone. 10. Auflage, Hamburg 2006.

Beyer, Sigrid u. a.: Hospizkultur und Mäeutik. Nachhaltig Organisationskultur für das Leben bis zuletzt entwickeln in den Pflege- und Sozialzentren der Caritas Socialis in Wien. In: Heller, Andreas/Heimerl, Katharina/Husebø, Stein (Hrsg.): Wenn nichts mehr zu machen ist, ist noch viel zu tun. Wie alte Menschen würdig sterben können. 3. aktualisierte und erweiterte Auflage, Freiburg 2007, S. 169–178.

Bäuerle, Katharina: Palliatives Milieu: Umgebungsgestaltung in der letzten Lebensphase. In: DeSSorientiert. Demenz Support Stuttgart, 2007 Heft 1, S. 17–21.

Berliner Morgenpost. https://www.morgenpost.de/vermischtes/article217008717/Wie-eine-Alzheimer-Patientin-mit-Videos-Mutmachen-will.html?fbclid=IwAR0lzAsTvR_tjUfJD5k132_8NHTSqH1Fpg8eXCYrZZ1fvbhfZsAY2EPhESw (Zugriff: 03.06.2019).

Literaturverzeichnis

Berner, Renate /Rutenkröger, Anja /Kuhn, Christina: »In Kontakt sein« Wissenschaftlich Begleitstudie zur Pflegeoase im Scherer Haus am Park. Stuttgart 2016. https://www.demenz-support.de/Repository/2016_Abschluss_SchererHausamPark_Hub.pdf (Zugriff: 23.03.2019).

Beutel Helmuth /Tausch Daniela (Hrsg.): Sterben – eine Zeit des Lebens. Ein Handbuch der Hospizbewegung. Stuttgart 1989.

BGB § 1896 (2) Voraussetzungen. https://www.gesetze-im-internet.de/bgb/__1896.html. (Zugriff: 24.05.2019).

BGB § 1901 Umfang der Betreuung, Pflichten des Betreuers. https://www.gesetze-im-internet.de/bgb/__1901.html (Zugriff: 18.02.2019).

BGB § 1901 a Patientenverfügung. https://www.gesetze-im-internet.de/bgb/__1901a.html. (Zugriff: 18.02.2019).

Birkholz, Carmen: Menschen mit Demenz aus Sicht der Hospizarbeit. In: Dibelius, Olivia/Offermanns, Peter/Schmidt, Stefan (Hrsg.): Palliative Care für Menschen mit Demenz. Bern 2016, S. 127–139.

Birkholz, Carmen: Spirituelle Begleitung in Palliative Care und Demenz. In: Dibelius, Olivia/Offermanns, Peter/Schmidt, Stefan (Hrsg.): Palliative Care für Menschen mit Demenz. Bern 2016, S. 163–176.

Boes, Charlotte: Palliativkompetenz: Qualität durch Qualifizierung. In: DeSSorientiert. Demenz Support Stuttgart, 2007 Heft 1, S. 28–32.

Bopp-Kistler, Irene/Pletscher Marianne: Träume dürfen nicht aufgegeben werden. In: Boss, Pauline: Da und doch so fern. Vom liebevollen Umgang mit Demenzkranken. Hg. von Bopp-Kistler, Irene/Pletscher, Marianne. 2. Auflage, Zürich 2015, S. 9–17.

Borasio, Gian Domenico: Über das Sterben. Was wir wissen. Was wir tun können. Wie wir uns darauf einstellen. 2. Auflage der ungekürzten Ausgabe 2013 (auf Grundlage der 10. aktualisierten und ergänzten Auflage 2012) München, 2014.

Boss, Pauline: Da und doch so fern. Vom liebevollen Umgang mit Demenzkranken. Hg. von Bopp-Kistler, Irene/Pletscher, Marianne. 2. Auflage, Zürich 2015.

Bötschi, Bruno: Demenz-Experte Christoph Held: Alzheimer-Kranken geht es im Heim oft besser. Artikel vom 21.11.2017 https://www.bluewin.ch/de/leben/lifestyle/demenz-experte-christoph-held-alzheimer-kranken-geht-es-im-heim-oft-bess4.er-56519.html (Zugriff: 09.03.2019).

Braam, Stella: »Ich habe Alzheimer«. Wie die Krankheit sich anfühlt. 4. Auflage, Weinheim und Basel 2010.

Brokamp, Barbara: Palliativpflege und Hospizpflege – leider oft noch ein Privileg! In: Lilie, Ulrich/Zwierlein, Eduard (Hrsg.): Handbuch Integrierte Sterbebegleitung. Gütersloh 2004, S. 252–258.

Buber, Martin: Ich und Du. Heidelberg 1983.

Buchmann, Klaus-Peter: Demenz und Hospiz. Sterben an Demenz erkrankte Menschen anders? Wuppertal 2007.

Buijssen, Huub: Demenz und Alzheimer verstehen. Erleben, Hilfe, Pflege: Ein praktischer Ratgeber. 5. Auflage, Weinheim und Basel 2008.

Bundesärztekammer: Hinweise und Empfehlungen der Bundesärztekammer zu Patientenverfügungen und anderen vorsorglichen Willensbekundungen bei Patienten mit einer Demenzerkrankung. (Stand: 16.3.2018) In: Deutsches Ärzteblatt, 115. Jahrgang, 2018, Heft 19. https://www.bundesaerztekammer.de/fileadmin/user_upload/downloads/pdf-Ordner/Recht/Patientenverfuegung_Demenz.pdf (Zugriff: 18.02.2019).

Bundesärztekammer/Zentrale Ethikkommission bei der Bundesärztekammer: Hinweise und Empfehlungen zum Umgang mit Vorsorgevollmachten und Patientenverfügungen im ärztlichen Alltag. (Stand 25.10.2018) In: Deutsches Ärzteblatt, 115. Jahrgang, 2018, Heft 51–52. https://www.bundesaerztekammer.de/fileadmin/user_upload/downloads/pdf-Ordner/Patienten/Hinweise_Patientenverfuegung.pdf (Zugriff: 18.02.2019).

Bundesministerium für Gesundheit: Glossar. Begriffe A–Z. Hospiz- und Palliativgesetz. 23.10.2017. https://www.bundesgesundheitsministerium.de/service/begriffe-von-a-z/h/hospiz-und-palliativgesetz.html (Zugriff: 10.04.2019).

Literaturverzeichnis

Bundesministerium für Gesundheit: Glossar. Begriffe A–Z. Erstes Pflegestärkungsgesetz. https://www.bundesgesundheitsministerium. de/service/begriffe-von-a-z/p/pflegestaerkungsgesetz-erstes-psg-i.html (Zugriff: 10.04.2019).

Bundesministerium für Gesundheit: Glossar. Begriffe A–Z. Zweites Pflegestärkungsgesetz. https://www.bundesgesundheitsministerium. de/service/begriffe-von-a-z/p/pflegestaerkungsgesetz-zweites-psg-ii. html (Zugriff: 10.04.2019).

Bundesministerium für Gesundheit: Glossar. Begriffe A–Z. Erstes Pflegestärkungsgesetz. https://www.bundesgesundheitsministerium. de/service/begriffe-von-a-z/p/pflegestaerkungsgesetz-erstes-psg-i.html (Zugriff: 10.04.2019).

Bundesministerium für Familien, Senioren, Frauen und Jugend: Pflegezeitgesetz und Familienpflegezeitgesetz 26.02.2018. https:// www.bmfsfj.de/bmfsfj/service/gesetze/pflegezeitgesetz-und-familienpflegezeit-gesetz/78226 (Zugriff: 14.04.2019).

CAREkonkret. Die Wochenzeitschrift für Entscheider in der Pflege. 22. Jahrgang, 22.2.2019, H 46794, Ausgabe 8.

Datenschutz.Org: Datenschutz in der Pflege: Sensibler Umgang mit Patientendaten wichtig! https://www.datenschutz.org/pflege/ (Zugriff: 22.05.2019).

Deutsche Alzheimer Gesellschaft e. V.: Die Häufigkeit von Demenzerkrankungen. Informationsblatt 1, München 2018a. https://www. deutsche-alzheimer.de/fileadmin/alz/pdf/factsheets/infoblatt1_ haeufigkeit_demenzerkrankungen_dalzg.pdf (Zugriff: 13.01.2019).

Deutsche Alzheimer Gesellschaft e. V. Selbsthilfe Demenz: Demenz. Das Wichtigste. Ein kompakter Ratgeber. 6. Auflage, Berlin 2018b. https://www.deutsche-alzheimer.de/fileadmin/alz/broschueren/das_ wichtigste_ueber_alzheimer_und_demenzen.pdf (Zugriff: 23.03.2019).

Deutsche Alzheimer Gesellschaft e. V. Selbsthilfe Demenz: Informationsblatt 14. Die Lewy-Körperchen-Demenz. Berlin 2018c. https://www. deutsche-alzheimer.de/fileadmin/alz/pdf/factsheets/infoblatt14_lewy-koerperchen-demenz_dalzg.pdf (Zugriff: 27.04.2019).

Literaturverzeichnis

Deutsche Alzheimer Gesellschaft e. V. Selbsthilfe Demenz: Informationsblatt 114. Die Frontotemporale Demenz. Berlin 2017. https://www.deutsche-alzheimer.de/fileadmin/alz/pdf/factsheets/infoblatt11_frontotemporale_demenz.pdf (Zugriff: 27.04.2019).

Deutsche Alzheimer Gesellschaft e. V.: Zahlen zu Häufigkeit, Pflegebedarf und Versorgung Demenzkranker in Deutschland. 2016. https://www.pflegeversicherung-direkt.de/_Resources/Persistent/5cd8c700bdeb89e0795b2480b1a9d99c8c1523c1/Daten-Zahlen_2016-10-von-DALZG.pdf (Zugriff: 13.01.2019).

Deutsche Gesellschaft für Palliativmedizin: Hintergrund-Information / Betäubungsmittel. Stand: 30.06.2019. https://www.dgpalliativmedizin.de/images/stories/pdf/presse/HI%20Betaeubungsmittel%20_090630_.pdf (Zugriff: 12.05.2019).

Deutsche Gesellschaft für Palliativmedizin: Curriculum Palliative Praxis. Am Ende geht es um den Menschen. https://www.dgpalliativmedizin.de/images/160315_Layout_Online.pdf (Zugriff: 23.04.19).

Deutsche Hospiz Stiftung: Hospizliche Begleitung und Palliative-Care-Versorgung in Deutschland (HPCV-Studie). In: Sonder Hospiz Info Brief 2, Dortmund 2009.

Deutscher Hospiz- und PalliativVerband e. V. Qualifizierte Vorbereitung ehrenamtlicher Mitarbeiterinnen und Mitarbeiter in der Hospizarbeit. Eine Handreichung des DHPV. 2. Auflage, Berlin 2017a. https://www.dhpv.de/tl_files/public/Service/Broschueren/Broschüre_QualifizierteVorbereitung_Ansicht.pdf (Zugriff: 22.04.2019).

Deutscher Hospiz- und Palliativ Verband e. V.: Zahlen und Fakten. https://www.dhpv.de/service_zahlen-fakten.html (Zugriff: 03.02.2019).

Deutscher Hospiz- und PalliativVerband e. V.: Wissen und Einstellungen der Menschen in Deutschland zum Sterben – Ergebnisse einer repräsentativen Bevölkerungsbefragung im Auftrag des DHPV, Berlin 2017b. https://www.dhpv.de/tl_files/public/Aktuelles/presseerklaerungen/3_ZentraleErgebnisse_DHPVBevoelkerungsbefragung_06102017.pdf (Zugriff: 30.03.2019).

Literaturverzeichnis

Deutscher Hospiz und PalliativVerband e. V.: Mit-Gefühlt. Curriculum zur Begleitung Demenzerkrankter in ihrer letzten Lebensphase. 2. komplett neu bearbeitete Auflage. Wuppertal 2010.

Deutsches Netzwerk für Qualitätsentwicklung in der Pflege (DNQP) (Hrsg.): Expertenstandard Beziehungsgestaltung in der Pflege von Menschen mit Demenz. Osnabrück 2018.

Deutsches Netzwerk für Qualitätsentwicklung in der Pflege (DNQP). https://www.dnqp.de/de/ (Zugriff: 04.05.2019).

DGP/DHPV: Definition AAPV. 15.1.2009. https://www.dgpalliativmedizin.de/allgemein/allgemeine-ambulante-palliativversorgung-aapv.html (Zugriff: 06.06.2019).

Diakonisches Werk EKD: Leben bis zu letzt. Implementierung von Hospizarbeit und Palliativbetreuung in Einrichtungen der stationären Altenhilfe. In: Heller, Andreas/Heimerl, Katharina/Husebø, Stein (Hrsg.): Wenn nichts mehr zu machen ist, ist noch viel zu tun. Wie alte Menschen würdig sterben können. 3. aktualisierte und erweiterte Auflage, Freiburg 2007, S. 554–562.

Dibelius, Olivia: Kritische Konklusion zu den Forschungsergebnissen. In: Dibelius, Olivia/Offermanns, Peter/Schmidt, Stefan (Hrsg.): Palliative Care für Menschen mit Demenz. Bern 2016, S. 75–78.

Eckermann, Johann Peter: Gespräche mit Goethe in den letzten Jahren seines Lebens. Frankfurt/Main 1981.

Ester, Annette: Palliative Care für alte Menschen. In: Lilie, Ulrich/Zwierlein, Eduard (Hrsg.): Handbuch Integrierte Sterbebegleitung. Gütersloh 2004, S. 345–358.

Evangelische Predigergemeinde Erfurt (Hrsg.): Meister Eckhart und sein Kloster. Freiburg 2003.

Evangelischer Pressedienst: Ehrenamtliche im Dialog auf Augenhöhe. In: CAREkonkret. Die Wochenzeitschrift für Entscheider in der Pflege. 22. Jahrgang, 14.12.2018, Ausgabe 50.

Feil, Naomi/de Klerk-Rubin, Vicki: Validation. Ein Weg zum Verständnis verwirrter alter Menschen. 11., durchgesehene Auflage, München 2017.

Feldhaus-Plumin, Erika: Familienorientierte Beratung in Palliative Care. In: Dibelius, Olivia/Offermanns, Peter/Schmidt, Stefan (Hrsg.): Palliative Care für Menschen mit Demenz. Bern 2016, S. 177–187.

Feldhaus-Plumin, Erika/Lázár, Marika/Weigl, Barbara: Pflegende in Dementia Care und Palliative Care – Ergebnisse einer qualitativen Studie. In: Dibelius, Olivia/Offermanns, Peter/Schmidt, Stefan (Hrsg.): Palliative Care für Menschen mit Demenz. Bern 2016, S. 29–46.

Fricke, Anno: Wo sterben? Wirklichkeit und Wunsch klaffen auseinander. In: ÄrzteZeitung online (09.10.2017) https://www.aerztezeitung.de/politik_gesellschaft/sterbehilfe_begleitung/article/944834/repraesentative-umfrage-wo-sterben-wirklichkeit-wunsch-klaffen-auseinander.html (Zugriff: 17.03.2019).

Geiger, Arno: Der alte König in seinem Exil. München 2011.

GKV-Spitzenverband: Vereinbarung nach § 132 g Abs. 3 SGB V über Inhalte und Anforderungen der gesundheitlichen Versorgungsplanung für die letzte Lebensphase vom 13.12.2017. https://www.dhpv.de/tl_files/public/Service/Gesetze%20und%20Verordnungen/2018_Vereinbarung_nach_132g_Abs_3_SGBV_GVP.pdf (Zugriff: 21.04.2019).

Glaser, Barney G./Strauss, Anselm L.: Betreuung von Sterbenden. Eine Orientierung für Ärzte, Pflegepersonal, Seelsorger und Angehörige. 2., überarbeitete Auflage. Göttingen 1974.

Goosses, Thordis: Dementia Care Mapping (DCM). Reflektiert handeln, respektvoll begegnen. In: In: Altenpflege. 44. Jahrgang, Heft 02 2019, S. 56–58.

Gräßel, Elmar: Häusliche Pflege dementiell und nicht dementiell Erkrankter. Teil I: Inanspruchnahme professioneller Pflegehilfe. In: Zeitschrift für Gerontologie und Geriatrie, Band 31 1998, Heft 1, S. 52–62.

Gronemeyer, Reimer: Demenz. Wie unsere alternde Gesellschaft den Kollaps vermeidet. München 2019.

Gronemeyer, Reimer: Projekt Lebensende. Wo ist die Kunst des Sterbens geblieben? In: Stronegger, Willibald, J./Attems, Kristin (Hrsg.):

Mensch und Endlichkeit. Die Institutionalisierung des Lebensendes zwischen Wissenschaft und Lebenswelt. Baden-Baden 2018, S. 13–22.

Gronemeyer, Reimer: Sterben in Deutschland. Wie wir dem Tod wieder einen Platz in unserem Leben einräumen können. Frankfurt 2008a.

Gronemeyer, Reimer: Scheitern und Gelingen: Zum Umgang mit Menschen in fortgeschrittenen Stadien der Demenz – Was können wir lernen? In: Demenz Support Stuttgart. Dokumentation des Fachtags Best Practice 2008. SinnVolle Ansätze zur Begleitung von Menschen mit Demenz in weit fortgeschrittenen Stadien der Erkrankung, Stuttgart 2008b, S. 9–13.

Gronemeyer, Reimer/Heller, Andreas: In Ruhe sterben. Was wir uns wünschen und was die moderne Medizin nicht leisten kann. München 2014.

Hamborg, Martin: Demenzkultur gestalten. In: Altenpflege. 40. Jahrgang, Heft 08 2015, S. 21–23.

Haßelmann, Karl J./Wollensack, Heinz: Die Betreuung sterbender Menschen ist so gut wie die Kommunikation der Mitarbeiterinnen und Mitarbeiter untereinander: ein indirktes Plädoyer für das Hospiz. In: Lilie, Ulrich/Zwierlein, Eduard (Hrsg.): Handbuch Integrierte Sterbebegleitung. Gütersloh 2004, S. 75–81.

Hautzinger, Martin/Thies, Elisabeth: Klinische Psychologie: Psychische Störungen. Workbook. Weinheim/Basel 2008.

Heimerl, Katharina/Heller, Andreas/Pleschberger, Sabine/Reitinger, Elisabeth/Wegleitner, Klaus: Hospiz und Palliative Care als Kulturentwicklung – ein Überblick. In: Steffen-Bürgi, Barbara/Schärer-Santschi, Erika/Staudacher, Diana/Monteverde, Settimio (Hrsg.): Lehrbuch Palliative Care. Begründet von Cornelia Knipping, 3., vollständig überarbeitete und erweiterte Auflage, Bern 2017, S. 60–69.

Held, Christoph/Ermini-Fünfschilling, Doris: Das demenzgerechte Heim. Lebensraumgestaltung, Betreuung und Pflege für Menschen mit Alzheimerkrankheit. 2. vollständig erneuerte und er weiterte Auflage, Basel 2006.

Held-Hildebrand, Renate: Die Finalphase des Lebens. In: Lilie, Ulrich/
Zwierlein, Eduard (Hrsg.): Handbuch Integrierte Sterbebegleitung.
Gütersloh 2004, S. 247–251.

Heller, Andreas/Heimerl, Katharina: Zur Institutionalisierung und
Deinstitutionalisierung des Sterbens – Oder: Wollen wir wirklich alle
zu Hause sterben? In: Heller, Andreas/Heimerl, Katharina/Husebø,
Stein (Hrsg.): Wenn nichts mehr zu machen ist, ist noch viel zu tun.
Wie alte Menschen würdig sterben können. 3. aktualisierte und
erweiterte Auflage, Freiburg 2007, S. 480–491.

Heller, Andreas/Knipping, Cornelia: Palliative Care – Haltungen und
Orientierungen. In: Steffen-Bürgi, Barbara/Schärer-Santschi, Erika/
Staudacher, Diana/Monteverde, Settimio (Hrsg.): Lehrbuch Palliative
Care. Begründet von Cornelia Kipping, 3., vollständig überarbeitete
und erweiterte Auflage, Bern 2017, S. 50–58.

Heller, Andreas/Wegleitner, Klaus/Heimerl, Katharina: Palliative Care
in der Altenhilfe – Ansätze der Implementierung. In: Heller, Andreas/
Heimerl, Katharina/Husebø, Stein (Hrsg.): Wenn nichts mehr zu
machen ist, ist noch viel zu tun. Wie alte Menschen würdig sterben
können. 3. aktualisierte und erweiterte Auflage, Freiburg 2007,
S. 351–366.

Heller, Birgit/Heller, Andreas: Spiritualität und Spiritual Care. In: Praxis
Palliative Care. Das Jahresheft. Spiritualität und Spiritual Care. 2009,
S. 9–11.

Herbke, Annette: Hausärztliche Versorgung von Menschen mit Demenz
in der letzten Phase ihres Lebens – zuhause und im Pflegeheim. In:
Lamp, Ida (Hrsg.): Umsorgt sterben. Menschen mit Demenz in ihrer
letzten Lebensphase begleiten. Stuttgart 2010, S. 94–96.

Hoffmann, Barbara: Die ambulante Begleitung von Schwerst- und
Sterbenskranken und ihren Angehörigen. In: Lilie, Ulrich/Zwierlein,
Eduard (Hrsg.): Handbuch Integrierte Sterbebegleitung. Gütersloh
2004, S. 269–277.

Hüther, Gerald: Raus aus der Demenzfalle! Wie es gelingen kann, die
Selbstheilungskräfte des Gehirns rechtzeitig zu aktivieren. 2. Auflage,
München 2017.

Imhof, Arthur E.: Ars Moriendi. Die Kunst des Sterbens einst und heute. Wien/Köln/ Böhlau 1991.

Isensee, Friederike: Standardisiertes Sterben – welchen Nutzen haben wir davon? In: Lilie, Ulrich/Zwierlein, Eduard (Hrsg.): Handbuch Integrierte Sterbebegleitung. Gütersloh 2004, S 50–59.

Jens, Inge: Langsames Entschwinden. Vom Leben mit einem Demenzkranken. Hamburg 2016.

Jens, Inge: Ein Nach-Wort in eigener Sache (2008). In: Jens, Walter/ Küng, Hans: Menschenwürdig sterben. Ein Plädoyer für Selbstverantwortung. Erweiterte und aktualisierte Neuausgabe. München 2009, S. 199–211.

Jens, Tilman: Demenz. Abschied von meinem Vater. München 2009.

Jens, Walter/Küng, Hans: Menschenwürdig sterben. Ein Plädoyer für Selbstverantwortung. München 1995.

Jox, Ralf J.: Demenz: Behandlung im Voraus planen. In: Fachzeitschrift für Palliative Geriatrie, 3. Jahrgang 2017, Nr. 1, S. 30–33. https://www.fgpg.eu/wp-content/uploads/2017/11/PallGeriatrie_1_2017_web.pdf (Zugriff: 13.01.2019).

Jox, Ralf J.: Aktuelle Herausforderungen der Ethik am Lebensende. https://doi.org/10.1007/s00481-017-0465-5 (Zugriff: 13.01.2019).

Jurk, Charlotte: Biografiearbeit. In: Gronemeyer, Reimer/Jurk, Charlotte (Hrsg.): Entprofessionalisieren wir uns! Ein kritisches Wörterbuch über die Sprache in Pflege und sozialer Arbeit. Bielefeld 2017, S. 57–66.

Karsten, Gunther: Erfolgsgedächtnis. Wie Sie sich Zahlen, Namen, Fakten, Vokabeln einfach besser merken. Erweiterte und vollständig überarbeitete Taschenbuchausgabe. München 2012.

Kastner, Ulrich: Demenzformen. In: Kastner, Ulrich/Löbach, Rita: Handbuch Demenz. Fachwissen für Pflege und Betreuung. München 2018, S. 35–48.

Kastner, Ulrich: Therapie der Demenzerkrankungen. In: Kastner, Ulrich/Löbach, Rita: Handbuch Demenz. Fachwissen für Pflege und Betreuung. München 2018, S. 69–89.

Kastner, Ulrich: Juristische Fragen. In: Kastner, Ulrich/Löbach, Rita: Handbuch Demenz. Fachwissen für Pflege und Betreuung. München 2018, S. 203–212.

Kastner, Ulrich: Symptome und Verlauf von Demenzerkrankungen. In: Kastner, Ulrich/Löbach, Rita: Handbuch Demenz. Fachwissen für Pflege und Betreuung. München 2018, S. 9–33.

Kitwood, Tom: Demenz. Der person-zentrierte Ansatz im Umgang mit verwirrten Menschen. 6. überarbeitete und erweiterte Auflage. Bern 2013.

Kolb, Christian: Essen und Trinken am Lebensende von Menschen mit Demenz. In: Lamp, Ida (Hrsg.): Umsorgt sterben. Menschen mit Demenz in ihrer letzten Lebensphase begleiten. Stuttgart 2010, S. 50–55.

Kojer, Marina: Demenz und Palliative Care. In: Kränzle, Susanne/Schmid, Ulrike/Seeger, Christa (Hrsg.): Palliative Care. Handbuch für Pflege und Begleitung. 5., aktualisierte und erweiterte Auflage. Heidelberg 2014, S. 357–368.

Kojer, Marina: Frau Johanna und ihr Kind. In: In: Fachzeitschrift für Palliative Geriatrie, 3. Jahrgang 2017, Nr. 1, S. 6–8. https://www.fgpg.eu/wp-content/uploads/2017/11/PallGeriatrie_1_2017_web.pdf (Zugriff: 13.01.2019).

Kojer, Marina/Gutenthaler, Ursula: Gestörtes Verhalten – Verhalten, das uns stört? In: Kojer, Marina/Schmidl, Martina (Hrsg.): Demenz und Palliative Geriatrie in der Praxis. Heilsame Betreuung unheilbar demenzkranker Menschen. 2. Auflage, Wien 2016, S. 27–36.

Kostrzewa, Stephan: Palliative Pflege von Menschen mit Demenz. Bern 2008a.

Kostrzewa, Stephan: Palliative Pflege von Menschen mit Demenz. In: Dr. med. Mabuse. Zeitschrift für alle Gesundheitsberufe, 33. Jahrgang 2008b, Nr. 172, S. 24–27.

Kostrzewa, Stephan/Kutzner, Marion: Was wir noch tun können! Basale Stimulation in der Sterbegleitung. 4., überarbeitete und ergänzte Auflage. Bern 2009.

Literaturverzeichnis

Kovach, Christine: Nachgefragt: Interview mit Prof. Christine R. Kovach. In: DeSSorientiert. Demenz Support Stuttgart, 2007 Heft 1, S. 33–37.

Kraft, Nadine: Wenn Mitarbeiter plötzlich zu Pflegenden werden. In: DAK Gesundheit: praxis und recht. Das Magazin für Unternehmen und Selbständige. Heft 2, 2019. S. 27–28. https://www.dak.de/dak/service/arbeitgeber-fachzeitschrift-praxis-und-recht-2087900.html (Zugriff: 09.06.2019).

Kränzle, Susanne/Schmid, Ulrike: Symptomlinderung. In: Kränzle, Susanne/Schmid, Ulrike/Seeger, Christa (Hrsg.): Palliative Care. Handbuch für Pflege und Begleitung. 5., aktualisierte und erweiterte Auflage. Heidelberg 2014, S. 291–338.

Kränzle, Susanne: Qualitätsmanagement in Einrichtungen der Sterbebegleitung am Beispiel eines stationären Hospizes. In: Kränzle, Susanne/Schmid, Ulrike/Seeger, Christa (Hrsg.): Palliative Care. Handbuch für Pflege und Begleitung. 3., überarbeitete und erweiterte Auflage. Heidelberg 2010, S. 175–181.

Kremeike, Kerstin/ Galushko, Maren/ Frerich, Gerrit, Romotzky, Vanessa/Hamacher, Stefanie/Rodin, Gary/Pfaff, Holger/Voltz, Raymond: The DEsire to DIe in Palliative Care: Optimization of Management (DEDIPOM) – a study protocol. Köln, 2018.

Kreß, Harmut: Die Würde von Sterbenden achten. In: Lilie, Ulrich/Zwierlein, Eduard (Hrsg.): Handbuch Integrierte Sterbebegleitung. Gütersloh 2004, S. 34–44.

Kruse, Andreas: Geleitwort. In: Lamp, Ida (Hrsg.): Umsorgt sterben. Menschen mit Demenz in ihrer letzten Lebensphase begleiten. Stuttgart 2010, S. 5–7.

Küng, Hans: Appell zur Versachlichung der Diskussion. In: Jens, Walter/Küng, Hans: Menschenwürdig sterben. Ein Plädoyer für Selbstverantwortung. Erweiterte und aktualisierte Neuausgabe. München 2009, S. 9–16.

Kuklau, Nadine: Ambulante ehrenamtliche Hospizbegleitung für Menschen mit Demenz. 2014. https://www.hospiz-verlag.de/wp/wp-content/uploads/2015/04/hz59_Artikel_Kuklau_mit_Literatur.pdf (Zugriff: 23.04.2019).

Kunstmann, Anne-Christin: Hospizmitarbeiterinnen – die »besseren« Kinder? Zur Rolle von Hospizmitarbeiterinnen in der Kooperation mit den Familien. Vortrag im Rahmen der 3. Süddeutschen Hospiztage 10.–12. Juli 2002 Bad Boll. Universität Bielefeld.

Lärm, Mechthild: Musik und Spiritualität in der Arbeit mit demenzkranken Menschen. In: Die Hospiz-Zeitschrift, 3. Jahrgang 2001, Heft 2, S. 11.

Lamp, Ida: Hospizarbeit in Deutschland. In: Lamp, Ida (Hrsg.): Hospiz-Arbeit konkret: Grundlagen – Praxis – Erfahrungen. Gütersloh 2001a, S. 17–38.

Lamp, Ida: Hospiz – zur Geschichte einer Idee. In: Lamp, Ida (Hrsg.): Hospiz-Arbeit konkret: Grundlagen – Praxis – Erfahrungen. Gütersloh 2001b, S. 9–16.

Lamp, Ida: Qualifizierung und Begleitung der Begleiter. In: Lamp, Ida (Hrsg.): Umsorgt sterben. Menschen mit Demenz in ihrer letzten Lebensphase begleiten. Stuttgart 2010a, S. 172–175.

Lamp, Ida: Religiöse und spirituelle Begleitung von Menschen mit weit fortgeschrittener Demenz. In: Lamp, Ida (Hrsg.): Umsorgt sterben. Menschen mit Demenz in ihrer letzten Lebensphase begleiten. Stuttgart 2010b, S. 78–81.

Lamp, Ida: Ehrenamt in der Versorgung von sterbenden Menschen mit Demenz. In: Lamp, Ida (Hrsg.): Umsorgt sterben. Menschen mit Demenz in ihrer letzten Lebensphase begleiten. Stuttgart 2010c, S. 158–163.

Lilie, Ulrich: Zur Implementierung der Hospizidee in Krankenhäusern und Einrichtungen der Altenhilfe. In: Lilie, Ulrich/Zwierlein, Eduard (Hrsg.): Handbuch Integrierte Sterbebegleitung. Gütersloh 2004, S. 45–49.

Lilie, Ulrich: Zur Seelsorge an Sterbenden. In: Lilie, Ulrich/Zwierlein, Eduard (Hrsg.): Handbuch Integrierte Sterbebegleitung. Gütersloh 2004, S. 82–87.

Lind, Sven: Demenzkranke Menschen pflegen. Grundlagen, Strategien und Konzepte. Bern 2003.

Löbach, Rita: Pflege von Personen mit Demenz. In: Kastner, Ulrich/ Löbach, Rita: Handbuch Demenz. Fachwissen für Pflege und Betreuung. München 2018, S. 91-131.

Löbach, Rita: Der Pflegeprozess bei Personen mit Demenz. In: Kastner, Ulrich/Löbach, Rita: Handbuch Demenz. Fachwissen für Pflege und Betreuung. München 2018, S. 145-175.

Lueb-Pietron, Christel: Erfahrungen mit Leben – Sterben – Tod. In: Lilie, Ulrich/Zwierlein, Eduard (Hrsg.): Handbuch Integrierte Sterbebegleitung. Gütersloh 2004, S. 314-321.

Lückel, Kurt: Begegnung mit Sterbenden. »Gestaltseelsorge« in der Begleitung strebender Menschen. 4. Auflage, Gütersloh 1994.

Magnusson, Kai/Dietrich, Corinna: Wo Menschen häufig sterben. In: Lilie, Ulrich/Zwierlein, Eduard (Hrsg.): Handbuch Integrierte Sterbebegleitung. Gütersloh 2004, S. 331-338.

May, Albrecht: Physiologie des Sterbens. In Kränzle, Susanne/Seeger, Christa/Schmid, Ulrike (Hrsg.): Palliative Care. 3. Auflage, Heidelberg 2010.

Marshall, Mary/Allan, Kate: »Ich muss nach Hause«. Ruhelos umhergehende Menschen mit einer Demenz verstehen. Bern 2011.

MDS, Medizinischer Dienst des Spitzenverbandes Bund der Krankenkassen e. V.: Grundsatzstellungnahme Essen und Trinken im Alter. Ernährung und Flüssigkeitsversorgung älterer Menschen. Essen 2014. https://www.mds-ev.de/fileadmin/dokumente/Publikationen/ SPV/Grundsatzstellungnahmen/MDS_Grundsatzstellungnahme_ EssenTrinken_im_Alter_Mai_2014.pdf (Zugriff: 18.02.2019).

Mennemann, Hugo: Sterben lernen heißt leben lernen: Sterbebegleitung aus sozialpädagogischer Sicht. Münster 1998.

Meyer-Kühling, Inga: Bedürfnisbegegnung in der stationären Altenpflege. Eine qualitative Studie zum »Ich sein Dürfen« von Pflegeheimbewohnern. Marburg 2016.

Müller, Kerstin: Angehörige: Abschied nehmen – Entscheidungen treffen. In: DeSSorientiert. Demenz Support Stuttgart, 2006 Heft 2, S. 23-30.

Münzenhofer, Tobias: Expertenstandard »Beziehungsgestaltung in der Pflege von Menschen mit Demenz«, Teil 2. Eine Frage der Haltung. In: CAREkonkret. Die Wochenzeitschrift für Entscheider in der Pflege. 23. Jahrgang, 22.02.2019, Ausgabe 8, S. 9.

Muz, Sascha M./Weigl, Barbara/Schmidt, Stefan: Studien zur Schmerzerfassung und Sterbebegleitung bei Menschen mit Demenz. In: In: Dibelius, Olivia/Offermanns, Peter/Schmidt, Stefan (Hrsg.): Palliative Care für Menschen mit Demenz. Bern 2016, S. 17–25.

Myller, Susanne: Aufbruch zu ehrenamtlicher Tätigkeit. In: Lamp, Ida (Hrsg.): Hospiz-Arbeit konkret: Grundlagen – Praxis – Erfahrungen. Gütersloh 2001, S. 90–92.

Nationale Demenzstrategie. https://www.nationale-demenzstrategie.de/ (Zugriff: 09.06.2019).

Nationale Demenzstrategie. Handlungsfelder. https://www.nationale-demenzstrategie.de/handlungsfelder/ (Zugriff: 09.06.2019).

NDR.de, Schumacher Julia/Gill Constantin: Zuwenig Plätze in der Kurzzeitpflege. https://www.ndr.de/nachrichten/schleswig-holstein/Zu-wenig-Plaetze-in-der-Kurzzeitpflege,kurzzeitpflege100.html?fbclid=IwAR1kfFc6zHAepf0cS-EqlyNAv9X9nfEoHszuBwaCjnAaNEbPq758WlUA9eQ. 28.03.2019 (Zugriff: 03.06.2019).

Perrar, Klaus Maria/Schmidt, Holger/Eisenmann, Yvonne: Abschlussbericht zum Forschungsprojekt Palliative Care und Demenz. »Implementierung einer Arbeitshilfe zum Erkennen und zur Erfüllung der Bedürfnisse von Menschen mit schwerer Demenz in der Versorgungspraxis der ambulanten und stationären Altenhilfe mit dem Ziel einer bedürfnisorientierten Versorgung«. Uniklinik Köln, Zentrum für Palliativmedizin, 2017. https://palliativzentrum.uk-koeln.de/forschung/neuro-palliativ/implementierung-arbeitshilfe-bei-demenz/ (Zugriff: 25.01.2019).

Perrar, Klaus Maria/Schmidt, Holger/Eisenmann, Yvonne: Kölner Arbeitshilfe zur bedürfnisorientierten Versorgung von Menschen mit schwerer Demenz. Individuelle Bedürfnisse in der letzten Lebensphase erkennen und erfüllen. Uniklinik Köln, Zentrum für Palliativmedizin, 2017b. https://palliativzentrum.uk-koeln.de/forschung/neuro-palliativ/implementierung-arbeitshilfe-bei-demenz/ (Zugriff: 25.01.2019).

Perrar, Klaus M.: Palliativmedizinische Aspekte Demenzkranker in ihrer letzten Lebensphase. In: DeSSorientiert. Demenz Support Stuttgart, 2006 Heft 2, S. 19–22.

Pfeiffer-Schaupp, Ulrich: Prä-Therapie in der Altenpflege. Neue Zugänge zu Menschen mit schwerer Demenz. In: Zeitschrift für Gerontologie und Geriatrie, Band 42 2009, Heft 4, S. 336–341.

Pflegeheim Heiliggeiststift, Freiburg im Breisgau: OASE – eine Wohneinheit für demenziell erkrankte bettlägerige Menschen. In: Demenz Support Stuttgart. Dokumentation des Fachtags Best Practice 2008. SinnVolle Ansätze zur Begleitung von Menschen mit Demenz in weit fortgeschrittenen Stadien der Erkrankung, Stuttgart 2008, S. 28.

Pleschberger, Sabine: Palliative Care und Dementia Care – Gemeinsamkeiten und Unterschiede zweier innovativer Versorgungskonzepte im Lichte der Entwicklung in Deutschland. In: Pflege & Gesellschaft 19. Jahrgang, 2014 Heft 3, S. 197–208. https://dg-pflegewissenschaft.de/wp-content/uploads/2017/05/PG-3-2014.pdf (Zugriff: 27.03.2019).

Pleschberger, Sabine: »Bloß nicht zur Last fallen!« Leben und Sterben in Würde aus der Sicht alter Menschen in Pflegeheimen. Dissertation zur Erlangung des Doktorgrades des Fachbereichs Gesellschaftswissenschaften der Justus-Liebig-Universität Gießen. Wien 2004.

Pleschberger, Sabine: Die Perspektive der Angehörigen in der Betreuung zu Hause. In: Heller, Andreas/Heimerl, Katharina/Husebø, Stein (Hrsg.): Wenn nichts mehr zu machen ist, ist noch viel zu tun. Wie alte Menschen würdig sterben können. 3. aktualisierte und erweiterte Auflage, Freiburg 2007, S. 492–506.

Pro Alter: Die Qualitätsgeleitete Pflegeoase: Ein neuer Weg zur Begleitung von Menschen mit Demenz in ihrer letzten Lebensphase. In: Pro Alter, Kuratorium Deutsche Altershilfe, 2009, Heft 2, S. 46–51.

Pschyrembel Online. https://www.pschyrembel.de/Hirntod/K09V3/doc/ (Zugriff: 16.06.2019).

Rahmenvereinbarung nach § 39a Abs. 1 Satz 4 SGB V über Art und Umfang sowie Sicherung der Qualität der stationären Hospizversorgung vom 13.03.1998 i.d.F. vom 31.03.2017. https://www.dhpv.de/tl_files/public/Service/Gesetze%20und%20Verordnungen/2017_Rahmenvereinbarung_nach_§_39a_Abs_1_Satz_4_stationaere_Hospize.pdf (Zugriff: 23.03.2019).

Radzey, Beate: Überblick: Diskussionsstand zum Thema »Pflegeheime: Lebensräume bis zum Ende«. In: DeSSorientiert. Demenz Support Stuttgart, 2007 Heft 1, S. 6–16.

Radzey, Beate: Überblick: Diskussionsstand zum Thema »Menschen mit Demenz in ihrer letzten Lebensphase«. In: DeSSorientiert. Demenz Support Stuttgart, 2006 Heft 2, S. 6–11.

Rest, Franco: Sterbebeistand, Sterbebegleitung, Sterbegeleit. Handbuch für den stationären und ambulanten Bereich. 5. vollständig überarbeitete und erweiterte Auflage, Stuttgart 2006.

Reuter, Verena/Kuhlmann, Andrea: Our Puppet. Eine interaktive Puppe für Menschen mit Demenz. In: Pro Alter.de. Selbstbestimmt älter werden, 51. Jahrgang, Heft 2 2019, S. 10–14.

Rinpoche, Sogyal: Das tibetische Buch vom Leben und vom Sterben. Ein Schlüssel zum tieferen Verständnis von Leben und Tod. Überarbeitete und aktualisierte Neuausgabe, Bern 2003.

Robert Bosch Stiftung: Demenz https://www.bosch-stiftung.de/de/thema/demenz (Zugriff: 03.06.2019).

Roes, Martina/Purwins, Daniel: Expertenstandard Demenz. Zu einer Beziehung gehören immer zwei. In: Altenpflege. 43. Jahrgang, Heft 11 2018, S. 18–21.

Rösch, Erich/Alsheimer, Martin/Kittelberger, Frank: PallExcellence©. Der Nachweis von Hospizkultur und Palliativkompetenz in stationären Einrichtungen. Stuttgart 2017.

Rutenkröger, Anja/Boes, Charlotte: Forschung: Mensch bleiben bis zum Ende – Lebensqualität und Einschätzungsinstrumente. In: DeSSorientiert. Demenz Support Stuttgart, 2006 Heft 2, S. 12–17.

Literaturverzeichnis

Rutenkröger, Anja/Kuhn, Christina: »Im Blick haben«. Evaluationsstudie zur Pflegeoase im Seniorenzentrum Holle. Demenzsupport Stuttgart, Zentrum für Wissenstransfer, 2008.

Schacke, Claudia/Zank, Susanne: Zur Pflege demenzkranker Menschen: Die differentielle Bedeutung spezifischer Belastungsdimensionen für das Wohlbefinden der Pflegenden und die Stabilität der häuslichen Pflegesituation. In: Zeitschrift für Gerontologie und Geriatrie, Band 31 1998, Heft 5, S. 355–361.

Schmachtl, Andreas H.: Snöfried aus dem Wiesental. Das ganz und gar fantastische Geheimnis des Riesenbaumes. Würzburg 2018.

Schmidl, Martina/Kojer, Marina: Die letzte Lebensphase. In: Kojer, Marina/Schmidl, Martina: Demenz und Palliative Geriatrie in der Praxis. Heilsame Betreuung unheilbar demenzkranker Menschen. 2. Auflage, Wien 2016, S. 95–113.

Schmidl, Martina: Lebensqualität. In: Kojer, Marina (Hrsg.): Alt, krank und verwirrt. Einführung in die Praxis der Geriatrie. 3. überarbeitete und erweiterte Auflage, Freiburg 2008, S. 371–384.

Schmidt, Annemie/Neu, Hedwig: Validation® und Sterben. In: Lilie, Ulrich/Zwierlein, Eduard (Hrsg.): Handbuch Integrierte Sterbebegleitung. Gütersloh 2004, S. 99–108.

Schneider, Catrina E.: Ehrenamtliche Hospizarbeit konkret. In: Lamp, Ida (Hrsg.): Hospiz-Arbeit konkret: Grundlagen – Praxis – Erfahrungen. Gütersloh 2001, S. 72–89.

Schneider, Catrina E.: Hospizarbeit und Ehrenamtlichkeit. In: Lamp, Ida (Hrsg.): Hospiz-Arbeit konkret: Grundlagen – Praxis – Erfahrungen. Gütersloh 2001, S. 59–71.

Schützendorf, Erich: Das Recht der Alten auf Eigensinn. Ein notwendiges Lesebuch für Angehörige und Pflegende. 4. Auflage, München 2008.

Schulz von Thun, Friedemann: Miteinander reden: Störungen und Klärungen. Psychologie der zwischenmenschlichen Kommunikation. Hamburg 1981.

Schweda, Mark: Das größte Unglück? Demenz zwischen persönlichem Erleben und gesellschaftlicher Repräsentation. In: Psychiatrische Praxis, 45. Jg., Heft 7 2018. S. 31–35.

Schwermann, Meike: Kriseninterventionspläne für die vorbeugende professionelle palliative Versorgung am Lebensende. In: Lamp, Ida (Hrsg.): Umsorgt sterben. Menschen mit Demenz in ihrer letzten Lebensphase begleiten. Stuttgart 2010, S. 122–127.

Seibert, Ute: Die Rolle der Ehrenamtlichen in der Sterbebegleitung. In: Lilie, Ulrich/Zwierlein, Eduard (Hrsg.): Handbuch Integrierte Sterbebegleitung. Gütersloh 2004, S. 123–125.

Seeger, Christa: Biografisches Arbeiten in der Sterbebegleitung. Jedes Leben hinterlässt Spuren. In: Kränzle, Susanne/Schmid, Ulrike/Seeger, Christa (Hrsg.): Palliative Care. Handbuch für Pflege und Begleitung. 5., aktualisierte und erweiterte Auflage. Heidelberg 2014, S. 73–89.

Seeger, Christa/Kränzle Susanne/Ettwein-Fries, Christine/Schmid, Ulrike: Organisationsformen von Palliative Care – verschiedene Orte der Sterbebegleitung. In: Kränzle, Susanne/Schmid, Ulrike/Seeger, Christa (Hrsg.): Palliative Care. Handbuch für Pflege und Begleitung. 3., überarbeitete und erweiterte Auflage. Heidelberg 2010, S. 131–174.

Selbsthilfegruppe Dementi: Den Schritt hinaus wagen und mitmischen. Die Dementi-Selbsthilfegruppe. In: In: Demenz Support Stuttgart (Hrsg.): Beteiligtsein von Menschen mit Demenz. Praxisbeispiele und Impulse. Frankfurt am Main 2017. S. S. 37–45.

Servan-Schreiber, David: Man muss sich die Frage nach dem Tod stellen. In: Heller, Andreas (Hrsg.) Das Jahresheft. Letzte Hilfe. Praxis Palliative Care. Hannover 2015, S. 8.

Sifton, Carol B.: Das Demenz-Buch. Ein »Wegbegleiter« für Angehörige, Pflegende und Aktivierungstherapeuten. Bern 2008.

Specht-Tomann, Monika/Tropper, Doris: Zeit des Abschieds. Sterbe- und Trauerbegleitung. 4. Auflage, Düsseldorf 2002.

Statistisches Bundesamt: Pflegestatistik. Pflege im Rahmen der Pflegeversicherung. Deutschlandergebnisse 2018. https://www.destatis.de/DE/Themen/Gesellschaft-Umwelt/Gesundheit/Pflege/Publikationen/Downloads-Pflege/pflege-deutschlandergebnisse-5224001179004.pdf?__blob=publicationFile&v=5 (Zugriff: 30.03.2019).

Statistisches Bundesamt: Pressemitteilung Nr. 167 vom 13.4.2006. Neue Modellrechnung zur Lebenserwartung für Geburtsjahrgänge. Wiesbaden, 2006.

Statistisches Bundesamt: Pressemitteilung Nr. 364 vom 24.9.2009. Lebenserwartung in Deutschland steigt weiter an. Wiesbaden, 2009.

Statistisches Bundesamt: Pressemitteilung Nr. 404 vom 18.10.2018. Lebenserwartung blieb 2015/2017 unverändert. https://www.destatis.de/DE/Presse/Pressemitteilungen/2018/10/PD18_404_12621.html (Zugriff: 22.06.2019).

Steffen-Bürgi, Barbara: Reflexionen zu ausgewählten Definitionen der Palliative Care. In Knipping, Cornelia (Hrsg.): Lehrbuch Palliative Care. 2., durchgesehene und korrigierte Auflage, Bern 2007, S. 30–38.

Steurer, Jochen: Hospiz am Wendepunkt? Chancen und Gefahren für die ambulante Hospizarbeit durch die Krankenkassenfinanzierung gemäß § 39 a Abs. 2 SGB V (Rahmenvereinbarung vom 3.9.2002) In: Wege zum Menschen, 56. Jg. 2004, S. 168–183.

Stronegger, Willibald/Attems, Kristin: Einleitung. In: Stronegger, Willibald, J./Attems, Kristin (Hrsg.): Mensch und Endlichkeit. Die Institutionalisierung des Lebensendes zwischen Wissenschaft und Lebenswelt. Baden-Baden 2018, S. 7–10.

Student, Johann-Christoph/Mühlum, Albert/Student, Ute: Soziale Arbeit in Hospiz und Palliative Care. München 2004.

Suter, Martin: Small World. Zürich 1999.

Timmermanns, Paul: Der Schmerz und die Ethik der Sterbebegleitung. In: Lilie, Ulrich/Zwierlein, Eduard (Hrsg.): Handbuch Integrierte Sterbebegleitung. Gütersloh 2004, S. 23–33.

Uniklinik Köln: Umgang mit Todeswünschen in der Palliativversorgung. https://palliativzentrum.uk-koeln.de/forschung/letzte-lebenszeit/umgang-mit-todeswuenschen/ (Zugriff: 03.03.2019).

Valerius, Lisa: Caring Community. Die Begleitung in der letzten Lebensphase als gesellschaftliche Verantwortung. In: Pro Alter.de. Selbstbestimmt älter werden, 51. Jahrgang, Heft 2 2019, S. 52–53.

Voß, Jutta: Ehrenamt in der stationären Altenhilfe – Erfahrungen mit dem Prozess der Implementierung. In: Lamp, Ida (Hrsg.): Umsorgt sterben. Menschen mit Demenz in ihrer letzten Lebensphase begleiten. Stuttgart 2010, S. 163–167.

Wacker, Monika: Ethikberatung – Neue Unterstützung für Begleiter von Menschen mit Demenz. In: Lamp, Ida (Hrsg.): Umsorgt sterben. Menschen mit Demenz in ihrer letzten Lebensphase begleiten. Stuttgart 2010, S. 28–32.

Wanderer, Gwendolin: Ethikbeauftragte im Altenpflegeheim. Ein Pilotprojekt in Frankfurt am Main. In: Pro Alter.de. Selbstbestimmt älter werden, 51. Jahrgang, Heft 2 2019, S. 46–48.

Wegleitner, Klaus/Heller, Andreas/Heimerl, Katharina/Reitinger, Elisabeth: Hospiz und Palliative Care in der stationären Altenhilfe. In: Steffen-Bürgi, Barbara/Schärer-Santschi, Erika/Staudacher, Diana/Monteverde, Settimio (Hrsg.): Lehrbuch Palliative Care. Begründet von Cornelia Knipping, 3., vollständig überarbeitete und erweiterte Auflage, Bern 2017, S. 70–81.

Weichselbraun, Andreas: Demenz – ein (un)zeitiger Abschied, eine offene Gestalt? Betrachtungen zu Feldbedingungen und zur Phänomenologie von Demenz an Hand eines Familienschicksals. In: Gestalttherapie, 23. Jahrgang 2009, Heft 1, S. 15–28.

Weiher, Erhard: Wie mit Schwerkranken über Spiritualität reden? In: Die Hospizzeitschrift. Fachforum für Hospizarbeit, 4. Jahrgang 2002, Heft 1, S. 9–12.

Weiher, Erhard: Spirituelle Begleitung in der Palliativen Betreuung. In Knipping, Cornelia (Hrsg.): Lehrbuch Palliative Care. 2., durchgesehene und korrigierte Auflage, Bern 2007, S. 438–453.

Weiss, Angelika: Berührende Sterbebegleitung. In: Lilie, Ulrich/Zwierlein, Eduard (Hrsg.): Handbuch Integrierte Sterbebegleitung. Gütersloh 2004, S. 109–114.

WHO World Health Organization: WHO Definition of Palliative Care. Deutsche Übersetzung. 2002. https://www.dgpalliativmedizin.de/images/stories/WHO_Definition_2002_Palliative_Care_englisch-deutsch.pdf (Zugriff: 26.05.2019).

Wilkening, Karin: Hospizarbeit. Milieutherapeutischer »Luxus« für Demenzkranke? In: Die Hospizzeitschrift. Fachforum für Hospizarbeit, 3. Jahrgang 2001, Heft 2, S. 8–11.

Wißmann, Peter: Expertenstandard Demenz. Die Haltung entscheidet. In Altenpflege. 43. Jahrgang 2018, Heft 11, S. 38–41.

Wißmann, Peter: Beteiligt werden, beteiligt sein, beteiligt bleiben. Ein Problemaufriss. In: Demenz Support Stuttgart (Hrsg.): Beteiligtsein von Menschen mit Demenz. Praxisbeispiele und Impulse. Frankfurt am Main 2017. S. S. 17–33.

Wißmann, Peter: Vom Schreiben, Rappen, Rocken und Reden. Unterstützte Kommunikation und Patizipation. In: Demenz Support Stuttgart (Hrsg.): Beteiligtsein von Menschen mit Demenz. Praxisbeispiele und Impulse. Frankfurt am Main 2017. S. S. 66–76.

Wißmann, Peter u. a.: Demenzkranken begegnen. Reihe: Robert-Bosch-Stiftung (Hrsg.): Gemeinsam für ein besseres Leben mit Demenz. Bern 2007.

Wißmann, Peter: Nicht-medikamentöse Interventionen: Interaktion mit allen Sinnen. In: DeSSorientiert. Demenz Support Stuttgart, 2007, Heft 1, S. 22–27.

Wißmann, Peter: Begrüßung und Einführung ins Thema. In: Demenz Support Stuttgart. Dokumentation des Fachtags Best Practice 2008. SinnVolle Ansätze zur Begleitung von Menschen mit Demenz in weit fortgeschrittenen Stadien der Erkrankung, Stuttgart 2008.

Wojnar, Jan: Demenz und Sterben. In: Die Hospizzeitschrift. Fachforum für Hospizarbeit, 3. Jahrgang 2001, Heft 2, S. 5–6.

Zinkant, Kathrin: Schwerer Rückschlag gegen Alzheimer. In: Süddeutsche Zeitung 22.03.2019. https://www.sueddeutsche.de/gesundheit/alzheimer-amyloid-aducanumab-biogen-eiweiss-1.4379566 (Zugriff: 09.06.2019).

Zwierlein, Eduard: Alle Menschen müssen sterben. In: Lilie, Ulrich/Zwierlein, Eduard (Hrsg.): Handbuch Integrierte Sterbebegleitung. Gütersloh 2004a, S. 9–15.

Zwierlein, Eduard: Grundlagen der Kommunikation. In: Lilie, Ulrich/ Zwierlein, Eduard (Hrsg.): Handbuch Integrierte Sterbebegleitung. Gütersloh 2004b, S. 67-74.

Zwierlein, Eduard: Menschenwürdig sterben. In: Lilie, Ulrich/Zwierlein, Eduard (Hrsg.): Handbuch Integrierte Sterbebegleitung. Gütersloh 2004c, S. 16-22.

Anmerkungen

1 Vgl. Statistisches Bundesamt 2018.
2 Vgl. Statistisches Bundesamt 2006.
3 Deutsche Alzheimer-Gesellschaft e. V. 2018a.
4 Der leichteren Lesbarkeit halber wurde auf die Nennung beider Geschlechter verzichtet. Geschlechtsspezifische Formulierungen schließen das jeweils andere Geschlecht mit ein.
5 Gronemeyer 2008a, S. 34.
6 Vgl. Kostrzewa/Kutzner 2009, S. 31; vgl. Wegleitner et al. 2017, 78; vgl. Kostrzewa 2010, S. 21.
7 Vgl. Kostrzewa/Kutzner 2009, S. 32.
8 Nachfolgend als BMFSFJ abgekürzt.
9 Johann Wolfgang von Goethe, zitiert nach Eckermann 1981.
10 Vgl. Gronemeyer 2008, S. 158.
11 Vgl. Imhof 1991, S. 123.
12 Vgl. ebd., S. 58.
13 Vgl. ebd., S. 34.
14 Vgl. ebd., S. 174.
15 Vgl. ebd., S. 34.
16 Vgl. ebd., S. 160.
17 Vgl. Hradil 2004, S. 43.
18 Vgl. Imhof 1991, S. 162 ff.
19 Vgl. Hradil 2004, S. 261.
20 Vgl. Gronemeyer 2018, S. 15.
21 Heller/Heimerl 2007, S. 484, vgl. Gronemeyer 2014, S. 65., vgl. Gronemeyer 2018, S. 15.
22 Gronemeyer 2008, S. 158; vgl. Gronemeyer 2018, S. 15.
23 Vgl. Gronemeyer 2008, S. 158 f.
24 Vgl. Gronemeyer 2008, S. 49; vgl. Gronemeyer 2018, S. 14.
25 In »Der moderne Tod – vom Ende der Humanität« entwirft der schwedische Autor Carl-Henning Wijkmark bereits 1978 eine Negativutopie, in der den Menschen nahegelegt wird, im Gegenzug zur Auszahlung einer stattlichen Summe Geldes in jüngerem Alter, dem aktiv herbeigeführten Tod mit Erreichen des 70. Lebensjahrs zuzustimmen.
26 Vgl. May 2010, S. 21.

Anmerkungen

27 Vgl. ebd., S. 19.
28 Pschyrembel Online.
29 Vgl. May 2010, S. 18.
30 Rinpoche 2003, S. 226.
31 Vgl. Borasio 2014, S. 18.
32 Vgl. Hildebrand 2004, S. 247.
33 Vgl. Buchmann 2007, S. 58.
34 Vgl. Kostrzewa 2010, S. 79 f.
35 Buchmann 2007, S. 10.
36 Vgl. Kostrzewa 2009, S. 129 f.
37 Buchmann 2007, S. 54.
38 Zitiert nach Kostrzewa 2009, S. 20.
39 Gronemeyer 2008, S. 79.
40 Vgl. Buchmann 2007, S. 49.
41 Glaser/Strauss 1995.
42 Vgl. Glaser/Strauss 1995; vgl. Kostrzewa 2010, S. 80 f.
43 Vgl. Kostrzewa 2008, S. 79.
44 Von Max Frisch gibt es ein passendes Zitat zu diesem Prozess: »Man soll dem Kranken die Wahrheit hinhalten wie einen Mantel, in den er hineinschlüpfen kann, wenn er will – und sie ihm nicht wie einen nassen Fetzen um die Ohren schlagen« (Frisch zitiert nach Specht-Tomann/Tropper 2002).
45 Vgl. Servan-Schreiber 2015, S. 8.
46 Besondere Relevanz bekommt die Definition der »Sterbephase« in der Betreuung von Menschen mit Demenz, vgl. Kapitel 4.
47 Pleschberger 2007, S. 497.
48 Vgl. Student/Mühlum/Student 2004, S. 36 f.
49 Dass es ausgerechnet zwei Frauen waren, die die Hospizbewegung initiierten, wird schlüssig, wenn man bedenkt, dass die Heilkunst zu allen Zeiten vor allem eine Domäne der Frauen war. Drei Elemente, die heute die Hospizarbeit ausmachen, finden sich schon im Können der heilkundigen Frauen in der weit zurückliegenden Geschichte: Die Fähigkeit, auch dann bei schwerkranken Menschen zu bleiben und ihnen nahe zu sein, wenn dies Angst macht; der Mut, genau hinzusehen, auch wenn Abstoßendes zu erkennen ist; und das Wissen darüber, wie Beschwerden, insbesondere Schmerzen zu lindern sind. Diese »weiblichen« Fähigkeiten beschreiben den Kern dessen, was heute Hospizarbeit bzw. Palliative Care ausmacht. (Vgl. Student/Mühlum/Student 2004, S. 136)

Anmerkungen

50 Franco Rest weist kritisch darauf hin, dass Neuerungen, die nicht von Medizinern stammen, üblicherweise nicht öffentlich wahrgenommen und beachtet werden, obwohl gerade die Pflegenden die wahren Begleiter und Begleiterinnen der Sterbenden seien (Vgl. Rest 2006, S. 30).
51 Rest 2006, S. 30f.
52 Vgl. Lamp 2001: 14f.
53 Lilie 2004, S. 45.
54 Vgl. Student/Mühlum/Student 2004, S. 144ff.
55 Vgl. Student/Mühlum/Student 2004, S. 15f.
56 Cicely Saunders.
57 Student/Mühlum/Student 2004, S. 27ff.
58 Vgl. Student/Mühlum/Student 2004, S. 37f.
59 Vgl. epd 14.12.2018.
60 Deutscher Hospiz- und Palliativverband e.V. (Zugriff: 03.02.2019).
61 Vgl. Gronemeyer 2008, S. 148f.
62 Vgl. epd 14.12.2018.
63 Vgl. Student/Mühlum/Student 2004: 25f.
64 Vgl. Schulz von Thun 1981, S. 44.
65 Gronemeyer 2014, S. 77.
66 Vgl. Borasio 2014, S. 68.
67 Starke Opioide, zu denen das Morphin zählt, werden in einer Form verabreicht, bei der keine euphorisierenden Effekte entstehen, die zur Sucht führen würden. Bei ordnungsgemäßer Anwendung ist auch bei regelmäßigen Morphingaben keine Abhängigkeit zu befürchten.
Vgl. DGP 2009.
68 Vgl. Borasio 2014, S. 69, vgl. Kränzle/Schmid 2014, S. 306.
69 Schmidl/Kojer 2016, S. 110.
70 Vgl. Borasio 2014, S. 74, vgl. Schmidl/Kojer 2016, S. 110.
71 Cicely Saunders.
72 Vgl. Borasio 2014, S. 128, vgl. MDS 2014, S. 166, Gronemeyer 2014, S. 163.
73 Vgl. Kränzle/Schmid 2014, S. 297.
74 Borasio 2014, S. 116.
75 Lilie 2004, S. 45.
76 Deutscher Hospiz- und Palliativverband e.V. (Zugriff: 03.02.2019)
77 Vgl. Gronemeyer/Heller 2014, S. 70f.
78 Vgl. Gronemeyer 2008, 142f.

Anmerkungen

79 Vgl. epd 14.12.2018.
80 Vgl. Birkholz, 2016, S. 139.
81 Vgl. Student/Mühlum/Student 2004, S. 32.
82 Rest 2006, S. 31.
83 Vgl. Rest 2006, S. 31.
84 Deutscher Hospiz- und Palliativverband e. V. 2017.
85 Heller/Knipping 2007, S. 41.
86 Vgl. Gronemeyer 2014, S. 78.
87 Vgl. ebd., S. 93 f.
88 Kostrzewa 2009, S. 10.
89 Vgl. Mennenmann 1998, S. 162.
90 Vgl. Rest 2006, S. 19.
91 Erich Loewy zitiert nach Heller/Knipping 2017, S. 51 bzw. Gronemeyer 2014, S. 86.
92 Vgl. Kostrzewa 2009, S. 47.
93 Rest 2006, S. 13.
94 Gronemeyer 2008, S. 128.
95 Vgl. Deutscher Hospiz- und Palliativverband e. V. (Zugriff: 03.02.2019)
96 § 39a Abs. 1 SGB V.
97 Vgl. Rahmenvereinbarung nach § 39a Abs. 1 Satz 4 SGB V 2017, S. 4 f.
98 Geregelt ist dies in der Rahmenvereinbarung zu § 87 Abs. 1b SGB V.
99 Deutscher Hospiz- und PalliativVerband e. V. 2017, S. 4.
100 Gronemeyer/Heller 2014, S. 71.
101 Jens, 2009, S. 6.
102 Vgl. Jox 2018; vgl. Gronemeyer 2014, S. 33.
103 Jox 2018, S. 2.
104 Kremeike et al. 2018.
105 Vgl. Kremeike et al. 2018, S. 2 f.
106 Uniklinik Köln (Zugriff: 03.03.2019).
107 Vgl. Schweda 2018; vgl. Gronemeyer 2019, S. 10.
108 Deutsche Alzheimer Gesellschaft e. V. 2018, S. 1.
    Im Jahr 2015 litten weltweit 46,8 Mio. Menschen an Demenz.
109 Vgl. ebd., S. 1 ff.
110 Vgl. ebd., S. 5.
111 Vgl. ebd., S. 4.

Anmerkungen

112 Kostrzewa 2008, S. 18.
113 Vgl. Kastner 2018, S. 36 ff.
114 Vgl. ebd., S. 38 ff.
115 Vgl. Kastner 2018, S. 43.
116 Vgl. Deutsche Alzheimer Gesellschaft e. V. 2018c; vgl. Kastner 2018 S. 42 f.
117 Vgl. Kastner 2018, S. 41 f.
118 Vgl. Deutsche Alzheimer Gesellschaft e. V. 2017.
119 Vgl. Hautzinger/Thies 2008, S. 163 f.
120 Deutsche Alzheimer Gesellschaft e. V. 2018, S. 19.
121 Suter 1999, S. 100 f.
122 Umgangssprachlich wird der Begriff »Kurzzeitgedächtnis« für eine Merkspanne von einige Stunden oder Tagen verwendet. Fachlich gesprochen befinden sich solche Informationen aber bereits im Langzeitgedächtnis.
123 Vgl. Held/Ermini-Fünfschilling 2006, S. 8.; Vgl. Karsten 2012, S. 60.
124 Vgl. Buijssen 2008, S. 56.
125 Vgl. Bopp-Kistler/Pletscher 2015, S. 11.
126 Vgl. Kastner 2018, S. 26 f; vgl. Kostrzewa 2010, S. 23 f.
127 Vgl. Kastner 2018, S. 27.
128 Vgl. Held/Ermini-Fünfschillig 2006, S. 111.
129 Weitere Ausführungen dazu in Kap. 4.2.4 Besondere Herausforderungen für Pflegende.
130 Vgl. DNQP 2018, S. 56.
131 Vgl. Kastner 2018, S. 27 f.
132 Vgl. ebd., S. 27 f.
133 Vgl. Sifton 2008, S. 132 ff.
134 Vgl. Kostrzewa 2010, S. 24 f.
135 Vgl. Deutsche Alzheimer Gesellschaft 2018b, S. 25.
136 Vgl. Sifton 2009, S. 128 f., vgl. Held/Ermini-Fünfschilling 2006, S. 4.
137 Vgl. Kostrzewa 2010, S. 29 f.
138 Vgl. Radzey 2006, S. 6; Kojer 2014, S. 358; Kastner 2018, S. 28.
139 Vgl. Kastner 2018, S 18.
140 Vgl. ebd., S. 28.
141 Vgl. Kojer 2014, S. 358.
142 Vgl. Perrar 2006, S. 21.

Anmerkungen

143 Vgl. Rahmenvereinbarungen zu § 39a SGB V, 2017 S. 5.
Vgl. Buchmann 2007 S. 35 und Gronemeyer/Fink/Jurk 2008, S. 3. Anmerkung: Gronemeyer beklagt, dass »Substandards« bei der Versorgung Demenzerkrankter gelten (vgl. Gronemeyer 2008, S. 40).
144 Siehe Ausführungen in Kapitel 4.1.
145 Vgl. Kovach 2007, S. 33.
146 Vgl. Lind 2008, S. 22.
147 Vgl. Deutsche Alzheimer Gesellschaft e. V. 2018b, S. 10.
148 Vgl. Bäuerle 2007, S. 17.
149 Vgl. Kovach 2007, S. 34.
150 Vgl. Rutenkröger/Kuhn 2008, S. 9 f.
151 Vgl. Kitwood 2013, 132 ff.
152 Ein Beispiel findet sich in Kap. 4.2.4.
153 Vgl. Kostrzewa 2010, S. 42 ff.
154 Vgl. Hüther 2017, S. 29 ff.
155 Vgl. ebd., S. 41 f.
156 Vgl. ebd., S. 46 f.
157 Vgl. Berner et al. 2016, S. 3.
158 Vgl. Pleschberger 2014, S. 199.
159 Vgl. Kostrzewa 2010, S. 34 f.
160 Kitwood 2013, S. 38.
161 Vgl. Baer 2007, S. 39.
162 Vgl. Kitwood 2013, S. 30.
163 Artikel 1 Grundgesetz.
164 Kitwood 2013, S. 31.
165 Buber 1983.
166 Buber selbst beschreibt, dass dieser Zustand des Ich-Du kein dauerhafter sein kann (ebd., S. 17). Das »Ich-Du-Grundwort« stellt das Ideal der unmittelbaren menschlichen Begegnung dar, doch kehrt der Mensch notwendigerweise immer wieder zum Ich-Es zurück (ebd., S. 33). Die Ich-Du-Begegnung ist nach Buber nicht herstellbar. Zwar fordert sie vom Menschen die innere Bereitschaft, doch hinzu kommt das, was er »Gnade« nennt (ebd., S. 11). Sie ist auch ein Geschenk. Im Ich-Du verweist die Begegnung mit einem anderen Menschen auf »das ewige Du« (ebd., S. 71).
167 Kitwood 2013, S. 34 ff.
168 Kitwood 2013, S. 144.
169 Vg. Meyer-Kühling 2016, S. 15, S. 55, S. 65.

170 Meyer-Kühling 2016, S. 23.
171 Eine Beschreibung des DCM findet sich in Kapitel 4.5.
172 Der Expertenstandard wird in Kapitel 5.2.5 vorgestellt.
173 Ausführlich beschrieben und mit zahlreichen Beispielen anschaulich dargestellt im gleichnamigen Buch von Naomi Feil und Vicki de Klerk-Rubin 2017.
174 Vgl. Feil/de Klerk -Rubin 2017, S. 15.
175 Vgl.; Kostrzewa 2009, S. 42.
176 Vgl. Feil/de Klerk -Rubin 2017, S. 15 ff.
177 Vgl. ebd., S. 56.
178 Vgl. Kostrzewa 2009, S. 85.
179 Kostrzewa 2009, S. 42.
180 Vgl. ebd., S. 90.
181 Vgl. Kastner 2018, S. 73 f.
182 Vgl. Seeger 2014, S. 75.
183 Vgl. Seeger 2014, S. 86.
184 Vgl. Kastner 2018, S. 74.
185 Vgl. Seeger 2014, S. 87.
186 Vgl. Jurk, Charlotte 2017, S. 57 f.
187 Vgl. Datenschutz.Org (Zugriff: 22.05.2019).
188 Roes/Purwins 2018, S. 20.
189 Dass es möglich ist, sich in andere Menschen intuitiv einzufühlen, belegt inzwischen auch die Hirnforschung. Mit der Entdeckung der Spiegelneurone ist nun auch wissenschaftlich belegt, was Menschen, die andere versorgen, pflegen oder begleiten aus Erfahrung kennen. (Vgl. Bauer 2006)
190 Vgl. Beyer u. a. 2007, S. 170 ff.
191 Vgl. Baer 2007, S. 37.
192 Vgl. Pfeiffer-Schaupp 2009, 336 ff.
193 Zur Veranschaulichung zitiere ich zwei Beispiele: »Frau A., 82 Jahre alt, spricht fast nur die Worte ›Ponti – Penti – Puti‹. Wenn die Pflegekräfte sie bitten, eine Tablette zu nehmen, lehnt sie ab. Als die Pflegekraft sagt: ›Darf ich Ihnen einen Puti geben?‹, sagt sie: ›Ja‹ und nimmt die Tablette bereitwillig.« »Frau S. leidet an Alzheimer Demenz. Sie trippelt ruhelos auf dem Gang auf und ab. Die Pflegekraft geht mit ihr und trippelt auch. Frau S. wird ruhiger, trippelt langsamer und wirkt zufriedener.« (Pfeifer-Schaupp 2009, S. 339)
194 Vgl. Held/Ermini-Fünfschilling 2006, S. 109 ff.; vgl. Löbach 2018, S. 121 ff.

Anmerkungen

195 Hier zeigt sich eine Parallele zur »hospizlichen Haltung«. Sterben wird als zum Leben dazugehörend betrachtet. Es wird weder verleugnet bzw. dagegen angearbeitet noch wird es beschleunigt (vgl. Kap. 2.4.1.).
196 Vgl. Held/Emiri-Fünfschilling 2006, S. 113.
197 Das Konzept »Pflegeoase« wird in Kapitel 4.10 vorgestellt.
198 Geiger 2011, S. 56 f.
199 Es gibt eine große Bandbreite an Literatur, die sich ausschließlich dem Thema Kommunikation mit Menschen mit Demenz widmet.
200 Schmachtl 2018, S. 147 (Hervorhebung im Original).
201 MDS 2014, S. 75 ff.
202 Vgl. Heller/Heimerl 2007, S. 486.
203 Vgl. Stronegger/Attems 2018, S. 9.
204 Trotz umfangreicher Forschungsliteratur im Bereich Demenz, wird vielfach auf Empfehlungen aus der Fachexpertise verwiesen, da sich viele Studien in diesem Bereich durch »mangelnde Evidenz und unzureichende methodische Qualität« auszeichnen. DNQP 2018, S. 30.
205 Vgl. Perrar et al. 2017b, S. 1f., vgl. Muz et al. 2016 S. 19.
206 Perrar et al. 2017b, S. 1 f.; vorgestellt in Kapitel 4.5.
207 Vgl. Muz et al. 2016, S. 17 f.; Dibelius 2016, S. 76.
208 Vgl. Muz et al. 2016, S. 24.
209 Vgl. Bowling et al. 2015 zitiert nach DNQP 2018, S. 170 f.
210 Vgl. Muz et al. 2016, S. 23; Feldhaus-Plumin et al. 2016, S. 36; Dibelius 2016, S. 77.
211 Vgl. Pleschberger 2014, S. 197 ff.
212 Vgl. Berner et al. 2016, S. 4.
213 Vgl. Feldhaus-Plumin 2016, S. 178 f.
214 Vgl. CAREkonkret 22.02.2019, S. 13.
215 Vgl. Schmidl/Kojer 2016, S. 97 ff; vgl. Kastner 2018, S. 29.
216 Vgl. Perrar 2006, S. 19, vgl. auch Radzey 2006, S. 5, vgl. Müller 2006, S. 23.
217 Schmidl/Kojer 2016, S. 103 f.
218 Radzey 2006, S. 9.
219 Vgl. Schmidl/Kojer 2016, S. 102 f.
220 Vgl. Feldhaus-Plumin et al. 2016, S. 36; Dibelius 2016, S. 77.
221 Vgl. Heller/Heimerl 2007, S. 482 f.; vgl. Schmidl/Kojer 2016, S. 108 f.
222 Vgl. Perrar 2006, S. 19.
223 Vgl. Kostrzewa 2009, S. 33.

Anmerkungen

224 Vgl. Student/Mühlum/Student 2004, S. 25.
225 Vgl. Perrar et al. 2017, S. 1.
226 Vgl. Wißmann 2008, S. 6.
227 Kostrzewa 2008a, S. 82.
228 Vgl. Kostrzewa 2008a, S. 80., vgl. Held/Ermini-Fünfschilling 2006, S. 112f.
229 Vgl. Buchmann 2007, S. 56.
230 Vgl. Kostrzewa 2009, S. 45.
231 Kitwood 2013, S. 144.
232 Vgl. Kojer 2014, S. 359.
233 Vgl. Kostrzewa 2009, S. 86.
234 Vgl. Perrar et al. 2017b, S. 1.
235 Vgl. Bartholomeyczik et al. 2006, S. 8.
236 Vgl. Löbach 2018, 170.
237 Vgl. Bartholomeyczek et al. 2006, S. 9.; vgl. Beispiel Frau Wolf im vorigen Kapitel.
238 Vgl. Bartholomeyczek 2006, S. 17; Kastner 2018, S. 16. Dieser Aspekt wird hier nicht weiter ausgeführt, da er ohnehin häufig den Blick auf die sozialen Gründe verstellt.
239 Vgl. Marshall/Allan 2011, S. 55.
240 Vgl. Bartholomeyczik et al. 2006, S. 14 (Hervorhebung im Original).
241 Vgl. Kojer/Guthentaler 2016, S. 28., vgl. Bartholomeyczik et al. 2006, S. 15.
242 Vgl. Kojer/Gutenthaler 2016, S. 28.
243 Das Bundesgesundheitsministerium hat 2006 »Rahmenempfehlungen zum Umgang mit herausforderndem Verhalten bei Menschen mit Demenz in der stationären Altenhilfe« veröffentlicht. Diese empfehlen eine verstehende Pflegediagnostik. Ein bedürfnisorientiertes Verhaltensmodell bei Demenz wird ihr zugrunde gelegt (vgl. Bartholomeyczek et al. 2006, S. 15).
244 Vgl. Kojer/Gutenthaler 2016, S. 28f.
245 Vgl. Bartholomeyczik et al. 2006, S. 67f.
246 Vgl. ebd., S. 74.
247 Vgl. Bartholomeyczik et al. 2006, S. 87.
248 Hamborg, 2015, S. 23.
249 Marshall/Allan 2011, S. 31.
250 Vgl. Bartholomeyczik et al. 2006, S. 28f.
251 Vgl. Kojer/Gutenthaler 2016, S. 28f.
252 Vgl. Kostrzewa 2010, S. 107.

Anmerkungen

253 Vgl. Kojer/Gutenthaler 2016, S. 32; vgl. Kastner 2018, S. 17.
254 Buijssen 2008, S. 193 ff.
255 Vgl. Buijssen 2008, S. 195.
256 Vgl. Radzey 2006, S. 10.
257 Im Folgenden ist hier von »Angehörigen« die Rede, da für viele Menschen Personen außerhalb der Familie eine zentrale Rolle spielen. Der Begriff »Angehörige« umfasst alle Menschen, zu der die betroffene Person in einer verbindlichen vertrauensvollen Beziehung steht.
258 Nähere Ausführungen hierzu in Kapitel 3.4.
259 Vgl. Kostrzewa 2009, S. 40 ff.
260 Hier zeigt sich die »Ich-Du-Begegnung« nach Martin Buber, wie in Kapitel 3.3.2 beschrieben.
261 Vgl. Kostrzewa/Kutzner 2009, S. 38; vgl. Wilkening 2001, S. 9.
262 Vgl. Pleschberger 2014, S. 201.
263 Vgl. Pleschberger 2014, S. 205 ff.
264 Vgl. Schmidl/Kojer 2016, S. 97 ff.
265 Steffen-Bürgi 2007, S. 35.
266 WHO 2002.
267 Vgl. Radzey 2006, S. 8; Perrar 2006, S. 19; Kojer 2014, S. 358.
268 Buchmann 2007, S. 61.
269 Vgl. Wojnar 2001, S. 6.
270 Vgl. Rösch et al. 2017, S. 64.
271 Vgl. Schmidl/Kojer 2016, S. 107 f.
272 Borasio 2014, S. 116.
273 Vgl. Schmidl/Kojer 2016, S. 107 ff., vgl. Borasio 2014, S. 111.
274 Vgl. Schweda 2018.
275 Steffen-Bürgi 2007, 32.
276 Bartholomeyczik et al. 2006, S. 29.
277 Vgl. Rutenkröger 2006, S. 31.
278 Vgl. Wißmann 2008, S. 6.
279 Vgl. Kojer 2014, S. 359; vlg. auch DNQP 2018, S. 73.
280 Siehe Kapitel 5.2.5.
281 DNQP 2018, S. 31; Wißmann 2018, S. 39.
282 Vgl. Schweda 2018.
283 Vgl. DNQP 2018, S. 172 ff.
284 Vgl. ebd., S. 180 f.

Anmerkungen

285 Vgl. DNQP 2018, S. 76.
286 Vgl. Baer 2007, S. 39 ff. , Goosses 2019, S. 57 ff.
287 Vgl. Perrar et al. 2017b, S. 3.
288 Vgl. Perrar et al. 2017b, S. 4 f.
289 Vgl. Steffen-Bürgi 2007, S. 33.
290 Vgl. Borasio 2014, S. 68.
291 Kränzle et al. 2010, S. 314, vgl. Kostrzewa 2010, S. 99 ff.
292 Halo (engl. Heiligenschein), bezeichnet den Lichtkreis um Sonne und Mond. Der Begriff Halo-Effekt wird verwendet, wenn ein bestimmtes dominantes Merkmal das Vorhandensein anderer Eigenschaften überdeckt.
293 Vgl. Kostrzewa 2008a, S. 85 f, vgl. Kojer 2010, S. 314 f.
294 BESD = BEurteilung von Schmerzen bei Demenz.
295 Vgl. Kojer 2010, S. 315 f.
296 Vgl. Muz et al., 2016, S. 21 f.
297 Dibelius 2016, S. 76.
298 Vgl. Kunstmann 2002.
299 Vgl. Kap. 5.3.
300 Vgl. Müller 2006, S. 23 ff.
301 Vgl. DHPV 2017b.
302 Stein Husbø berichtete auf dem 8. Symposium Palliative Care am 4.12.09 in Freiburg von einem an Demenz erkrankten Patienten, der keine Nahrung mehr zu sich nahm und von dem man dachte, er bereite sich aufs Sterben vor. Zwei Wochen später aß er wieder wie gewohnt mit gutem Appetit: seine Lieblingspflegerin war aus dem Urlaub zurückgekehrt.
303 Vgl. Rutenkröger/Boes 2006, S. 17.
304 Vgl. Heller/Heimerl 2007, S. 484.
305 Vgl. Borasion 2014, S. 115.
306 Vgl. MDS 2014, S. 131, vgl. Borasio 2014, S. 115.
307 Vgl. Kolb 2010, S. 50 f.
308 Vgl. Müller 2006, S. 29.
309 Vgl. Pleschberger 2007, S. 496, vgl. Löbach 2018, S. 124 f.
310 Vgl. DNQP 2018, S. 71.
311 Vgl. ebd., S. 82 ff.
312 Vgl. ebd., S. 106 ff.
313 Vgl. DNQP 2018, S. 121 ff.
314 Vgl. Kojer 2017, S. 6 f.

Anmerkungen

315 Vgl. DNQP 2018, S. 125 f.
316 Vgl. Reuter/Kuhlmann 2019, S. 10 ff.
317 Vgl. Wißmann 2007b, 22 ff.
318 Vgl. auch DNQP 2018, S. 153.
319 Vgl. Kapitel 3.3.2.
320 Vgl. Konzept »Total Pain« in Kapitel 2.3.1.
321 Die Deutsche Gesellschaft für Palliativmedizin definiert Spiritualität 2007 folgendermaßen: »Unter Spiritualität kann die innere Einstellung, der innere Geist wie auch das persönliche Suchen nach Sinngebung eines Menschen verstanden werden, mit dem er versucht, Erfahrungen des Lebens und insbesondere auch existenziellen Bedrohungen zu begegnen.« (zitiert nach Lamp 2010, S. 79)
322 Vgl. Radzey 2006, S. 11, Lamp 2010b, S. 79, Birkholz 2016, S. 164 f.
323 Meister Eckhart zitiert nach Evangelische Predigergemeinde Erfurt 2003, S. 44.
324 Vgl. Heller/Heller 2009 S. 9, Lamp 2010b, S. 79.
325 Birkholz 2016, S. 166.
326 Vgl. Birkholz 2016, S. 169 ff.
327 Weiher 2007, S. 438.
328 Vgl. Weiher 2002, S. 9.
329 Vgl. Heller/Heller 2009 S. 9.
330 Vgl. Heller/Heller 2009, S. 9.
331 Vgl. Kostrzewa 2009, S. 33.
332 Vgl. Lärm 2001, S. 11.
333 Vgl. Weiher 2007, S. 441.
334 Vgl. Lamp 2010b, S. 81.
335 Vgl. Heller/Heller 2009, S. 11.
336 Bezeichnung der schwersten Demenzstufe im »Drei-Welten-Konzept« nach Held. Vgl. Kap. 3.3.8.
337 Interviews, die im Zusammenhang mit der Implementierung der Hospizkultur in die Einrichtungen der Stiftung Evangelisches Krankenhaus Düsseldorf geführt wurden, ergaben, dass Einzelzimmer überwiegend abgelehnt wurden aus Angst vor Kontakteinschränkung und Einsamkeit (vgl. Lilie 2004, S. 48).
338 Vgl. Berner et al. 2016, S. 3.
339 Vgl. Rutenkröger/Kuhn 2008, S. 11 ff.
340 Pro Alter 2009.

341 Pflegeheim Heiliggeiststift 2008, S. 28.
342 Vgl. Berner et al. 2016, S. 4.
343 Lamp 2001, S. 18.
344 Vgl. Heller/Heimerl 2007, S. 478.
345 Vgl. ebd., S. 483.
346 Vgl. Fricke 2017.
347 Deutsche Alzheimer Gesellschaft e. V. 2016, S. 7.
348 Die Hochschule Vallendar untersucht derzeit die Situation pflegender Anghöriger mit dem Ziel, Konzepte zur Beratung, Unterstützung und Entlastung zu entwickeln. Vgl. CAREkonkret 22.2.2019, S. 13.
349 Boss 2015, S. 54.
350 Ebd., S. 56.
351 »Langsames Entschwinden« ist auch der Titel eines Buchs, in dem Inge Jens über den Verlauf der Demenzerkrankung ihres Mannes Walter Jens berichtet.
352 Bopp-Kistler/Pletscher 2015, S. 10.
353 Vgl. Boss 2015, S. 49.
354 Boss 2015, S. 54.
355 Vgl. Pleschberger 2007, S. 495.
356 Vgl. Boss 2015, S. 24.
357 Boss 2015, S. 38.; vgl. Jens 2016, S. 136 »anwesende Abwesenheit«.
358 Vgl. Boss 2015, S. 44 f.
359 Vgl. Kapitel 4.7.
360 Hier zeigt sich ganz praktisch, was Glaser/Strauss 1995 mit den verschiedenen Bewusstseinskontexten (Kapitel 2.1) beschrieben haben.
361 Vgl. Kapitel 3.3.6.
362 Vgl. Borasio 2014, S. 158.
363 Vgl. Boss 2015, S. 23 f.
364 Vgl. § 3 SGB XI.
365 Vgl. Boss 2015, S. 44.
366 Vgl. Heller/Heimerl 2007, S. 481 f.
367 Vgl. Schmidl/Kojer 2016, S. 98.
368 Vgl. Borasio 2014, S. 84; vgl. Bopp-Kistler/Pletscher 2015, S. 9.
369 Vgl. Bötschi 2017.
370 Vgl. Deutscher Hospiz- und PalliativVerband e. V. 2012, S. 7.
371 Vgl. Wegleitner et al. 2017, S. 71.

Anmerkungen

372 Student/Mühlum/Student 2004, S. 38 f.
373 Vgl. Deutscher Hospiz- und PalliativVerband e. V. 2012, S. 9.
374 Vgl. Seeger 2010, S. 157.
375 Vgl. Kostrzewa 2009, S. 28 f.
376 Vgl. ebd., S. 35.
377 Vgl. Hamborg 2015, S. 21.
378 Vgl. Perrar et al. 2017B S. 14 f.
379 Diakonisches Werk EKD 2006, S. 562.
380 Vgl. Heimerl et al. 2017, S. 61 f.
381 Vgl. Heimerl et al. 2017, S. 62 f.
382 Vgl. Deutscher Hospiz- und PalliativVerband e. V. 2012, S. 11.
383 Vgl. Wegleitner et al. 2017, S. 72.
384 Vgl. Kapitel 5.2.6.
385 Vgl. Wegleitner et al. 2017, S. 73 f.
386 Vgl. Wegleitner et al. 2017, S. 74 f.
387 Vgl. ebd., S. 75 f.
388 Vgl. Deutscher Hospiz- und PalliativVerband e. V. 2012, S. 6.
389 Vgl. Wegleitner et al. 2017, S. 77.
390 Vgl. Valerius 2019, S. 52 f.
391 Vgl. Wegleitner et al. 2017, S. 78 f.
392 Lilie 2004, S. 46.
393 Vgl. Rösch et al. 2017, S. 35.
394 Vgl. Rösch et al. 2017, S. 25.
395 Isensee 2004, S. 50.
396 Vgl. Rösch et al. 2017, S. 31 ff.
397 Vgl. Isensee 2004, S. 50.
398 Gronemeyer 2014, S. 61 f.
399 Vgl. Gronemeyer 2008a S. 139, vgl. Gronemeyer 2014, S. 55 f.
400 Vgl. Rösch et al. 2017, S. 42.
401 Vgl. Lilie 2004, S. 48.
402 Vgl. DNQP (Zugriff: 04.05.2019).
403 DNQP 2018, S. 3.
404 Das Konzept »Personzentrierte Pflege« ist in Kapitel 3.3.2 dargestellt.
405 DNQP 2018, S. 153.
406 Vgl. Roes/Purwins 2018, S. 19 ff.

407 Vgl. DNQP 2018, S. 32.
408 Wißmann 2018, S. 41.
409 DNQP 2018, S. 36.
410 Münzhofer 2019, S. 9.
411 DNQP 2018, S. 28.
412 Vgl. Borasio 2014, S. 50.
413 Vgl. Boes 2007, S. 28.
414 Vgl. Deutsche Gesellschaft für Palliativmedizin (Zugriff: 23.04.2019).
415 Vgl. Deutscher Hospiz- und PalliativVerband e. V. 2010, S. 5.
416 Vgl. Radzey 2007, S. 16.
417 Vgl. Bundesärztekammer 25.10.2018, S. A 2436.
418 Vgl. ebd., S. A 2439.
419 Vgl. Bundesärztekammer 26.03.2018, S. A 952 f.
420 Vgl. ebd., S. A 953.
421 Vgl. Bundesärztekammer 26.03.2018, S. A 953 ff.
422 § 1901a Abs. 2
423 Vgl. Kastner 2018, S. 204.
424 Bundesärztekammer 25.10.2018, S. A 2436.
425 BGB § 1896 Abs. 2.
426 Vgl. Kastner 2018, S. 205.
427 Vgl. § 1901a Abs. 1 BGB.
428 Vgl. Bundesärztekammer 25.10.2018, S. A 2437.
429 Vgl. ebd., S. A 2437 f.
430 Vgl. Bundesärztekammer 25.10.2018, S. A 2439.
431 Vgl. Deutscher Hospiz- und PalliativVerband e. V. 2017b, S. 4.
432 Im vollen Wortlaut: »Gesetz zur Verbesserung der Hospiz- und Palliativversorgung in Deutschland«.
433 Vgl. Bundesministerium für Gesundheit 2017 (Zugriff: 10.04.2019).
434 Statistisches Bundesamt 2018, S. 8.
435 Bundesministerium für Gesundheit: Zweites Pflegestärkungsgesetz 2017.
436 Vgl. BMFSFJ 2018 (Zugriff: 14.04.2019).
437 Wanderer 2019, S. 46.
438 Vgl. Wanderer 2019, S. 46 ff.
439 Vgl. Wacker 2010, S. 28 f.
440 Vgl. Schwermann 2010, S. 122.

Anmerkungen

441 Vgl. GKV-Spitzenverband 2017, S. 3.
442 Vg. Jox 2017, S. 31.
443 GKV-Spitzenverband 2017.
444 Vgl. Boes 2007, S. 28.
445 Vgl. DGP/DHPV 2009.
446 Vgl. Bundesministerium für Gesundheit 2017.
447 Vgl. Herbke 2010, S. 94 ff.
448 Vgl. Borasio 2014, S. 127.
449 Vgl. DHPV 2017a, S. 2.
450 Vgl. ebd., S. 5.
451 Vgl. Kapitel 5.2.4. »Mit-Gefühlt«.
452 Vgl. Kuklau 2014, S. 1.
453 Vgl. Lamp 2010c, S. 159.
454 Vgl. ebd., S. 160.
455 Vgl. ebd., S. 161.
456 Vgl. Kuklau 2014, S. 2.
457 Vgl. Voß 2010, S. 167.
458 Vgl. Kapitel 3.2.1.
459 Vgl. Wißmann u.a. 2007, S. 15 f.
460 Vgl. Aktion Demenz e.V. (Zugriff: 02.06.2019).
461 Wißmann u.a. 2007, S. 51.
462 Vgl. Wißmann u.a. 2007, S. 51.
463 Vgl. Robert Bosch Stiftung (Zugriff: 03.06.2019).
464 Vgl. Nationale Demenzstrategie (Zugriff: 09.06.2019).
465 Vgl. Nationale Demenzstrategie. Handlungsfelder (Zugriff: 09.06.2019).
466 Vgl. Wißmann 2017, S. 23.
467 Vgl. ebd., S. 22.
468 Vgl. ebd., S. 26.
469 Vgl. Berliner Morgenpost 2019.
470 Geiger 2011.
471 Braam 2010.
472 Wißmann 2017a, S. 66 f.
473 Selbsthilfegruppe Dementi 2017, S. 44.
474 Ebd., S. 43 f.
475 Vgl. Kapitel 1; vgl. Kostrzewa/Kutzner 2009 S. 31 f.

476 Vgl. NDR 2019.
477 Vgl. DAK 2019, S. 27 f.
478 Selbsthilfegruppe Dementi 2017, S. 45.
479 Gronemeyer 2008a, S. 146.
480 Rest 2006, S. 13.
481 Pleschberger 2004, S. 173.
482 Vgl. Pleschberger 2004, S. 173.; vgl. Evangelischer Pressedienst 2018.
483 Gronemeyer 2008a, S. 145.
484 Vgl. Zinkant 2019.
485 Vgl. Kastner 2018, S. 86 f.
486 Vgl. Jens/Küng 1995, S. 209.
487 Vgl. Küng 2009, S. 9–16.
488 Jens 2009, S. 210; Hervorhebung im Original.
489 Jens, 2009, S. 210; Küng 2009, S. 13.
490 Jens 2016.
491 Jens 2016, S. 13.
492 Vgl.Gronemeyer 2008b, S. 12.
493 Selbsthilfegruppe Dementi 2017, S. 45.
494 Schützendorf 2008, S. 105.
495 Vgl. Schützendorf 2008.
496 Vgl. auch Kapitel 3.3.2.
497 Vgl. Kruse 2010, S. 5 f.
498 Vgl. Kruse 2010, S. 6.

Über die Autorin

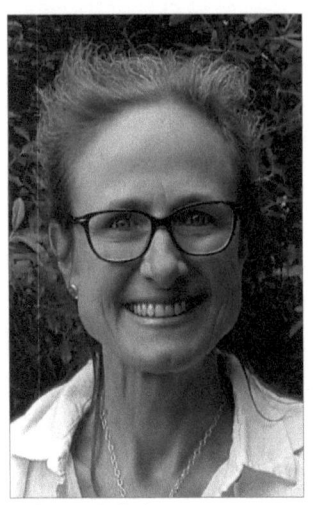

© Christiane Pröllochs

Christiane Pröllochs ist Diplom-Pädagogin mit Qualifikationen in Palliative und Dementia Care, Focusing und Gestaltberatung. Zudem ist sie ausgebildete Heilpraktikerin und Autorin erfolgreicher Ratgeber für die Betreuungspraxis. Sie leitet den Sozialdienst eines Altenpflegeheims in Bremen.

Kontakt: c.proellochs@arcor.de

Weitere im Tectum Verlag erschienene Bücher von Christiane Pröllochs

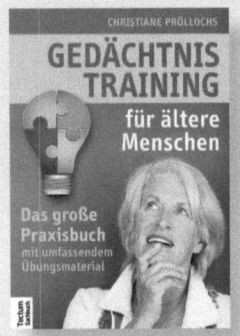

Gedächtnistraining für ältere Menschen
Das große Praxisbuch mit umfassendem Übungsmaterial
280 S., Broschur
Print 17,95 €, E-Book 13,99 €
ISBN 978-3-8288-3360-9
ePDF 978-3-8288-6112-1

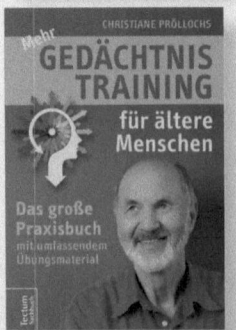

Mehr Gedächtnistraining für ältere Menschen
Das große Praxisbuch mit umfassendem Übungsmaterial
208 S., Broschur
Print 17,95 €, E-Book 13,99 €
ISBN 978-3-8288-3653-2
ePDF 978-3-8288-6408-5